中医养生

机理与应用

杨俊杰 ◎ 编著

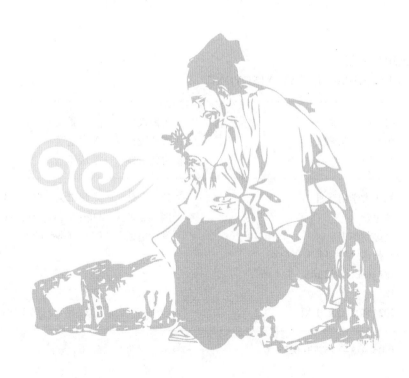

郑州大学出版社

图书在版编目（CIP）数据

中医养生机理与应用／杨俊杰编著. -- 郑州 ：郑州大学出版社，2024.3
ISBN 978-7-5773-0283-6

Ⅰ . ①中… Ⅱ . ①杨… Ⅲ . ①养生（中医）
Ⅳ . ①R212

中国国家版本馆 CIP 数据核字（2024）第 067214 号

中医养生机理与应用
ZHONGYI YANGSHENG JILI YU YINGYONG

策划编辑	张 霞		封面设计	王 微
责任编辑	张 霞 张馨文		版式设计	苏永生
责任校对	薛 晗		责任监制	李瑞卿

出版发行	郑州大学出版社	地 址	郑州市大学路 40 号（450052）
出版人	孙保营	网 址	http://www.zzup.cn
经 销	全国新华书店	发行电话	0371-66966070
印 刷	郑州印之星印务有限公司		
开 本	787 mm×1 092 mm 1 / 16		
印 张	18	字 数	375 千字
版 次	2024 年 3 月第 1 版	印 次	2024 年 3 月第 1 次印刷

| 书 号 | ISBN 978-7-5773-0283-6 | 定 价 | 58.00 元 |

// 作者简介 //

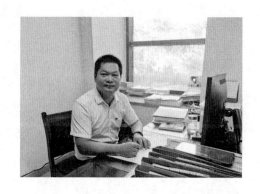

杨俊杰,男,1979年1月出生,河南省镇平县人,中国共产党员。信阳农林学院教授,执业中药师。担任河南省大别山区中药资源开发利用工程技术中心主任,信阳市中医药非物质文化遗产研究中心主任。长期从事中医药文化研究工作。曾荣获河南省高等学校教学名师、河南省优秀科技特派员、河南省"师带徒"先进等荣誉称号。

序

　　初识中医是在懵懂的童年时期。8岁左右的我在家里翻出了一个线装的辞典，名字好像是《中草药临床应用辞典》，是当年国家为方便赤脚医生学习而编写，扉页上赫然写着毛主席关于中医药的指示"中国医药学是一个伟大的宝库，应当努力发掘、整理、提高"，书里图文并茂，介绍了各种中草药知识。那时我家喂牛，从5岁起，每天雷打不动的功课是给牛割草，我一小筐，我哥一大筐，因此认识了不少野草。我欣喜若狂地发现这些不起眼的小草竟然有这么神奇的作用，就像发现了一个新天地，原来治病救人这么简单！于是按捺不住，总想试试，机会来了。一次割草时带出了一坨泥沙草根。看着几根细弱的小草底下挂这么大一坨玩意儿，气不打一处来，左手提溜起仅存的几根草茎，右手拿镰刀狠狠地削下去，结果鬼使神差地砍在左手手腕上，血瞬间涌了出来。我右手赶紧压住伤口，平复了一下糟糕的心情，也没有大惊小怪，因为割草割伤手是常有的事，特别是左手的示指，现在数起来还有二十多条伤痕，就是那时候留下来的。草丛里到处都有的一种小草名字叫刺角芽，本草学名为小蓟，具有凉血止血的作用。我用右手腾出空来，揪了几颗刺角芽，忍着扎手引起的疼痛，揉成一团，按在伤口，过了一会儿，果然不流血了。这下我像捡着宝贝，于是到处找刺角芽，挤出汁，装满一个空青霉素瓶，别在身上，化身为身揣灵丹妙药的神仙老道，到处炫耀这一神药，而且身体力行，想起来就往伤口上倒一点神药。一天早上，我被一阵钻心的疼痛弄醒，睁眼一看，胳膊肿得老高，不能抬伸，手也不能攥拳。家人带我到街上的诊所。给我看病的是当地有名的外科大夫，姓卢，当地人称"卢仙"。老先生看看我的胳膊，问我咋着了，我只说了镰刀砍着了，后面的没敢提。老先生虽然有些疑惑，但也没说啥,掏出一张桑皮纸,又从坛子里挖出一勺黑乎乎的药膏,在油灯上烤软,抹匀,又在上面撒点红色的药面,裹在我左手手腕。我以为很烫,正想缩手,可他的操作已经结束。木木的胳膊稍微有点热,接着就是通体麻凉,臌胀疼痛消失了。3天后去换药,胳膊已经消肿,长条的伤口经过几番蹂躏,溃烂成一个凹坑,中间有个绿豆大小的白点。老先生从药匣子里拿出一个细长的刀,看样子像是用板车的辐条,一端砸扁磨出来的。我后背发凉,不会是要对我动刀吧?老先生看我有些紧张,把刀放一边,拽着我的胳膊说:"肿已经消了,没事了。"掏出一片纱布,看样子要包扎伤口,我悬着的心放松下来,"哎呀——"我咧一下嘴,还没等我反应过来,老先生用刀把伤口里的白点剜了出来,说是脓栓,上次拔毒膏拔出来的。没过几天伤口长好了,但给我留下一个深刻的教训,尽信书不如无书,一知半解害死人。

转眼到了高中,高考后需要报志愿,而当年连县城都没有出去过的我对外面的世界一无所知,对前途一片迷茫,也不知道学什么专业,将来会干什么。当年的我因为贫困造成极度的敏感和自卑,宁愿流浪在烤炉一般的县城街道上,也不愿意回到低矮黢黑的土房子家里。一旦躺在狭小的木床上,只能仰面望着由于瓦片穿孔而漏下来的几缕天光,梦魇般的黑暗压得喘不过气来。我环顾了我认知的小天地,想到了我的父亲。在我印象中,父亲是乡邻令人尊敬的人,几乎家家户户都找过他帮忙。父亲上学不多,新中国成立后上的高小,读书识字没问题。当年不知道跟着哪位先生学了一段中医,也算当地的赤脚医生,能给人开方看病。他另一门手艺是捻胳膊捻腿,不光给人看,大到牛马小到狗猫,只要行动不便了都会过来找他。乡里乡亲的不收钱,有时给让一根烟,有时会给一包烟,有时也会象征性扔下几个毛票,不免还会反复撕扯礼让一番。父亲的手艺是从曾祖父那学会的,我想他会想让我学这个吧。于是我就报考了河南中医学院骨伤专业。父亲知道后很欣慰。但是造化弄人,由于同意调剂,我被调剂到中药制药专业,而同校的其他同学比我低了十几分,不同意调剂,最后上了骨伤专业。

来到中医药的殿堂,我认识了众多亲爱的老师们,他们渊博的学识很快征服了我,让我忘却非理想专业带来的苦恼。很多老师既上课又坐诊,给我们带来了双重便利。每当老师讲一种新病,同学们不由自主地自我代入,感觉就像是说自己,课后赶紧去请老师诊病。老师哭笑不得,一番检查后,告诉大家没病。大家这才放心。有一次学校给本科生选导师，需要双向选择。老师面试时问我将来想干什么，我说想成为像老师那样既懂中药又懂临床的大家。老师疑惑了一下，但也没有说什么，让我好好努力，将来就会成功。后来我才知道我当时是多么的幼稚，我国医药分家这么多年了，按照专业培养目标，将来我无论如何是无法临床行医的。

大学毕业后，我如愿当了一名大学老师，在农业院校里面教中药。中药专业需要中医方面的课程，其他老师没有这方面的基础，我硬着头皮接了下来，从中医基础理论到中药学，再到方剂学，一时的抉择，竟成为我从事的主业。有一次别人让我给退休人员讲一讲中医养生，我又硬着头皮答应下来，没想到一发不可收拾，我便这样成为一名传播中医养生文化的使者。

时光荏苒，我早已过了不惑之年，退去了青春的激情，慢慢沉寂下来。回顾我的讲课生涯，我可能不是讲课最好的，但我抱着一个旨在宣扬中医药养生文化的宏愿去面对我的听众，少却了功利，就多了一份真诚。希望本书能给大家带来一点感悟。

编　者

2023 年 11 月

// 目 录 //

15

第一章

养生入门

一、生命的本质

人类自诞生那天起,就在思考我是谁? 我从哪里来? 要到哪里去? 不同地域,不同民族的人找到自己的答案。西方人认为生命起源于"上帝","上帝创造一切"。古波斯人认为阿胡拉·马兹达创造了世间万物。古老的中医给出了自己的答案。

(一)生命的起源

《素问·宝命全形论》:"人以天地之气生,四时之法成。"

人是由天地之气交感化生而来。人处于自然天地中,有着同样的精气为物质本源,必然随着自然界固有的时空变化规律而变化。自然界的一切运动变化必然直接或间接对人体的内环境产生影响。生命从诞生到消亡的变化规律也是时空特征在人体的具体体现。

生命的本质是构成人的"气"及运动变化。气是由来自父母的先天真精元气和后天水谷精气构成,决定着生命的强弱和生命的寿夭。气的运动有"升、降、出、入"4 种形式,是生命活动的内在动力。

(二)寿命

人的自然寿命究竟有多长?

《素问·上古天真论》:"尽终其天年,度百岁乃去。"

《左传》:"上寿百二十年,中寿百岁,下寿八十。"

现代科学研究,哺乳动物的寿命是成熟期的 5～6 倍,按照人 25 岁左右成熟,自然寿命应在 120～150 岁。但是在驶往生命尽头的列车上,每个人的下车时间却不一样,除了天灾人祸之类的非自然因素,衰老是终极杀手。引起衰老的因素很多,有遗传因素、自然环境、社会因素、精神因素、运动以及疾病与营养因素等,给禀赋而来的生命总量带来不断的消耗。最终的减法结果就是每个人的寿命。

(三)衰老

衰老指机体对环境的生理和心理适应能力进行性降低、逐渐趋向死亡的现象。衰老可分为 2 类:生理性衰老和病理性衰老。前者指成熟期后出现的生理性退化过程,后者是由于各种外来因素(包括各种疾病)所导致的老年性变化。

自19世纪末人们应用实验方法来研究衰老以来,先后提出的学说不下20余种,但很多学说并没有得到实验研究的支持。目前普遍认可的说法是衰老是由干细胞衰退、DNA退化、饮食精神因素、衰老基因活跃等多种因素综合作用的结果,尚未形成统一的衰老理论。

《素问·上古天真论》:"女子七岁,肾气盛,齿更发长。二七而天癸至,任脉通,太冲脉盛,月事以时下,故有子。三七肾气平均,故真牙生而长极。四七筋骨坚,发长极,身体盛壮。五七阳明脉衰,面始焦,发始堕。六七三阳脉衰于上,面皆焦,发始白。七七任脉虚,太冲脉衰少,天癸竭,地道不通,故形坏而无子也。丈夫八岁肾气实,发长齿更。二八肾气盛,天癸至,精气溢写,阴阳和,故能有子。三八肾气平均,筋骨劲强,故真牙生而长极。四八筋骨隆盛,肌肉满壮。五八肾气衰,发堕齿槁。六八阳气衰竭于上,面焦发鬓颁白。七八肝气衰,筋不能动,天癸竭,精少,肾藏衰,形体皆极。八八则齿发去。肾者主水,受五藏六府之精而藏之,故五藏盛乃能泻。今五藏皆衰,筋骨解堕,天癸尽矣。故发鬓白,身体重,行步不正而无子耳。"

中医认为肾气的发育盛衰,决定了人的生、长、壮、老、已整个生命过程,需要特别指出的是女子以七为周期,男子以八为周期,男女并不同步。

二、健康的学问

每逢佳节,大家都会相互问候祝福,用到最多的是"节日快乐""节日愉快"等祝福语。但近些年,人们在端午节时的问候语发生了变化,这要归功于民俗专家的科普宣传。端午节最初是祭龙和夏季驱除瘟神的节日,后来又为了纪念屈原、伍子胥、曹娥及介子推等人,所以"安康"为妥,祝愿大家平安健康、生活安稳。然而健康这个词却是日本传过来的,是日本明治维新以后根据英文"health"创造的词语。"健"在《增韵》解释为"强有力也","天行健,君子以自强不息"也是这个意思。"康"通"糠",指舂米后筛出的空壳,有空闲之意,《诗经·大雅·民劳》云:"民亦劳止,汔可小康",人们能够放松休息娱乐,心情愉悦。简单而言健康就是精神好、身体棒。

世界卫生组织关于健康的定义:"健康乃是一种在身体上、精神上的完美状态,以及良好的适应力,而不仅仅是没有疾病和衰弱的状态。"也就是人们常说的身心健康。

(一)健康的标准

1.身体健康的10条标准

(1)精力充沛,能从容不迫地应付日常生活和工作。

(2)处事乐观,态度积极,乐于承担任务,不挑剔。

(3)善于休息,睡眠良好。

(4)应变能力强,能适应各种环境变化。

（5）对一般感冒和传染病有一定的抵抗力。

（6）体重适当，体态均匀，身体各部位比例协调。

（7）眼睛明亮，反应敏锐，眼睑不发炎。

（8）牙齿洁白，无缺损，无疼痛感，牙龈正常，无蛀牙。

（9）头发光洁，无头屑。

（10）肌肤有光泽，有弹性，走路轻松，有活力。

2. 精神健康的 10 条标准

（1）有足够的自我安全感。

（2）对生活的理想切合实际。

（3）不脱离周围的现实环境。

（4）能充分了解自己并对自己的能力做出适度的评价和估计。

（5）能保持人格的完整和谐。

（6）善于从经验中学习。

（7）保持良好的人际关系。

（8）能适度地发泄情绪和控制情绪。

（9）在符合集体要求的前提下，有限度地发挥个性。

（10）在不违背社会规范的前提下，能适当地满足个人的基本需求。

（二）健康的特征

1. 机体健康的特征

以下可以概括为机体健康的"五快"。

（1）吃得快。说明人体的消化功能良好，有着正常的食欲。但也需要做到不挑食、不偏食，保证营养均衡。虽然能吃得很快，但是不提倡狼吞虎咽，而是需要细嚼慢咽。

（2）拉得快。说明机体有着良好吸收以及排泄功能。正常的排便可以减少宿便长期在体内积聚对身体造成的伤害。如果是便前强烈腹痛，泻后痛减或消失，属于病态。

（3）走得快。走路速度快，并且步态稳健、身体协调，说明人体的运动功能及神经协调功能良好。生命在于运动，能够正常的行走，并且很快速、迅捷，那么身体就没有问题。

（4）说得快。语速流利，表达清楚，说明大脑思考功能良好，思维清晰、反应灵敏。

（5）睡得快。入睡速度快说明神经系统兴奋–抑制过程协调好，充足的睡眠是健康的一个主要标志。睡眠不好，对身体的伤害较大。

2. 精神健康的特征

以下可为精神健康的"三良好"。

（1）良好的个性人格。能够控制住自己的情绪波动，有着乐观的心理状态、感情细腻丰富。

（2）良好的处世能力。在复杂的社会关系中，能够冷静面对，做出准确的判断，并付出行动。

（3）良好的人际关系。能够和周围人和谐相处，有条不紊应对各种人际关系。

（三）亚健康

机体除了健康和生病外，还有一种临界状态，即亚健康。世界卫生组织有一项统计数据表明，人群中只有5%的人是真正健康的，另有75%处于亚健康状态，剩余20%是患病人群。由此可见，人们处于亚健康的比重很大。如果你处于以下几种情况，就说明你有可能中招了。

1.疲劳

持久或间歇发作的疲劳在6个月以上，这种疲劳由体力或心理负担过重引起，充足睡眠后仍不能消除。

2.无力

机体经常出现全身无力，原因不明。

3.失眠

经常失眠或多梦，经判定已经符合失眠的标准。

4.头昏

经常感到头昏、头胀、头痛。

5.健忘

持续出现记忆力下降，注意力不集中。

6.厌食

经常食欲缺乏，没有进食欲望。

7.咽干

机体经常感觉咽部发干、疼痛，喉部紧缩感，检查咽部充血，但无扁桃体炎症。

8.疼痛

机体持续出现不明原因的胸闷、胸部紧缩感，腰背疼痛，不定位的肌肉痛、关节痛。

9.抑郁

经常感觉心情抑郁、焦虑或紧张、恐惧、烦躁。

10.淡漠

持续出现兴趣减退或丧失，对以往热衷的事情表现出淡漠，没有兴趣。

11.低热

机体经常表现出体质虚弱，持续低热，查不出原因。

12.性冷淡

机体持续表现出性欲降低、性功能减退。

如果大家出现了上述情况，说明身体在向你发出求救信号，提示你该保养了。现在汽车已经走进千家万户，从买车的第一天起，就有人告诉你多少公里要保养一次，我们都深信不疑，因为保养不当车容易坏。而我们的身体器官从呱呱坠地开始至告别人世那天，一直在默默无闻地工作，从来就没有停下来休息，如果不善待自己的身体，总有一天它会突然罢工，这是我们都不愿意看到的事。

如何去保养身体，让我们从古人那里聆听教诲吧。

三、疾病的由来

《灵枢·顺气一日分为四时》："夫百病之所始生者，必起于燥湿、寒暑、风雨、阴阳、喜怒、饮食、居处。"

各种疾病发生，无非都是由于燥湿、寒暑、风雨、阴阳、喜怒、饮食、居处等原因所致。结合上段文字描述，将这些因素归纳起来，可分为外感和内伤两大类。外感病，因于六淫邪气，病邪由表入里，逐步向里传变，反映了外感病的致病特点；内伤病，因于饮食起居，情志劳倦，直接影响有关内脏功能，故病变发于脏腑，反映了内伤病的致病特点。

（一）正邪相交

《灵枢·百病始生篇》："风雨寒热，不得虚，邪不能独伤人。卒然逢疾风暴雨而不病者，盖无虚，故邪不能独伤人。此必因虚邪之风，与其身形，两虚相得，乃客其形。两实相逢，众人肉坚，其中于虚邪也，因于天时，与其身形，参以虚实，大病乃成。"

风雨寒热，如不得虚邪之气，是不能单独伤害人体的。人有时突然遇到狂风暴雨，而没有得病，这是因为没有虚邪，所以不能伤人。这说明必须是虚邪之风与人体的宿虚两相遇合，外邪才能侵入并留止体内而引发疾病。如果风雨寒热顺应季候节令，而人又身体强健，皮肉坚实，这是所谓"两实相逢"，是不会得病的。人为虚邪所伤，是由于四时不正之气与人体的虚弱所致，形体虚弱与邪气盛实相遇合，于是形成大病。

邪气是诱发疾病的外因，正气不足是导致机体生病的内因。正邪相交的结果决定了疾病是否发生和生病后的发展趋势。

（二）四时之气异常

《素问·生气通天论》："春伤于风，邪气留连，乃为洞泄；夏伤于暑，秋为痎疟；秋伤于湿，上逆而咳，发为痿厥；冬伤于寒，春必温病。"

自然界的"风、寒、暑、湿、燥、火"六种气候变化称为六气，变化太过或超过个人承受范围，称为"六淫"之邪，导致人体发病。四时伏气致病的规律：春伤风邪，风气通于肝，若邪气久留不去，则肝气郁滞犯脾，则脾气运化失常，脾湿不化，而发为洞泄。夏伤暑气，邪伏半表半里之间，及至秋凉外束，外邪触动内邪，则发为疟疾。人体不能适应冬天的气候变化，同时又有热邪存在，才会在春天暴发为温病。

人类在长期的生活过程中，机体适应了自然的气候变化。如果四时之气异常，人体的应对不足，就会突发疾病或潜伏一定时期后暴发。

(三)厉气传染

《素问·刺法论篇》:"五疫之至,皆相染易,无问大小,病状相似……不相染者,正气存内,邪不可干,避其毒气。"

自然界存在着细菌、病毒、支原体、衣原体等多种致病因素,如果遇到适宜的自然条件,就会迅速暴发蔓延。各种疫病的发生,具有普遍的传染性,一旦染上某种疫病,无论患者年龄大小,症状均十分相似。如果人体正气强盛,则邪气无从入侵。

(四)情志异常

《灵枢·口问》:"悲哀愁忧则心动,心动则五藏六府皆摇。"

《灵枢·本神》:"怵惕思虑者则伤神,神伤则恐惧,流淫而不止;因悲哀动中者,竭绝而失生;喜乐者,神惮散而不藏;愁忧者,气闭塞而不行;盛怒者,迷惑而不治;恐惧者,神荡惮而不收。"

情志异常会导致疾病发生。因为悲哀愁忧等情志因素,均可使心神受到扰动,心神受到扰动以后,五脏六腑皆受其影响而为之不安。惊恐或思虑太过都会损伤心神,心神受伤则心怯恐惧而气失统摄,因此肾精不固,出现滑泄现象。悲哀太过会使神气内消,伤及内脏,甚至给生命带来严重后果。喜乐过度,会造成精神涣散,不能内守,失去自主能力。忧愁过度,则气留结而不散,气机闭塞而不通,可以引起胸中闷乱、四肢不能举动等症状出现。盛怒之下,气逆而上,扰动神明,从而导致精神迷乱,难以自制。因恐惧太过,使神志荡散而不能收持。

(五)饮食不节

《素问·痹论》:"饮食自倍,肠胃乃伤。"

饮食太过,大大超过所能承受的量,便可造成肠胃损伤,消化功能障碍,引起一系列病变。

饮食不节会造成机体内营养失衡,导致能量过剩或某些元素缺乏,诱发"三高"、痛风等富贵病或者营养不良。同时会引起机体内分泌功能紊乱,导致机体失衡而产生疾病。

(六)劳倦内伤

《素问·宣明五气》:"久视伤血,久卧伤气,久坐伤肉,久立伤骨,久行伤筋,是谓五劳所伤。"

凡久视、久卧、久坐、久立、久行,不仅使形体组织器官过于疲劳,而且因形体组织器官与内脏相应,最终必然会伤及内脏。心主血,藏神,神赖血以营养,久视则劳神,劳神则耗血。肺主气,久卧则肺气不宣,阳气不伸,导致肺伤气耗。脾主运化水谷精微,以充养肌肉,久坐则血脉运行不利,脾气运化呆滞,故可使肌肉失养。肾主骨,骨支撑全身,久立则腰膝以下骨骼负担过重,所以导致劳肾伤骨。肝主筋,筋司运动,久行则筋脉过度疲劳,不但伤筋,而且伤肝。劳倦内伤直接耗伤人体正气,从而诱发疾病。

四、养生的渊源

（一）养生的出现

我国自人类起源至今有近二百万年的漫长历史。人们在征服自然和改造自然中，创造了文明。生存和繁衍是摆在人类面前的首要问题。在与自然斗争中，人类逐渐掌握了生存技巧。野外采集和狩猎使人们获得了基本的营养来源。火的使用改变了人们茹毛饮血的生活习惯，让人们首次闻到了蛋白质和淀粉加热产生的焦香，改变了人们的饮食结构。加热产生的防腐杀菌作用，既减少了传染病的产生，又能够让食物得以长久保存。人们可以较为有规律地进食。美国一位科学家在化验了原始人的粪便化石后，制作了一个类似的食谱，经过一段时间的尝试，发现自己的高血脂、高血压等症状完全消失，身体功能有了明显的提高。侧面证实了原始人类的饮食是健康的。

随着人类的进步，人们逐渐从巢穴和洞穴走出来，建造了居舍，形成群落，解决了休息的问题。人们根据四季寒暑更替，制作各式的衣物，让身体处于一个较为舒适的环境。从此和鸟鱼虫兽的进化背道而驰。自然界的各类物种都在为了适应寒暑变化而不断进化，优胜劣汰的选择让它们与自然融为一体。而人类开始改造环境，让外界来适应人的需求而变化。结绳而为网，刳木为舟，剡木为楫，服牛乘马，引重致远，断木为杵，掘地为臼，弦木为弧，剡木为矢……人们在改造世界的进程中越走越远，在享受新事物带来的便利的同时，丧失了适应环境的本能。生存和养生开始产生分歧。"饥饿"分解成了"饥"和"饿"。谷不熟为饥，想吃东西为饿。饥是解决基本的生存问题，人要活下去，必需一定的物质能量，而饿是为了满足口腹之欲。人类为了追求色香味，追求进食的快感，从而导致诸多健康问题。

（二）《易经》与养生

《易经》总结了世间万物的变化规律，其中就包括养生之道。

养生的基本原则就是要遵循人体生命活动的基本规律，顺应自然、调和阴阳。

养生要遵循的基本规律就是动静结合。动以养形，静以养神，只有动静结合，才能达到形神共养。阳动阴静，互为其根，阴阳之道在平衡，在协调，人体不平衡则生病。法国著名思想家伏尔泰在十八世纪提出"生命在于运动"，对后世影响很大，成为诸多健身达人的座右铭，但与《易经》的"动静有常"比较起来简直是小巫见大巫，西方人只看到一面，我们的先人早就看透了整体，小到一个尘埃，大到无穷宇宙，简单一句话"大道至简"。

安身保家的前提是居安思危，对养生而言就是要未变先防，治未病。

君子修身首先要克制住愤怒，抑制住欲望。欲和怒的关系颇为密切。凡生忿怒，必有所欲而未达。怒先伤己，然后伤人。欲必因己之种种奢求，而导致贪得无厌。放眼当今社会，人情志不遂，家庭矛盾，甚至社会矛盾起因就是"欲"和"怒"。养生重在修身养性,是一种与自己的欲望做抗争的修行。

养生的正道一方面顺合自然,顺应自然,符合世间万物运转规律,另一方面是要有节制。

现代医学指出过度饮食会引发早衰,还会引起肥胖、糖尿病、心脏病、肠胃病等。同样过度节食,会引起营养不良和代谢性疾病。例如一些女性过度塑身导致厌食、严重营养不良等多种疾病的发生。所以社会上流传这样的谚语:"吃饭七分饱,健康活到老""若要身体安,三分饥和寒"。

(三)道家与养生

道家认为"道"是生命的产生根源,"德"是生命存在的依据。

养生重在守道养德。

道家对生命结构的基本认知是"形神合一"。

养生重在形神兼养。

道家认为养生重在修身养性,清静无为,归真返朴。

老子认为养生要"少私寡欲","去甚、去奢、去泰",保持恬淡为上,知足常乐,不去追逐名利,可使精神内守,远离病祸。

道家在长期的实践中形成了自己的养生方法:①引导按摩,包括导引术、按摩术、点穴术、叩齿法、鼓漱咽津法、鸣天鼓、干梳头、干洗脸、揉耳运目、仙鹤点水、擦脚心、兜外肾、自发功、周身拍打等。②吐纳行气,以调炼呼吸为门径,达到精满、气足、神旺的延年益寿效果。这类方法包括采气、食气、闭气、炼气、布气(发气)、胎息、调息、六字诀等。③意念修炼,包括守义术、虚经术、养心法、内观法、打坐法、守中、打坐、坐忘、守窍、思量。④内丹周天,指以自身的先天元气和神魂为"药",炼制体内"丹药"的系统修炼方法,就修行次序而言,有先修性后命的顿法,也有先修性后命的渐法。⑤辟谷断食,指一段时间内,甚至长期不吃蔬菜、谷物和烟火;分为辟谷后吸气、辟谷后饮水、辟谷后吃药3种。⑥滋补服食,比如吃大枣、灵芝、胡麻、五加皮、茯苓、枸杞、松节油、五味子、人参、生地黄等。⑦房内保健,"孤卧法""女术""采经诀""采补术""四时欲法""许子术""宅忌术"等。⑧日常保健,四时调理法、情志调理法、饮食调理法、日常调理法等。⑨香汤沐浴,常用白芷、桃皮、柏叶、零陵香、青木香5种芳香药材。⑩指印符咒,如"吹、呵、嘘、呬、呼、嘻"六字口诀,疗效显著,治病养生,被广泛应用。"执固"手印也被公认可以促进心的统一,驱除邪毒之气。"剑指"生气治病的显著功效也为人们所认可和广泛应用。

(四)儒家养生思想

儒家作为中国传统哲学的主流思想,体现了中国人的生存方式,有着丰富的养生思想和知识。

儒家养生重在修身。

格物、致知、诚意、正心、修身、齐家、治国、平天下。逐层递进,环环相扣,其中"格物、致知、诚意、正心"是修身的方法,"齐家、治国、平天下"是修身的目的,修身是承上启下的关键。

儒家认为"仁德"为人之本,既是为人处世之本,亦是获得健康长寿之本。

儒家非常注重饮食养生。

第二章
中医养生的哲学基础

中医养生脱胎于中国传统文化,受到我国古代诸多哲学思想的影响。中医养生的经典著作《黄帝内经》,总结了先秦的中医理论及方法,并吸收道家、儒家等学派的养生理论,建立起完整而独特的中医养生理论。

一、精气学说

精气学说,又称"元气论"或"气一元论",是研究精气(气、元气)的内涵及其运动规律,并用以阐释宇宙万物形成本原和发展变化的一种哲学理论。精气学说对中医理论的有着深刻和广泛的影响,渗透于中医理论和临床各科的各个层面,成为中医理论中最重要的内容和组成部分。

(一)精气的概念

《素问·五运行大论》:"虚者,所以列应天之精气也。"

《内业》:"精也者,气之精者也。"

《论衡》:"元气,天地之精微也。"

精气又称为元气。是充满天地万物之间的精微物质。

(二)精气学说内容

1. 气是构成宇宙万物的本原

精气学说认为,世界上的一切物质都是由气构成的,气是构成天地万物包括人类的共同原始物质。

《素问·宝命全性论》:"人以天地之气生,四时之法成。"

《黄帝内经》继承了《易经》的气化流行思想,认为天地万物由精气所化,世间万物皆为气的交感气化产生。

2. 气是运动不息的物质

精气学说认为,气不是静止的,而是生机勃勃、运动不息的物质。

《素问·五常政大论》:"气始而生化,气散而有形,气布而蕃育,气终而象变,其致一也。"

气的不断运动,就使得由气所形成的整个自然界处于不停顿的运动变化之中,表现为新事物的不断产生,并由小到大;老的东西逐渐衰退,由壮到衰、到死。

《素问·六微旨大论》:"出入废则神机化灭,升降息则气立孤危。故非出入则无以生长壮老已;非升降则无以生长化收藏。是以升降出入,无器不有。"

气的升降出入是生命活动的基本形式。物体的内部存有生生不息之机,名曰"神机",物体的外形依赖于气化的作用而存在,名曰"气立"。若出入的功能废止了,则"神机"毁灭,升降的作用停息了,则"气立"危亡。因此,没有出入,也就不会有发生、成长、壮实、衰老与灭亡;没有升降,也就不会有发生、成长、变化、收敛与闭藏。所以升降出入,是没有一种物体不具备的。

3.气是天地万物相互感应的中介

精气是天地万物生成的本原,天地万物之间又充斥着无形的气,这种无形之气因具有弥散性和透达性,能够渗入各种有形物体之中,并与构成有形物体的气进行升降出入、凝聚发散等不停顿的交换活动。因而精气也就成了宇宙万物之间相互联系、相互作用的中介性物质,充当着宇宙万物之间各种信息传递的载体。

《素问·生气通天论》说:"夫自古通天者,生之本,本于阴阳。天地之间,六合之内,其气九州、九窍、五脏、十二节,皆通乎天气。"

气的中介作用,使人与天地相通,与宇宙万物息息相应。天地、日月、昼夜、季节、气候变化对人体生理和病理的影响都凭借着气的中介作用而实现。

4.气化是事物发展的动力

《素问·六微旨大论》:"夫物之生从于化,物之极由乎变,变化之相薄,成败之所由也。故气有往复,用有迟速,四者之有,而化而变。"

由于万物生于气,气又推动和激发着万物的生生化化,万物的生成、变化、壮盛、衰败等变化过程,都取决于气化。

(三)精气学说在中医养生中的应用

1.构建了中医精气生命理论

精是人体生命之本原,气是人体生命之维系,人体诸脏腑形体官窍由精化生,人体的各种功能由气调控等理论的产生。

《素问·金匮真言论》:"夫精者,身之本也。"

精气是构成人体和维持人体生命活动的最基本物质。

《灵枢·本神》:"两精相搏,谓之神。"

《素问·移精变气论》:"得神者昌,失神者亡。"

在精与气的相互转化中,显现出各种生命活动,产生了人的心理活动,于是产生了神。得神者,神志清晰,表情自然,反应灵敏,肌肉不削,面色荣润含蓄,两目明亮有神,患病后预后较好;失神者,精神萎靡,意识模糊,反应迟钝,形体羸瘦,面色晦暗暴露,两目晦暗无神,患病后预后较差。

《理虚元鉴》："以先天生成之体质论,则精生气,气生神;以后天运用之主宰论,则神役气,气役精。精气神养生家谓之三宝,治之原不相离。"

精、气、神被称为人体三宝。精、气、神三者的关系,从先天形成而言是精生气,气生神,在后天的运化而言是神役气,气役精。健全的心理和协调的生理活动既依赖于躯体,又影响着躯体,三者的有机整合和协调,才能使人的生命活动处于有序稳态。

2. 构建了中医整体观念

气作为宇宙万物之间相互作用的中介,将人体的小宇宙和自然的大宇宙紧密联系在一起。人与自然环境是统一的整体,自然界的寒、温、暑、湿的运动变化,必然会直接或间接地影响人体,而机体则相应地产生生理和病理上的反应,即天人相应。在机体内部,气作为基本物质,不仅构成了人体各个有形的组织器官,而且还弥散于躯体之内,游弋于各组织器官之间,从而使人体各组成部分之间密切关联,形成了一个有机统一的整体。社会是以一定物质生产活动为基础而相互联系的人类共同体,是生命系统的一个组成部分。社会环境不同,可造成个体的身心功能与体质的差异,如政治、经济、文化、宗教、法律、婚姻、风俗习惯、生活方式、人际关系、饮食习惯、兴趣爱好等社会因素,都会影响人体生理活动、心理活动及病理变化。因此,人与社会环境也是统一的整体。

3. 说明人体生理和病理现象

根据人体气的作用,可分为元气、营气、宗气、卫气等,根据来源可分为脏腑之气、经络之气等。

《素问·举痛论》："余闻百病生于气也,怒则气上,喜则气缓,悲则气消,恐则气下,寒则气收,灵则气泄,惊则气乱,劳则气耗,思则气结。"

气出问题是疾病产生的主要原因。主要表现为气虚和气机失调。

气虚的形成原因主要有2个方面:①气的化源不足,如先天禀赋不足;后天脾胃虚弱,水谷精微不足;肺气虚弱,吸入清气减少。②气的消耗太过,后天饮食不当,邪气伤正,久病重病消耗,或劳耗太过。

气机失调主要是指气的升降出入运动失常。其表现主要有以下4种。

(1)气机郁滞:指气的运行不畅,或停滞郁阻的病理状态。多因情志不遂,脏腑失和所致。以全身气机不畅或局部气机瘀阻为特征。因气滞的部位不同,其症候表现各具特点,但临床总以胀闷疼痛为主。

(2)气机逆乱:"逆"之含义有二。①气的上升太过或下降不及称上逆;②抵触不顺妄行称逆乱。如肺气不降则咳;胃气不降则呕;肝气升发太过而冲逆则头晕、头胀、面红、目赤。另外,若因致病因素干扰人体,如惊恐,影响人体之"神",则会出现脏腑气机逆乱,气血运行失常,即"惊则气乱",使心失所养,神无所依,从而产生"气乱"的病证。

(3)气机下陷:指气的下降运动太过或上升不及的病理状态,多由气虚病变发展而来。气陷于脾、肾两脏为常见,"清气在下,则生飧泄",脾虚,中气下陷则腹泻、脱肛;"恐则气下"伤肾,肾气不足,封藏失职,则二便失禁,遗精滑泄。

（4）气机闭阻:指全身气机闭郁或重要脏腑气机闭塞不行的病理状态。轻者一过性昏厥,如暴怒晕厥、中暑;重者突然昏扑,不醒人事,二便失禁或四肢厥逆。

自然界的邪气也是生病的主要原因。比如六淫之邪中的寒邪称为"寒气",湿邪称为"湿气",传染病邪被称为"厉气"。

二、阴阳学说

阴阳源自我国古代人民的自然观。古人观察到自然界中各种对立又相联的大自然现象,以哲学的思想方式,归纳出"阴阳"的概念。古代医学家将阴阳学说运用于医学领域,借以说明人体的生理功能和病理变化,并用以指导临床的诊断和治疗,成为中医学基本理论之一。

（一）阴阳的概念

《素问·阴阳应象大论》:"阴阳者,天地之道也,万物之纲纪,变化之父母,生杀之本始。"

《素问·阴阳离合论》:"阴阳者,数之可十,推之可百,数之可千,推之可万。万之大,不可胜数,然其要一也。"

《素问·阴阳应象大论》:"天地者,万物之上下也;阴阳者,血气之男女也;左右者,阴阳之道路也;水火者,阴阳之征兆也;阴阳者万物之能始也。"

中医认为阴阳是宇宙间的一般规律,是一切事物的纲纪,万物变化的起源,生长毁灭的根本。阴阳是对立的,如果用"一分为二"的方法进行推演,可以由十到百,由百到千,由千到万,以至无穷无尽,但是合之只有一个,就是阴阳一气。阴阳是相互对立的,如天地、上下、血气、男女、左右、水火等都是相互对立的两方面。

阴和阳代表着相互对立又相互关联的事物属性。阴阳的划分,一般而言,剧烈运动着的、外向的、上升的、温热的、明亮的,都属于阳;相对静止着的、内守的、下降的、寒冷的、晦暗的,都属于阴。具有推动、温煦、兴奋等作用的物质和功能,统属于阳;具有凝聚、滋润、抑制等作用的物质和功能,统属于阴。

（二）阴阳学说的内容

1.阴阳对立制约

《管子》:"阴则能制阳矣,静则能制动矣。"

阴阳对立制约是指阴阳双方的互相排斥、互相斗争。阴与阳相互制约和相互斗争的结果是双方达到了动态平衡。只有维持这种关系,事物才能正常发展变化,人体才能维持正常的生理状态;否则,事物的发展变化就会遭到破坏,人体就会发生疾病。

2. 阴阳互根互用

阴阳互根互用指的是相关的阴阳双方为彼此存在的前提和依据,任何一方都不能独立存在。

《景岳全书·传忠录·阴阳篇》:"阴根于阳,阳根于阴。"

阳根于阴,阴根于阳,阴与阳相互依赖,缺少任何一方,则另一方也就不复存在了。所以事物的发展变化,阴阳二者是缺一不可的。就机体的生理活动而言,在物质与功能之间、物质与物质之间、功能与功能之间,均存在着阴阳互根的关系。物质属阴,功能属阳;物质是生命的物质基础,功能是生命的主要标志;物质是功能的基础,功能则是物质的反映。脏腑功能活动健全,就会不断地促进营养物质的化生;而营养物质的充足,才能保护脏腑活动功能的平衡。

3. 阴阳的消长平衡

阴阳消长是阴阳对立双方的增减、盛衰、进退的运动变化。阴阳对立双方不是处于静止不变的状态,而是始终处于此盛彼衰、此增彼减、此进彼退的运动变化之中。其消长规律为阳消阴长,阴消阳长。阴阳双方在彼此消长的动态过程中保持相对的平衡,人体才保持正常的运动规律。

4. 阴阳的相互转化

《素问·阴阳应象大论》:"重阴必阳,重阳必阴……寒极生热,热极生寒。"

阴阳转化,是指阴阳对立的双方,在一定条件下可以相互转化,阴可以转化为阳,阳可以转化为阴。阴阳的对立统一包含着量变和质变。事物的发展变化,表现为由量变到质变,又由质变到量变的互变过程。如果说"阴阳消长"是一个量变过程,那么"阴阳转化"便是一个质变过程。

以季节气候变化为例,一年四季,春至冬去,夏往秋来。春夏属阳,秋冬属阴,春夏秋冬四季运转不已,就具体体现了阴阳的互相转化。当寒冷的冬季结束转而进入温暖的春季,便是阴转化为阳;当炎热的夏季结束转而进入凉爽的秋季,则是由阳转化为阴。

(三)阴阳学说在中医养生中的应用

1. 说明人体的组织结构

《素问·宝命全形论》:"人生有形,不离阴阳。"

人体的一切组织结构,都可以划分为相互对立的阴、阳两部分。

就人体部位来说,人体的上半身为阳,下半身属阴;体表属阳,体内属阴;体表的背部属阳,腹部属阴;四肢外侧为阳,内侧为阴。

按脏腑功能特点分,心、肺、脾、肝、肾五脏为阴,胆、胃、大肠、小肠、膀胱、三焦六腑为阳。五脏之中,心、肺为阳,肝、脾、肾为阴;心、肺之中,心为阳,肺为阴;肝、脾、肾之间,肝为阳,脾肾为阴。而且每一脏腑之中又有阴阳之分,如心有心阴、心阳,肾有肾阴、肾阳,胃有胃阴、胃阳等。

人体的经络也分为阴阳。经属阴,络属阳,而经之中有阴经与阳经,络之中又有阴络与阳络。就十二经脉而言,就有手三阳经与手三阴经之分,足三阳经与足三阴经之别。在血与气之间,血为阴,气为阳。在气之中,营气在内为阴,卫气在外为阳等。

2. 说明人体的生理和病理现象

《素问·调经论》:"阴阳匀平,以充其形,九候若一,命曰平人。"

《素问·生气通天论》:"阴不胜其阳,则脉流薄疾,并乃狂;阳不胜其阴,则五藏气争,九窍不通。"

阴阳平衡,形体得到气血滋养,上部、中部、下部的脉象也表现一直平稳,这就是正常健康的人。

如果阴阳失和,阴不胜阳,阳气亢盛,就使血脉流动迫促,若再受热邪,阳气更盛就会发为狂症。如果阳不胜阴,阴气亢盛,就会使五脏之气不调,以致九窍不通,人就生病。

人体内的阳气和阴液,一方的不足可以引起另一方的亏损,阳损可以耗阴,阴损可以耗阳。即阳虚至一定程度时,由于"无阳则阴无以化",故可进一步损伤体内的阴液而导致阴虚,称作"阳损及阴"。如长期食欲减退的患者,多表现为脾气(阳)虚弱,脾胃为后天之本,气血生化之源,脾气(阳)虚弱,化源不足,会导致阴(血)亏损,这可称之为阳损及阴的气血两虚证。反之,阴虚至一定程度,由于"无阴则阳无以生",故又可损伤体内的阳气而导致阳虚,称作"阴损及阳"。如失血患者,由血(阴)的大量损失,气随血脱,往往会出现形寒肢冷的阳虚之候,即阴损及阳的气血两虚证。如果人体内阳气与阴液、物质与功能等阴阳互根关系遭到严重破坏,导致另一方已趋于消失,呈现孤阳或孤阴状态。这种阴阳的相离,意味着阴阳矛盾的消失,那么生命也就即将结束了。

在疾病的发展过程中,阴阳转化常常表现为在一定条件下,表证与里证、寒证与热证、虚证与实证、阴证与阳证的互相转化等。如邪热壅肺的患者,表现为高热、面红、烦躁、脉数有力等,这是机体反应功能旺盛的表现,称之为阳证、热证、实证;但当疾病发展到严重阶段,由于热毒极重,大量耗伤人体正气,在持续高热、面赤、烦躁、脉数有力的情况下,可突然出现面色苍白、四肢厥冷、精神萎靡、脉微欲绝等一派阴寒危象,这是机体反应能力衰竭的表现,称之为阴证、寒证、虚证。这种病证的变化属于由阳转阴。又如咳喘患者,当出现咳嗽喘促、痰液稀白、口不渴、舌淡苔白、脉弦等脉症时,其证属寒(阴证)。常因重感外邪,寒邪外束,阳气闭郁而化热,反而出现咳喘息粗、咳痰黄稠、口渴、舌红苔黄、脉数之候,其证又属于热(阳证)。这种病证的变化,是由寒证转化为热证,即由阴转为阳。

3. 确立养生治疗方法

《素问·阴阳应象大论》:"察色按脉,先别阴阳。"

中医调理治疗首先要确定病情的阴阳属性。

《素问·至真要大论》:"谨察阴阳所在而调之,以平为期。"

《素问·至真要大论》:"寒者热之,热者寒之,温者清之,清者温之,散者收之,抑者散之,燥者润之,急者缓之,坚者软之,脆者坚之,衰者补之,强者泻之。各安其气,必清必静,则病气衰去,归其所宗。"

要根据阴阳情况进行调节,旨在达到平衡,可以根据具体情况采用有针对性的调整,使五脏之气各安其所,清静无所扰乱,病气自然就会消减,那么其余也就各归其类属,无所偏胜,恢复到正常。

根据阴阳特点来选择药物。①中药的性能:是指药物具有四气、五味、升降浮沉的特性。四气(又称四性),有寒、热、温、凉。五味有酸、苦、甘、辛、咸。四气属阳,五味属阴。四气之中,温热属阳;寒、凉属阴。五味之中,辛味能散、能行,甘味能益气,故辛甘属阳,如桂枝、甘草等;酸味能收,苦味能泻下,故酸苦属阴,如大黄、芍药等;淡味能渗泄利尿(物质的浓淡对比而言,浓属阴,淡属阳),故属阳,如茯苓、通草;咸味药能润下,故属阴,如芒硝等。按药物的升降浮沉特性分,药物质轻,具有升浮作用的属阳,如桑叶、菊花等;药物质重,具有沉降作用的属阴,如龟板、代赭石等。②治疗疾病,就是根据病情的阴阳偏盛偏衰,确定治疗原则,再结合药物的阴阳属性和作用,选择相应的药物。

三、五行学说

五行是我国古代的哲学思想,《黄帝内经》运用五行的相互联系、相互作用将人体的各个部分结合在一起,并用来解释人的生理和病理变化。

(一)五行的概念

《尚书·洪范》:"水曰润下,火曰炎上,木曰曲直,金曰从革,土爰稼穑。"

"水曰润下",是指水具有滋润、向下的特性,引申为具有滋润、向下、寒凉、闭藏等作用或性质的事物,均归属于水。"炎上"是指火具有温热、向上升腾的特点。引申为有温热、向上等作用或性质的事物,均归属于火。"曲直"是指树木的树干能屈能伸、向上向外舒展的状态,引申为凡具有生长、升发、条达舒畅等作用的事物,均归属于木。"从革"即说明金是通过变改而产生的(革土生金)。金之质地沉重,且常用于杀戮,因而凡具有沉降、肃杀、收敛等作用或性质的事物,均归属于金。"稼穑",是指土具有播种和收获农作物的作用,引申为凡具有生化、承载、受纳作用或性质的事物,均归属于土。

五行学说根据五行特性,与自然界的各种事物或现象相类比,运用归类和推演等方法,将其最终分成五大类。

(二)五行学说的内容

1. 五行的生克制化

《素问·五运行大论》:"酸生肝,肝生筋,筋生心……苦生心,心生血,血生脾……甘生脾,脾生肉,肉生肺……辛生肺,肺生皮毛,皮毛生肾……咸生肾,肾生骨髓,髓生肝。"

（1）五行相生关系：肝生筋，筋生心是指肝木生心火，肝藏血能促进心的功能发挥。心生血，血生脾是指心火生脾土，心之阳气可以温脾，促进脾的运化。脾生肉，肉生肺是指脾土生肺金，脾运化水谷之气可以让肺气变得更加充盈。肺生皮毛，皮毛生肾是指肺金生肾水，肺气清肃下行有助于肾的纳气。肾生骨髓，髓生肝是指肾水生肝木，肾藏精以滋养肝血。

《素问·宝命全形论》："木得金而伐，水得火而灭，土得木而达，金得火而缺，水得土而绝。"

（2）五行相克规律：木遇到金，就会折伐；火遇到水，就会熄灭；土遇到木，就会疏松；金遇到火就会熔化；水遇到土，就会遏绝。

2.相乘相侮

（1）相乘规律：乘，即乘虚侵袭之意。相乘即相克太过，超过正常制约的程度，使事物之间失去了正常的协调关系。五行之间相乘的次序与相克相同，但被克者更加虚弱。

相乘现象可分为2个方面：①五行中任何一行本身不足（衰弱），使原来克它的一行乘虚侵袭（乘），而使它更加不足，即乘其虚而袭之。如以木克土为例：正常情况下，木克土，木为克者，土为被克者，由于它们之间相互制约而维持着相对平衡状态。异常情况下，木仍然处于正常水平，但土本身不足（衰弱），因此，两者之间失去了原来的平衡状态，则木乘土之虚而克它。这样的相克，超过了正常的制约关系，使土更虚。②五行中任何一行本身过度亢盛，而原来受它克制的那一行仍处于正常水平，在这种情况下，虽然"被克"一方正常，但由于"克"的一方超过了正常水平，所以也同样会打破两者之间的正常制约关系，出现过度相克的现象。如仍以木克土为例：正常情况下，木能制约土，维持正常的相对平衡，若土本身仍然处于正常水平，但由于木过度亢进，从而使两者之间失去了原来的平衡状态，出现了木亢乘土的现象。

（2）相侮规律：侮，即欺侮，有恃强凌弱之意。相侮是指五行中的任何一行本身太过，使原来克它的一行，不仅不能去制约它，反而被它所克制，即反克，又称反侮。

相侮现象也表现为2个方面，如以木为例：①当木过度亢盛时，金原是克木的，但由于木过度亢盛，则金不仅不能去克木，反而被木所克制，使金受损，这叫木反侮金。②当木过度衰弱时，金原克木，木又克土，但由于木过度衰弱，则不仅金来乘木，而且土亦乘木之衰而反侮之。习惯上把土反侮木称之为"土壅木郁"。

3.子母相及

子母相及是指五行生克制化遭到破坏后所出现的不正常的相生现象。包括母及于子和子及于母2个方面。母及于子与相生次序一致，子及于母则与相生的次序相反。如木行，影响到火行，叫作母及于子；影响到水行，则叫作子及于母。

4.五行胜复

《素问·至真要大论》："有胜之气，其必来复也。"

《素问·六微旨大论》："亢则害，承乃制，制则生化。"

五行学说把由于太过或不及引起的对"己所胜"的过度克制称之为"胜气"，而这种胜气在五行系统内必然招致一种相反的力量（报复之气），将其压抑下去，这种能报复"胜气"之气，称为"复气"，总称"胜复之气"。

胜复的作用主要是指五行系统结构在某些反常的情况下，通过相胜关系而产生的一种调节效应。从而使五行系统结构所出现的某些一时性的偏胜偏衰，经过自我调节，由不平衡而恢复其平衡。如木气太过，作为胜气则过度克土，而使土气偏衰，土衰不能制水，则水气偏胜而加剧克火，火气受制而减弱克金之力，于是金气旺盛起来，把太过的木气克伐下去，使其恢复正常。反之，若木气不足，则将受到金的过度克制，同时又因木衰不能制土而引起土气偏亢，土气偏亢则加强抑水而水气偏衰，水衰无以制火而火偏亢，火偏亢则导致金偏衰而不能制木，从而使不及的木气复归于平，以维持其正常调节状态。

（三）五行学说在中医养生中的应用

1.说明脏腑的生理功能及其相互关系

《黄帝内经》总结了五脏、五体、五窍、五液、五志、五方、五季的五行属性，并把它们串联在一起。

《黄帝内经·金匮真言论》：

"东方青色，入通于肝，开窍于目，藏精于肝。其病发惊骇，其味酸，其类草木，其畜鸡，其谷麦，其应四时，上为岁星，是以春气在头也。其音角，其数八，是以知病之在筋也，其臭臊。

南方赤色，入通于心，开窍于耳，藏于心，故病在五脏。其味苦，其类火，其畜羊，其谷黍，其应四时，上为荧惑星。是以知病之在脉也。其音徵，其数七，其臭焦。

中央黄色，入通于脾，开窍于口，藏精于脾，故病在舌本。其味甘，其类土，其畜牛，其谷稷，其应四时，上为镇星。是以知病之在肉也。其音宫，其数五，其臭香。

西方白色，入通于肺，开窍于鼻，藏精于肺，故病背。其味辛，其类金，其畜马，其谷稻，其应四时，上为太白星。是以知病之在皮毛也。其音商，其数九，其臭腥。

北方黑色，入通于肾，开窍于二阴，藏精于肾，故病在膝。其味咸，其类水，其畜彘，其谷豆，其应四时，上为辰星。是以知病之在骨也。其音羽，其数六，其臭腐。"

东方青色，和人身的肝相应。肝开窍于目，精华藏在其中，发病多在头部。肝在五味中为酸，在五行中为木，在五畜中为鸡，在五谷中为麦（面粉），在四时中上应为岁星（木星，五行属木），从而知肝病多发生在筋。肝在五音中为角音（为宫、商、角、徵、羽五音之第三级，角音高畅而清和，音在高下清浊之间，听之令人心情舒畅，乐观向上），在五行生成数中为八，在五气中为臊。

南方赤色，与心相通。心开窍于舌，精华藏在其中，发病多在五脏。心在五味中为苦味，在五行中为火，在五畜中为羊，在五谷中为黍（黍子，一年生草本植物，碾成米叫黄米,性黏),在四时中上应于荧惑星(火星,五行属火)。因此心有病会发生在血脉方面。再有属火性质的,在五音中为徵音(为宫、商、角、徵、羽五音之第四级),在五行生成数中为七,在五气中为焦。

中央黄色,与脾相通,脾开窍于口,经气内藏于脾,在五味为甘,与土同类,在五畜为牛,在五谷为稷,与四时中的长夏相应,在天体为镇星,他的疾病多发生在舌根和肌肉,在五音为宫,其生数为五。此外,在五气为香。

西方白色,与肺相通,肺开窍于鼻,经气内藏于肺,在五味为辛,与金同类,在五畜为马,在五谷为稻,与四时中的秋季相应,在天体为太白星,他的疾病多发生在背部和皮毛,在五音为商,其成数为九。此外,在五气为腥。

北方黑色,与肾相同,肾开窍于前后二阴,经气内藏于肾,在五味为咸,与水同类,在五畜为猪,在五谷为豆,与四时中的冬季相应,在天体为辰星,他的疾病多发生在溪和骨,在五音为羽,其成数为六。此外,其五气为腐。

2. 说明脏腑之间的相互关系

(1)五行相生:木生火,即肝木济心火,肝藏血,心主血脉,肝藏血功能正常有助于心主血脉功能的正常发挥。火生土,即心火温脾土,心主血脉、主神志,脾主运化、主生血统血,心主血脉功能正常,血能营脾;脾才能发挥主运化、生血、统血的功能。土生金,即脾土助肺金,脾能益气,化生气血,转输精微以充肺,促进肺主气的功能,使之宣肃正常。金生水,即肺金养肾水,肺主清肃,肾主藏精,肺气肃降有助于肾藏精、纳气、主水之功。水生木,即肾水滋肝木,肾藏精,肝藏血,肾精可化肝血,以助肝功能的正常发挥。这种五脏相互滋生的关系,就是用五行相生理论来阐明的。

(2)五行相克:心属火,肾属水,水克火,即肾水能制约心火,如肾水上济于心,可以防止心火之亢烈。肺属金,心属火,火克金,即心火能制约肺金,如心火之阳热,可抑制肺气清肃之太过。肝属木,肺属金,金克木,即肺金能制约肝木,如肺气清肃太过,可抑制肝阳的上亢。脾属土,肝属木,木克土,即肝木能制约脾土。如肝气条达,可疏泄脾气之壅滞。肾属水,脾属土,土克水,即脾土能制约肾水,如脾土的运化,能防止肾水的泛滥。这种五脏之间的相互制约关系,就是用五行相克理论来说明的。

3. 说明疾病的发生规律

《素问·金匮真言论》:"东风生于春,病在肝,俞在颈项;南风生于夏,病在心,俞在胸胁;西风生于秋,病在肺,俞在肩背;北风生于冬,病在肾,俞在腰股;中央为土,病在脾,俞在脊。故春气者,病在头;夏气者,病在藏;秋气者,病在肩背;冬气者,病在四支。故春善病鼽衄,仲夏善病胸胁,长夏善病洞泄寒中,秋善病风疟,冬善病痹厥。故冬不按跷,春不鼽衄,春不病颈项,仲夏不病胸胁,长夏不病洞泄寒中,秋不病风疟,冬不病痹厥,飧泄而汗出也。夫精者,身之本也。故藏于精者,春不病温;夏暑汗不出者,秋成风疟。"

五脏外应五时,所以六气发病的规律,一般是主时之脏受邪发病。由于五脏各以所主之时而受病,当其时者,必先受之。所以,春天的时候,肝先受邪;夏天的时候,心先受邪;长夏的时候,脾先受邪;秋天的时候,肺先受邪;冬天的时候,肾先受邪。

4.说明疾病传变规律

母病及子系病邪从母脏传来,侵入属子之脏,即先有母脏的病变,后有子脏的病变。如水不涵木,即肾阴虚不能滋养肝木,其临床表现在肾,则为肾阴不足,多见耳鸣、腰膝酸软、遗精等;在肝,则为肝之阴血不足,多见眩晕、消瘦、乏力、肢体麻木,或手足蠕动,甚则震颤抽掣等。阴虚生内热,故亦现低热、颧红、五心烦热等症状。肾属水,肝属木,水能生木。现水不生木,其病由肾及肝,由母传子。由于相生的关系,病情虽有发展,但互相滋生作用不绝,病情较轻。

子病犯母系病邪从子脏传来,侵入属母之脏,即先有子脏的病变,后有母脏的病变。如心火亢盛而致肝火炽盛,有升无降,最终导致心肝火旺。心火亢盛,则现心烦或狂躁谵语、口舌生疮、舌尖红赤疼痛等症状;肝火偏旺,则现烦躁易怒、头痛眩晕、面红目赤等症状。心属火,肝属木,木能生火。肝为母,心为子,其病由心及肝,由子传母,病情较重。

相乘:是相克太过为病,如木旺乘土,又称木横克土。木旺乘土,即肝木克伐脾胃,先有肝的病变,后有脾胃的病变。由于肝气横逆,疏泄太过,影响脾胃,导致消化功能紊乱,肝气横逆,则现眩晕头痛、烦躁易怒、胸闷胁痛等症状;及脾则表现为脘腹胀痛、厌食、大便溏泄或不调等脾虚之候;及胃则表现为纳呆、嗳气、吞酸、呕吐等胃失和降之证。由肝传脾称肝气犯脾,由肝传胃称肝气犯胃。木旺乘土,除了肝气横逆的病变外,往往是脾气虚弱和胃失和降的病变同时存在。肝属木,脾(胃)属土,木能克土,木气有余,相克太过,其病由肝传脾(胃)。病邪从相克方面传来,侵犯被克脏器。

相侮:又称反侮,是反克为害。如木火刑金,由于肝火偏旺,影响肺气清肃,临床表现既有胸胁疼痛、口苦、烦躁易怒、脉弦数等肝火过旺之证,又有咳嗽、咳痰,甚或痰中带血等肺失清肃之候;肝病在先,肺病在后。肝属木,肺属金,金能克木,今肝木太过,反侮肺金,其病由肝传肺。病邪从被克脏器传来,此属相侮规律传变,生理上既制约于我,病则其邪必微,其病较轻。

5.用于疾病诊断

人体是一个有机整体,当内脏有病时,人体内脏功能活动及其相互关系的异常变化,可以反映到体表相应的组织器官,出现色泽、声音、形态、脉象等诸方面的异常变化。由于五脏与五色、五音、五味等都以五行分类归属形成了一定的联系,这种五脏系统的层次结构,为诊断和治疗奠定了理论基础。因此,在临床诊断疾病时,就可以综合望、闻、问、切四诊所得的材料,根据五行的所属及其生克乘侮的变化规律,来推断病情。

6.用于确定治法

(1)根据相生规律治疗:可见以下几种治法。

滋水涵木法:滋水涵木法是滋养肾阴以养肝阴的方法,又称滋养肝肾法、滋补肝肾法、乙癸同源法。适用于肾阴亏损而肝阴不足,甚者肝阳偏亢之证。表现为头目眩晕,眼干目涩,耳鸣颧红,口干,五心烦热,腰膝酸软,男子遗精,女子月经不调,舌红苔少,脉细弦数等。

益火补土法:益火补土法是温肾阳而补脾阳的一种方法,又称温肾健脾法、温补脾肾法,适用于肾阳式微而致脾阳不振之证。表现为畏寒,四肢不温,纳减腹胀,泄泻,浮肿等。

培土生金法:培土生金法是用补脾益气而补益肺气的方法,又称补养脾肺法,适用于脾胃虚弱,不能滋养肺脏而肺虚脾弱之候。该证表现为久咳不已,痰多清稀,或痰少而粘,食欲减退,大便溏薄,四肢乏力,舌淡脉弱等。

金水相生法:金水相生法是滋养肺肾阴虚的一种治疗方法,又称补肺滋肾法、滋养肺肾法。金水相生是肺肾同治的方法,适用于肺虚不能输布津液以滋肾,或肾阴不足,精气不能上滋于肺,而致肺肾阴虚者。表现为咳嗽气逆,干咳或咳血,音哑,骨蒸潮热,口干,盗汗,遗精,腰酸腿软,身体消瘦,舌红苔少,脉细数等。

(2)根据相克规律治疗:可见以下几种治法。

抑木扶土法:抑木扶土法是以疏肝健脾药治疗肝旺脾虚的方法。疏肝健脾法、平肝和胃法、调理肝脾法属此法范畴,适用于木旺克土之证。临床表现为胸闷胁胀,不思饮食,腹胀肠鸣,大便或秘或溏或脘痞腹痛,嗳气,矢气等。

培土制水法:培土制水法是用温运脾阳或温肾健脾药以治疗水湿停聚为病的方法,又称敦土利水法、温肾健脾法。适用于脾虚不运、水湿泛滥而致水肿胀满之候。

若肾阳虚衰,不能温煦脾阳,则肾不主水,脾不制水,水湿不化,常见于水肿证,这是水反克土。治当温肾为主,兼顾健脾。

所谓培土制水法,是用于脾肾阳虚,水湿不化所致的水肿胀满之证。如以脾虚为主,则重在温运脾阳;若以肾虚为主,则重在温阳利水,实际上是脾肾同治法。

佐金平木法:佐金平木法是清肃肺气以抑制肝木的一种治疗方法,又称泻肝清肺法。临床上多用于肝火偏盛,影响肺气清肃之证,又称"木火刑金"。表现为胁痛,口苦,咳嗽,痰中带血,急躁烦闷,脉弦数等。

泻南补北法:泻南补北法即泻心火滋肾水,又称泻火补水法、滋阴降火法。适用于肾阴不足,心火偏旺,水火不济,心肾不交之证。该证表现为腰膝酸痛,心烦失眠,遗精等。因心主火,火属南方;肾主水,水属北方,故称本法为泻南补北,这是水不制火时的治法。

7.用于养生及治疗

《灵枢·五味》:"黄帝曰:谷之五味,可得闻乎?伯高曰:请尽言之。五谷:秔米甘,麻酸,大豆咸,麦苦,黄黍辛。五果:枣甘,李酸,栗咸,杏苦,桃辛。五畜:牛甘,犬酸,猪咸,羊苦,鸡辛。五菜:葵甘,韭酸,藿咸,薤苦,葱辛。五色:黄色宜甘,青色宜酸,黑色宜咸,赤色宜苦,白色宜辛。凡此五者,各有所宜。五宜:所言五色者,脾病者,宜食秔米饭,牛肉枣葵;心病者,宜食麦羊肉杏薤;肾病者,宜食大豆黄卷猪肉栗藿;肝病者,宜食麻犬肉李韭;肺病者,宜食黄黍鸡肉桃葱。五禁:肝病禁辛,心病禁咸,脾病禁酸,肾病禁甘,肺病禁苦。肝色青,宜食甘,杭米饭、牛肉、枣、葵皆甘。心色赤,宜食酸,犬肉、麻、李、韭皆酸。脾黄色,宜食咸,大豆、猪肉、栗、藿皆咸。肺白色,宜食苦,麦、羊肉、杏、薤皆苦。肾色黑,宜食辛,黄黍、鸡肉、桃、葱皆辛。"

《黄帝内经》论述了五谷、五果、五畜、五菜、五色与五味的对应关系,为养生和治疗提供了理论依据。

《素问·阴阳应象大论》:"怒伤肝,悲胜怒……喜伤心,恐胜喜……思伤脾,怒胜思……忧伤肺,喜胜忧……恐伤肾,思胜恐。"

可以用情志的相互制约关系来达到治疗情志疾病。

在针灸疗法上,针灸医学将手足十二经四肢末端的穴位分属于五行,即井、荥、俞、经、合5种穴位属于木、火、土、金、水。临床根据不同的病情以五行生克乘侮规律进行选穴治疗。

第三章

中医的养生智慧

《素问·上古天真论》:"黄帝问曰:余闻上古之人,春秋皆度百岁,而动作不衰;今时之人,年半百而动作皆衰者,时世异耶? 人将失之耶?

岐伯对曰:上古之人,其知道者,法于阴阳,和于术数。食饮有节,起居有常,不妄作劳,故能形与神俱,而尽终其天年,度百岁乃去。今时之人不然也,以酒为浆,以妄为常,醉以入房,以欲竭其精,以耗散其真,不知持满,不时御神,务快其心,逆于生乐,起居无节,故半百而衰也。"

黄帝问:上古之人能够健康长寿,而当今的人年过半百就衰老了,是什么原因?

岐伯回答:上古时代的人,他们懂得养生之道,能够取法于天地阴阳自然变化之理而加以适应,调和养生的办法,使之符合养生规律。饮食有所节制,作息有一定规律,既不妄事操劳,又避免过度的房事,所以能够形神俱旺,协调统一,活到天赋的自然年龄,超过百岁才离开人世;现在的人就不是这样了,把酒当水浆,滥饮无度,使反常的生活成为习惯,醉酒行房,因恣情纵欲,而使阴精竭绝,因满足嗜好而使真气耗散,不知谨慎地保持精气的充满,不善于统驭精神,而专求心志的一时之快,违逆人生乐趣,起居作息,毫无规律,所以到半百之年就衰老了。

岐伯把生命健康归纳为"法于阴阳,和于术数",这也是黄帝内经的养生精神内核。

一、法天顺地

《灵枢·邪客》:"天圆地方,人头圆足方以应之。天有日月,人有两目;地有九州,人有九窍;天有风雨,人有喜怒;天有雷电,人有声音;天有四时,人有四肢;天有五音,人有五脏;天有六律,人有六腑;天有冬夏,人有寒热;天有十日,人有手十指;辰有十二,人有足十指,茎垂以应之,女子不足二节,以抱人形;天有阴阳,人有夫妻;岁有三百六十五日,人有三百六十五节;地有高山,人有肩膝;地有深谷,人有腋腘;地有十二经水,人有十二经脉;地有泉脉,人有卫气;地有草蒉,人有毫毛;天有昼夜,人有卧起;天有列星,人有牙齿;地有小山,人有小节;地有山石,人有高骨;地有林木,人有募筋;地有聚邑,人有腘肉;岁有十二月,人有十二节;地有四时不生草,人有无子。此人与天地相应者也。"

我国古代哲学认为人是世间万物的一分子,天地是大宇宙,人体是小宇宙,同质同构。

《道德经·第二十五章》:"人法地,地法天,天法道,道法自然。"

《易传·象传》:"天行健,君子以自强不息……地势坤,君子以厚德载物。"

养生人要顺应天地,遵循自然规律,既要效仿天而自强不息,也要效仿地而厚德载物。

(一)顺四时养生

自然界四时气候对人体的情志、气血、脏腑经络都会产生影响,还会导致一些多发病的发生。

《素问·八正神明论》:"天温日明,则人血津液而卫气浮,故血易泻,气易行,天寒日阴,则人血凝泣而卫气沉。"

《灵枢·五癃津液别篇》:"天暑腠理开故汗出……天寒则腠理闭,气湿不行,水下留于膀胱,则为溺与气。"

天温日明,气血外浮,容易出血,天寒日阴则气血凝,卫气内沉。天热,则人的腠理开泄,出汗,天冷则腠理紧闭,水湿不能排出,而多尿。

《素问·四气调神大论》:"春三月,此谓发陈。天地俱生,万物以荣,晚睡早起,广步于庭,被发缓形,以使志生。生而勿杀,予而勿夺,赏而勿罚,此春气之应,养生之道也。逆之则伤肝,夏为寒变,奉长者少。"

春季的三个月,谓之发陈,是推陈出新,生命萌发的时令。天地自然,都富有生气,万物显得欣欣向荣。此时,人们应该晚上晚些睡,早上早些起来,披散开头发,解开衣带,使形体舒缓,放宽步子,在庭院中漫步,使精神愉快,胸怀开畅,保持万物的生机。不要滥行杀伐,多施与,少敛夺,多奖励,少惩罚,这是适应春季的时令,保养生发之气的方法。如果违逆了春生之气,便会损伤肝脏,使提供给夏长之气的条件不足,到夏季就会发生寒性病变。

《素问·四气调神大论》:"夏三月,此谓蕃秀。天地气交,万物华实,晚睡早起,无厌于日,使志勿怒,使华英成秀,使气得泄,若所爱在外,此夏气之应,养长之道也;逆之则伤心,秋为痎疟,奉收者少,冬至重病。"

夏季的三个月,谓之蕃秀,是自然界万物繁茂秀美的时令。此时,天气下降,地气上腾,天地之气相交,植物开花结实,长势旺盛,人们应该在晚上晚些睡,早上早些起来,不要厌恶长日,情志应保持愉快,切勿发怒,要使精神之英华适应夏气以成其秀美,使气机宣畅,通泄自如,精神外向,对外界事物有浓厚的兴趣。这是适应夏季的气候,保护长养之气的方法。如果违逆了夏长之气,就会损伤心脏,使提供给秋收之气的条件不足,到秋天容易发生疟疾,冬天再次发生疾病。

《素问·四气调神大论》:"秋三月,此谓容平。天气以急,地气以明,早睡早起,与鸡俱兴,使志安宁,以缓秋刑,收敛神气,使秋气平,无外其志,使肺气清,此秋气之应,养收之道也;逆之则伤肺,冬为飧泄,奉藏者少。"

秋季的三个月，谓之容平，自然景象因万物成熟而平定收敛。此时，天高风急，地气清肃，人应早睡早起，和鸡的活动时间相仿，以保持神志的安宁，减缓秋季肃杀之气对人体的影响；收敛神气，以适应秋季容平的特征，不使神思外驰，以保持肺气的清肃功能，这就是适应秋令的特点而保养人体收敛之气的方法。若违逆了秋收之气，就会伤及肺脏，使提供给冬藏之气的条件不足，冬天就要发生飧泄病。

《素问·四气调神大论》："冬三月，此谓闭藏。水冰地拆，勿扰乎阳，早睡晚起，必待日光，使志若伏若匿，若有私意，若已有得，去寒就温，无泄皮肤，使气亟夺。此冬气之应，养藏之道也；逆之则伤肾，春为痿厥，奉生者少。"

冬天的三个月，谓之闭藏，是生机潜伏、万物蛰藏的时令。当此时节，水寒成冰，大地开裂，人应该早睡晚起，待到日光照耀时起床才好，不要轻易地扰动阳气，妄事操劳，要使神志深藏于内，安静自若，好像有个人的隐秘，严守而不外泄，又像得到了渴望得到的东西，把它密藏起来一样；要躲避寒冷，求取温暖，不要使皮肤开泄而令阳气不断地损失，这是适应冬季的气候而保养人体闭藏功能的方法。违逆了冬令的闭藏之气，就要损伤肾脏，使提供给春生之气的条件不足，春天就会发生痿厥之疾。

《素问·金匮真言论》："故春善病鼽衄，仲夏善病胸胁，长夏善病洞泄寒中，秋善病风疟，冬善病痹厥。"

因为四时气候有异，会导致某些季节性疾病多发。春天多发生鼻衄，夏天多发生胸胁方面的疾患，长夏季多发生冬泄等里寒证，秋天多发生风疟，冬天多发生痹厥。现代研究表明心肌梗死、冠心病、气管炎、肺气肿等常在秋末冬初和气候突变时发作，精神分裂症易在春秋季发作，青光眼好发于冬季等。

(二)春夏养阳，秋冬养阴

《素问·四气调神大论》："夫四时阴阳者，万物之根本也。所以圣人春夏养阳，秋冬养阴，以从其根，故与万物沉浮于生长之门。逆其根，则伐其本，坏其真矣。"

四时阴阳的变化，是万物生命的根本，所以圣人在春夏季节保养阳气以适应生长的需要，在秋冬季节保养阴气以适应收藏的需要，顺从了生命发展的根本规律，就能与万物一样，在生、长、收、藏的生命过程中运动发展。如果违逆了这个规律，就会戕伐生命力，破坏真元之气。

(三)顺昼夜而养

《素问·金匮真言论》："平旦至日中，天之阳，阳中之阳也；日中至黄昏，天之阳，阳中之阴也；合夜至鸡鸣，天之阴，阴中之阴也；鸡鸣至平旦，天之阴，阴中之阳也。故人亦应。"

《灵枢·顺气一日分十四时》："以一日分为四时，朝则为春、日中为夏、日入为秋、夜半为冬。"

《素问·生气通天论》："故阳气者,一日而主外,平旦人气生,日中而阳气隆,日西而阳气已虚,气门乃闭。"

《灵枢·顺气一日分为四时》："夫百病者,多以旦慧、昼安、夕加、夜甚……朝则人气始生,病气衰,故旦慧;日中人气长,长则胜邪,故安;夕则人气始衰,邪气始生,故加;夜半人气入脏,邪气独居于身,故甚也。"

《灵枢·经别第十一》："阴阳诸经……十二辰……十二经脉者。"

一天之内随昼夜阴阳消长进退,人的新陈代谢也发生相应的改变。养生要顺应昼夜阴阳的变化。

寅时(03:00—05:00):肺经值班,此时肺经循行,也是气温最低的时候。而肺有问题的人,此时会咳嗽比较厉害,人体需要在此时大量呼吸氧气,宜进入较深度的睡眠。

卯时(05:00—07:00):大肠经值班,此时大肠蠕动旺盛,宜空腹喝温开水,促进肠胃蠕动,排除体内废物,大家可以养成在此时排便的习惯。

辰时(07:00—09:00):胃经值班,此时胃经活跃,适合进食,吃早餐可以避免胃经空腹运作,以免影响身体健康。

巳时(09:00—11:00):脾经值班,脾主消化、吸收。此时大脑最具活力,是一天当中的第一黄金时间,是老人锻炼身体的最好时候,是上班人最出效率的时候,是学生学习效率最高的时候。此时按摩脾经,对消水肿、改善过敏最有效。

午时(11:00—13:00):心经值班,午时心经最旺,宜适当休息。在下午一点前要用完午餐,好让小肠经在未时可以妥善吸收营养。体质阴虚的人午时只需要休息0.5～1小时就能起到养阳护心的作用。

未时(13:00—15:00):小肠经值班,小肠经运行,将营养吸收入体内,输送至全身,也把浊气送入大肠,这个时候必须要喝一杯水,用来稀释血液。过了这个时辰,肠胃功能减弱,所以古人有"过午不食"的说法。

申时(15:00—17:00):膀胱经值班,未时小肠经将清气输送到全身,人此时也会越来越精神。膀胱经是一条通向头部的经脉,在申时气血容易上输于脑部,所以此时也是一天内效率很高的时间。另外,此时膀胱经活跃,适合多喝水、茶饮,可以补益膀胱,让身体内的杂质排出,维持良好的状态。也可以多敲打膀胱经循行的臀部及大腿后侧,帮忙疏通膀胱经。

酉时(17:00—19:00):肾经值班,酉时是补肾最好的时间,空腹喝水有助于排毒,可以清洗肾和膀胱,以远离肾结石、膀胱癌、肾炎等疾病,也可以在此时食用补肾的黑豆、核桃、黑芝麻等食物,有助于肾脏排泄毒物。

戌时(19:00—21:00):心包经值班,此时心包经最旺,是血液循环旺盛的时间,此时是一天当中第三个黄金时间段,可以学习、散步。但是这时容易血压升高,建议应放松心情,保持愉快,在家中休息,可以更好地保护心脏,调节身体。

亥时（21:00—23:00）：三焦经值班，三焦经运作。三焦指连缀五脏六腑的那个网膜状的区域。一般来说，人体心肺属于上焦，中间脾胃属于中焦，肝肾属于下焦。此时是免疫系统休息与过滤毒素的时间，也是女性内分泌系统最重要的时间，此时睡觉最佳，可以使五脏六腑得到休养与调整，对身心有益。

子时（23:00—01:00）：胆经值班，请尽量在23点前睡觉，要进入熟睡状态，胆才能排毒。此时为昼夜更替之时，阳气虚弱，因此最好用睡觉来养护脏腑。熬夜容易使胆气不足，使得隔日精神不佳，影响决断。

丑时（01:00—03:00）：肝经值班，丑时是肝经造血时间，宜熟睡，滋养阳气，更利于肝脏的排毒，若经常熬夜，容易导致肝阴虚。

（四）顺月之盈亏而养

《素问·八正神明论》："月始生，则血气始精，卫气始行；月郭满，则血气实，肌肉坚；月郭空，则肌肉减，经络虚，卫气去，形独居。"

人体气血盛衰与月亮盈亏直接相关，月球吸引力就像引起海洋潮夕那样对人体中的体液发生作用。现代医学研究证实，妇女的月经周期变化、体温、激素、性器官状态、免疫功能和心理状态等都以一月为周期。

朔日养生：朔日即新月，常在农历初一前后。此时段月缺无光，天人相应，则人体白天阳气渐弱、夜间阴气渐虚，精神、体力较差，同时机体抵抗力下降，是肺心病、风心病、冠心病、心绞痛、心肌梗死、脑梗死易于发生和加重的时期。可适当减少工作、学习时间，适度增加睡眠时间。普通人群宜注意补气养血、扶正固本。脑血管疾病患者此时要注意及时添加衣服，避免风寒等邪气的侵袭。

望日养生：望日即圆月，常在农历十五前后。此时段月圆光亮，人体白天阳气旺盛、夜间阴气充盈，人们精神亢奋、体力较强，同时机体抗病能力增强，但是由于血气上浮，一方面头痛、头昏、失眠、多梦等病症高发，另一方面高血压病、上消化道出血、脑出血、肺结核、支气管扩张咯血等病症易于再发作和加重。可适当增加工作、学习时间，适度减少睡眠时间。普通人群此时段可加强运动锻炼，不宜服用补药。对于在望日前后易于发作和加重疾病的患者，在望日前应注意静养，稳定情绪，保持良好心态，注意使用预防性用药，同时尽量不吸烟、少饮酒，切忌进食辛辣或过于温补的食物，以防加重病情。

上弦到圆月养生：上弦即农历初七前后。从上弦到圆月，月亮逐渐由缺到圆、月光由暗到亮，人体阳气、阴气也逐渐旺盛、充盈，人们精神良好、体力充沛，同时机体抗病能力较强。上弦到圆月，普通人群可适当增加工作、学习时间，适度减少睡眠时间。高血压病、心脑血管病、出血性血病证等患者，此时段应注意不要进食过于辛辣刺激或是过于温补的食物，稳定情绪，调节恼怒、郁闷等不良情志，以免加重病情。

圆月到下弦养生：下弦即农历二十三前后。从圆月到下弦，月亮逐渐由圆到缺、月光由亮到暗，人体阳气、阴气亦逐渐虚弱、衰减，人们精神、体力较差，同时机体抵抗力较弱。

圆月到下弦，普通人群可适当减少工作、学习时间，适度增加睡眠时间。贫血、低血压，以及气血不足、脾肾虚弱等患者，此时段可进行食补或药补，有助于气血的充盛、脾肾等脏腑的强健，有益于疾病的痊愈康复、虚弱状态的改善。

弦日养生：弦日即阴历初六、初七、初八和二十二、二十三、二十四，共六天。此时支气管炎、肺炎、传染性肝炎、慢性胆囊炎等感染性疾病易于发病或是病情加重。对于体质虚弱尤其是经常罹患呼吸系统疾病的中老年人和儿童，在弦日前后要注意气候冷热变化，适时防寒保暖，尽量不与呼吸系统疾病的患者接触。由于背部胸廓内有心肺等重要脏器、背部脊柱两侧有心肺等脏腑腧穴，双脚位在下部属阴、"寒从脚下生"，因此防寒保暖应特别注意背部与双脚的保暖。

（五）顺地域而养

《素问·异法方宜论》："东方之域……其民皆黑色疏理。其病皆为痈疡，其治宜砭石。……西方者，……其民华食而脂肥，故邪不能伤其形体，其病生于内，其治宜毒药。……北方者，……其民乐野处而乳食，脏寒生满病，其治宜灸（火芮）。……南方者，……其民嗜酸而食（月付），故其民皆致理而赤色，其病挛痹，其治宜微针。……中央者，……其民食杂而不劳，其病多痿厥寒热，其治宜导引按跷。"

不同地域的人的体质不同，养生要根据地域特点进行。比如西方的人以肉食奶酪为主食，身体普遍强壮，产妇生产后可以洗澡，吃冰淇淋。而我国大部分地方以植物性食物为主，过去女性体质偏弱，生产后要"坐月子"，避免落下病根。我国南方气候炎热，饮食比较清淡，而西北地处严寒，人们普遍摄入能量较多，且口味偏重。

二、形神合一

"形"指形体，构成人体的精、气、血、津液等基本精微物质，是产生一切功能和维持生命活动的物质基础。"神"有三层含义，一是指人的情志、意识、思维等心理活动现象，二是指人的生命活动的外在表现，三是指担任人体统帅和协调作用的心神。形神二者相互依存，相互影响，无形则神无以附，无神则形无以活；形为神之宅，神为形之主。

《灵枢·本神》："两精相搏谓之神。"

男女两精相互搏结，所形成的孕育着新生命的原始物质叫作精，所形成的生命活动称为神。

《素问·六节脏象论》："五味入口，藏于肠胃，味有所藏，以养五气，气和而生，津液相成，神乃自生。"

五味从口而入，首先藏于肠胃。五味各有所归之藏，从而分别滋养五气。五气和则正常显现，津液与之相辅相成，五神（肝藏魂、心藏神、脾藏意、肺藏魄、肾藏志）于是自然显现。五脏所藏的精气，是"五神"化生的物质基础。

（一）形神合一的意义

1. 神为生命之主

《灵枢·邪客》："心为五脏六腑之大主，精神之所舍也。"

《素问·六节脏象论》："心者，生之本，神之变也。"

《素问·灵兰秘典论》："心者，君主之官，神明出焉……凡此十二官者，不得相失也。故主明则下安，……主不明则十二官危，使道闭塞而不通，形乃大伤。"

心神是人体的统帅，在心神的调节下，生命活动才表现出各脏器组织的整体特性、整体功能、整体行为和整体规律，不但保持着自身各部分之间密切的相互协调关系，而且保持机体内外环境的相对平衡协调。

《灵枢·本脏》："志意者，所以御精神，收魂魄，适寒温，和喜怒者也。志意和则精神专直，魂魄不散，悔怒不起，五脏不受邪矣。寒温和则六腑化谷，风痹不作，经脉通利，肢节得安矣。"

《素问·移精变气论》："得神者昌，失神者亡。"

神的状态反映了整个机体的健康情况，是诊断疾病、判别预后的重要依据。如果一个人神志清楚，语言清晰，面色荣润含蓄，表情丰富自然；目光明亮，精彩内含；反应灵敏，动作灵活，体态自如；呼吸平稳，肌肉不削。这是"有神"的表现，说明机体精充气足神旺，如果是在病中，则虽病而正气未伤，是病轻的表现，预后良好。诸如患者在疾病的后期表现出的目光散乱、神思恍惚、言语不清、面色无华、气息不顺、肌肉瘦削、二便失禁等，这就表示这个人的五脏功能已经紊乱，疾病较难治疗，预后较差，这是"失神"的表现。还有的久病重病之人，本已失神，但突然精神转佳，目光转亮，语言不休，想见亲人；或病至语声低微断续，忽而清亮起来；或原来面色晦暗，突然颧赤如妆（像胭脂，但是很浮）；或原来毫无食欲，忽然食欲增强。中医认为这是露出一时"好转"的假象，就是我们常说的"残灯复明""回光返照"，这叫"假神"，是阴阳离决的征兆。

2. 形为生命之基

《灵枢·决气》："精、气、津、液、血、脉，余意以为一气耳……两神相搏，合而成形，常先身生，是谓精；上焦开发，宣五谷味，熏肤，充身，泽毛，若雾露之溉，是谓气；腠理发泄，汗出溱溱，是谓津；谷入气满，淖泽注于骨，骨属屈伸，泄泽补益脑髓，皮肤润泽，是谓液；中焦受气取汁，变化而赤是谓血；壅遏营气，令无所避，是谓脉。"

精、气、津、液、血皆赖水谷精气化生，脉又赖水谷精气所化生的气血津液充盈。精、气、津、液、血、脉六者尽管名称、形态、功用各不相同，但都根源于水谷精气，在正常情况下六者能相互资生，在病变情况下又会相互影响。

男女两性交合，父母先天之精聚合变化而成新形体的自身之精，所以，对新形体而言，精是在形体尚未形成之前就已存在的物质，是繁衍后代、构成形体的基本物质。气指的是饮食化生的气状精微物质，经脾胃转输，通过上焦心肺的宣发作用，散布全身，充养形体内外,温煦肌肤,润泽皮毛,好像雾露灌溉草木一样。津与液都属正常的水液,都由水谷精微所化,故常津液并称。津液散布于体表,能温润肌肤;布散于体内,能灌溉脏腑;渗注于空窍,能润泽目、耳、口鼻;浸润于骨节,使关节滑利;流注于骨髓,能补益脑髓,渗灌于血脉,能补充血液。但津与液两者在性质上、分布部位和作用上有所区别,津清稀,流行于表,以温润肌肤。液浓稠,流而不行,故主里,以润泽空窍,滑利关节,补益脑髓。血是水谷精微所化生的营气与津液,在心肺的共同作用下,形成的具有濡养全身脏腑组织作用的赤色液态物质。脉是血液运行的通道,所以有约束营血,使之行于一定的通道而不致外溢的作用。

《灵枢·本藏》:"人之血气精神者,所以奉生而周于性命者也;经脉者,所以行血气而营阴阳,濡筋骨利关节者也;卫气者,所以温分肉,充皮肤,肥腠理,司开合者也。"

血、气、精是构成人体和维持生命活动的基本物质。经脉是运行全身气血,联系脏腑肢节,沟通上下内外,调节体内各部分使之趋于平衡的通路。人体内外的组织器官,必须通过经脉的传注,才能获得气血的充分濡养,维持和发挥正常的生理作用,如使筋骨柔润健强、关节灵活滑利、肢体运动自如等。卫气是行于脉外、敷布于体表的阳气,具有温养肌肉、充润皮肤、致密腠理、主管汗孔开合等重要作用,所以卫气功能正常,则肌肤健壮,卫外固密。

3. 形神合一为生命的基本特征

《灵枢·天年》:"血气已和,营卫已通,五脏已成,神气舍心,魂魄毕具,乃成为人……五脏皆虚,神气皆去,形骸独居而终矣。"

形与神的对立统一,便形成了人体生命这一有机统一的整体,血气、五脏、精神、魂魄毕具,才会表现出生命力,才会是一个活体的人。一旦形神分离,就意味着生命的终结。

(二)形神共养

《素问·四气调神大论》:"故能形与神俱,而尽终其天年,度百岁乃去。"

《黄帝内经》指出形神共养,方能健康长寿。不仅要注意形体的保养,而且要注意精神的摄养,使得形体健壮,精力充沛,二者相辅相成,相得益彰,从而身体和精神都得到均衡统一的发展。

1. 守神全形

在形神关系中,"神"起着主导作用,"神明则形安"。故中医养生观是以"调神"为第一要义,养生必须充分重视"神"的调养。

《素问·痹论》:"静则神藏,躁则消亡。"

清静养神:中医主张通过守神、御神、放松来进行清静养神。守神的"守"是坚守,保持之意。守神即"精神内守",主要是指人对自己的意识思维活动及心理状态进行自我锻炼、自我控制、自我调节,使之与机体、环境保持协调平衡而不紊乱的能力。

四气调神:顺应一年四季阴阳之变调节精神,使精神活动与五脏四时阴阳关系相协调。

气功练神：通过调身、调心、调息 3 个主要环节，对神志、脏腑进行自我锻炼。

节欲养神：欲指欲望，包括财欲、权欲、物欲、情欲等。节欲是指节制奢侈的欲望，减少过度的思想负担和精神紧张，要清心养神，恬淡虚无，精神松弛，去除烦恼郁怒，避免增恨忧愁。节制情欲，合理安排性生活，可减少体力消耗，保精养神。节制物欲、权欲等奢侈的欲望更能起到蓄精养神的作用。

疏导养神：出现不良情绪时，可借助别人的疏导，把积聚在心中的郁闷宣散出来。

修性怡神：通过多种有意义的活动，如绘画、书法、音乐、下棋、雕刻、种花、集邮、垂钓、旅游等，培养自己的兴趣爱好，使精神有所寄托，并能陶冶情感，从而起到怡情养性、调神健身的作用。如书法和绘画均为创造性的精神活动，可寄托情怀，培养愉快和平静的情绪和积极向上的精神。故宋代欧阳修曾以"学书为乐"；元代黄公望也以"画为寄，以画为乐"。这种美好的欢悦心情，无疑有益于心身健康。同时，书法和绘画要求目不旁视，心无他顾，强调心、手、笔的统一，将神、气通过笔端贯注于字里行间，静中取动，从中达到精神舒畅、抱神归一的境界，这也是在各种娱乐活动中，以书家画家健康长寿者居多的原因。

2. 保形全神

形体是人体生命的基础，神依附于形而存在，有了形体，才有生命，有了生命方能产生精神活动和具有生理功能。形盛则神旺，形衰则神衰，形谢则神灭。形体的动静盛衰，关系着精、气、神的衰旺存亡。

《素问·阴阳应象大论》："形不足者，温之以气，精不足者，补之以味。"

阳气虚损，要温补阳气，阴气不足者，要滋养精血。保养身体必须遵循自然规律，做到生活规律、饮食有节、劳逸适度、避其外邪、坚持锻炼等，才能有效地增强体质，促进健康。

三、动静互涵

《周易外传》："动静互涵，以为万变之宗。"

运动与静止是物质运动的两个方面或两种不同表现形式，不是绝对对立的，而是互相包含、互相依赖。

（一）动静互涵的意义

《增演易筋洗髓·内功图说》："人身，阴阳也；阴阳，动静也。动静合一，气血和畅，百病不生，乃得尽其天年。"

从生理而言，阴成形主静，是人体的营养物质的根源；阳化气主动，是人体的运动原动力。形属阴主净，代表物质结构，是生命的基础；气属阳主动，代表生理功能，是生命力的反映。保持适当的动静协调状态，才能促进和提高机体内部的"吐故纳新"的活动，使各器官充满活力,从而推迟各器官的衰老改变。

(二)动静互涵的养生方法

1.静以养神

《道德经·第十六章》:"致虚极,守静笃。"

老子认为尽力使心灵的虚寂达到极点,使生活清静坚守不变,才能符合自然"道",才能长久,终生不会遭到危险。

内心清静,精气神日益充沛,则精神饱满;心浮气躁,则精神不断衰弱。清静养神,可以使脾胃生化功能、腠理开合功能正常,从而外诱不入,内心安定,使机体的生理功能正常,抗病力增强,不容易患疾生病。

现代生理学研究证实:人在入静后,生命活动中枢的大脑又恢复到儿童时代的大脑电波慢波状态,也就是人的衰老生化指标得到了"逆转"。医学调查发现,凡经过重大精神挫折、思想打击之后,又未得到良好的精神调适,多种疾病的发病率都有明显增加。而经常保持思想清静,调神养生,可以有效地增强抗病能力,减少疾病发生,有益身心健康。

诺贝尔奖获得者伊丽莎白·布莱克本博士于 2017 年邀请 239 名年龄介于 40 ～ 70 岁、生活作息相似的女性志愿者前往偏僻幽静的香巴拉山脉,进行为期 3 个月、每天 2 小时的高阶冥想静修。3 个月后,科研人员惊奇地发现:超八成受试者体内的端粒长度被拉长约 1/3,相当于生理年龄回退至少 20 岁。受试者们体内与免疫反应直接相关的 220 个基因(包括 68 个与干扰素信号相关的基因)均呈现明显上调,表明在不唤醒炎症信号的情况下增强了免疫功能。

2.动以养形

《吕氏春秋·尽数》:"流水不腐,户枢不蠹,形气亦然。"

《吕氏春秋·达郁》:"形不动则精不流,精不流则气郁。郁处头则为肿为风,处耳则为挶为聋,处目则为蔑为盲。"

运动可促进精气流通,气血畅达,静而乏动则易导致精气郁滞、气血凝结,久即损寿。通过劳动、舞蹈、散步、导引、按摩等方式运动形体,可以调和气血,疏通经络,通利九窍,防病健身。

3.动静适宜

动以养形,静以养气,只有动静结合、刚柔相济,才能符合生命运动的客观规律,有益于强身防病。

动与静结合因人而异,体格较强健者,宜多动少静;而体质较弱者,则应少动多静;病情较重者,以静养为主,待病情好转后,再逐渐加强形体运动。

动静相宜的运动方式有:散步、吐纳、练功等。

散步多在清晨、食后或睡前散步,如清代养生家曹庭栋在《老老恒言·散步》中指出"步主筋,步则筋舒而四肢健",饭后散步可"散其气与输其食,则磨胃而易腐化";闲时散步可"养其神";睡前散步是"以动求静",有助于睡眠。表明散步具有帮助消化、舒缓关节、流通气血等作用。

吐纳主要是调整呼吸、吐音等方式,运用呼吸、发音、吞咽等动作,使内脏发生运动、振动,起到对内脏进行按摩及疏导的作用。

五禽戏是一种外动内静、刚柔相济的功法,5种戏法分别可以调养五脏:虎戏主肝,鹿戏主肾,猿戏主心,熊戏主脾,鸟戏主肺。通过这一系列动作,既可锻炼内脏器官,又可以锻炼肌肉骨骼;既可以养形,又可以调神,达到畅通经络、调和气血、清利头目、滑利关节、增强体质的作用。

八段锦是由八种不同动作组成的健身术,是我国民间广泛流传的一种健身术,动作简单易行,不受场地限制,且每一段动作都有运动重点,综合起来,对五官、头颈、躯干、四肢、腰、腹等全身各个部位都进行了锻炼,从而使气血流畅,体力日健,精力充沛,是全面调养机体的健身法。

四、协调平衡

人体生命运动的过程中,所有的新陈代谢,比如吸收与排泄、同化与异化、酶的生成与灭活、酸碱的产生和排泄等,都在对立统一的运动中保持相对协调平衡,而且贯穿生命运动过程的始终,从而使体温、血糖、血脂、血 pH 值等内环境因素都相对稳定在一定的生理范围内。同时,人体通过阴阳消长运动和自然界进行物质交换,摄取周围环境的物质,如水、空气、食物等供应机体需要,又把机体所产生的废物排出体外,维持人与自然界的协调平衡。

(一)协调平衡的含义

协调平衡是指调节人体自身的生理功能状态,及其与外在环境之间的相互关系。有两层含义:一是指机体自身各部分间的正常生理功能的动态平衡;二是指机体功能与自然界物质交换过程中的相对平衡。

(二)协调平衡养生方法

1. 协调人体内外阴阳平衡

《素问·至真要大论》:"谨察阴阳所在而调之,以平为期。"

阴阳平衡是人体健康的必要条件。养生保健的根本任务,就是运用阴阳平衡规律,协调机体功能,达到内外协调平衡。

2. 协调脏腑功能平衡

要协调脏腑的生理功能,使其成为一个有机整体。脏腑功能平衡是通过脏腑相互依赖,相互制约,生克制化的关系来实现的。有生有制,则可保持一种动态平衡脏间的协调,以保证生理活动的顺利进行。一是强化脏腑的协同作用,增强机体新陈代谢的活力。

二是纠偏,当脏腑间偶有失和,及时予以调整,以纠正其偏差。在协调机体功能时,要特别注意情志平衡,喜、怒、忧、思、悲、恐、惊等情志过激,都可影响脏腑,造成脏腑功能失衡而滋生百病,而疾病又可反馈人的情志,造成恶性循环。

为了维持人体内外的平衡,要随时调整机体生理与外界环境的关系。比如,四时养生中强调春养肝、夏养心、长夏养脾、秋养肺、冬养肾。

3. 和谐社会

社会的各种因素都可以通过情绪的中介导致机体功能的失调。随着社会的发展,人类的疾病也出现了相应的变化。

当今社会处在经济高速增长的时期,随着贫富差距拉的越来越大,整个社会给人们造成的压力也越来越大。在此情况下,社会环境对于每个人都有不同程度的影响,也是健康影响因素中的重要因素。

4. 有常有度

《春秋繁露·天容》:"天之道,有序而时,有度而节,变而有常。"

有常指要遵循一定的常规、规律,有度是指在一定的数量范围内。

养生应该适度,按照生命活动的规律,做到合其常度。就是养不可太过,也不可不及。过分注意保养,则会瞻前顾后,不知所措,稍劳则怕耗气伤神;稍有寒暑之变,便闭门不出,以为食养可益寿,便强食肥鲜;恐惧肥甘厚腻,而节食少餐;认为"生命在于运动",只强调"动则不衰",而使机体超负荷运动,消耗大于供给,忽略了动静结合,劳逸适度,同样会使新陈代谢失调,虽然主观愿望是想养生益寿,但结果往往是事与愿违。不但于健康无益,反而有害。

五、正气为本

正气指人体内的元气,即人体的防御、抵抗和再生的功能,相对邪气对言。中医养生特别重视保养人体正气,增强生命活力和适应自然界的变化的能力,以达到健康长寿的目的。

(一)保养正气的意义

《素问·遗篇刺法论》:"正气存内,邪不可干。"

人体正气是抵御外邪、防病健身和促进机体康复的最根本的要素。正气充沛,虽有外邪侵犯,也能抵抗而使机体免于生病,患病后亦能较快地康复。

(二)保养正气的养生方法

1. 内养正气

《寿亲养老书》:"一者少言语,养内气;二者戒色欲,养精气;三者薄滋味,养血气;四者咽津液,养脏气;五者莫嗔怒,养肝气;六者美饮食,养胃气;七者少思虑,养心气。"

少语言,养真气。说话过多,人处于亢奋状态,气血上冲,代谢加速,消耗肺气,影响呼吸器官的正常功能,容易疲乏无力,气短没精神,中医称之为耗气伤神。少言养生,就是不能随意让肺气耗散。日常生活中,尽量避免一天到晚不停地说话。

戒色欲,养精气。精乃肾之主,纵欲太过,伤肾精,耗散精气,进而伤及其他脏腑,影响身体健康,甚至促人早衰或短寿。因此,节欲养精是养生一大原则,切不可房事过度。

薄滋味,养血气。薄滋味是指饮食要清淡,多吃蔬菜、瓜果,少吃肥肉、辛辣、油腻等肥甘厚腻的食物。饮食过于追求"重口味",容易导致脂肪肝、心脑血管疾病,不利健康。但清淡饮食并不是不吃肉,而是食物的选择和摄入要尽量低盐、低脂、低糖、低胆固醇。

咽津液,养脏气。古代养生家常把唾液称为琼浆、甘露、金津、玉液,认为"津"是延年药。津液指的就是唾液,是人体的精华。口水中含有多种微量元素和多达500多种的蛋白质,可以消炎、固齿、助消化。中医认为,津液还有灌溉、滋养五脏六腑的作用。"吞津"法养生:用舌头舐唇、齿、上颚等部位或在口腔内搅动,待口水增多,在口中鼓漱吸吮后,再慢慢咽下。

莫嗔怒,养肝气。肝调节人整体的疏泄功能,可谓"牵一发而动全身",不仅是促进其他脏腑气机正常升降的基础,也是维系精神情绪正常的关键。中医认为"怒为肝之志",经常发怒会导致肝气持续处于上行状态,肝气上逆,同时血液随气上逆,造成肝郁不疏。情绪与"肝火"关系极为密切,不良的情绪刺激会导致肝脏损害,而肝脏损害又会加重情绪失衡。若要肝气顺达,疏泄正常,就要"克嗔戒怒",防止过度的情绪波动,学会用宽容、平和的心态对待周遭的人和事。

美饮食,养胃气。胃气泛指人体的消化吸收功能。脾胃功能好,吸收充分,供应到人体各个脏腑器官,血液津液的物质就充足,人体生长就旺盛,生命力自然强大。如果脾胃功能差,吃啥啥不香,机体得不到滋养,就会百病缠身。养胃气关键在于饮食有节制,养成良好的饮食习惯。一方面,"美饮食"并不等于吃好的、吃贵的,而是饮食结构要合理,每餐都要有主食、蔬菜、水果、肉类、豆类,注意营养均衡;另一方面,进食要规律,要按时按量吃饭,切忌暴饮暴食或过度节食。

少思虑,养心气。中医认为,心主管人的精神活动,心气不足就会出现心慌、乏力、自汗等症,还会导致其他脏器病变。现代人由于过分在意个人得失、名誉地位,有时往往思虑过多,重压之下损耗了心气。因此凡事不要过分思虑,更不要钻牛角尖,应放松心情,以减少对心气的损耗。

2. 外慎邪风

《素问·六元正纪大论》:"避虚邪以其正。"

邪风即邪气,泛指一切有损健康、影响脏腑正常功能活动、导致疾病产生的不正之气和不利因素。如果身体不慎受到这些因素的伤害,便可能引起各种疾病。轻者损害健康,重者甚至危及生命。

因此人们要善于避免邪气伤害,既不使外邪进入身体,又不使人体内邪滋生。要做到外慎邪气,需注意两点:一是季节交替须防外邪入侵;二是生活要节制,防止饮食情志等内邪滋生。

3. 保精护肾

《图书编·肾脏说》:"人之有肾,如树木有根。"

肾为先天之本,肾之精气主宰人体生命活动的全部过程。现代医学研究认为,肾与下丘脑、垂体、肾上腺皮质、甲状腺、性腺,以及自主神经系统、免疫系统等都有密切关系。肾虚者可导致这些方面功能紊乱,并能引起遗传物质的改变,从而广泛地影响机体多方面的功能,出现病理变化和早衰之象。临床研究表明,性欲无节制,精血亏损太多,会造成身体虚弱,引起多种疾病,过早的衰老或夭亡。这说明重视"肾"的护养,对于防病、延寿、抗衰老是有积极意义的。至于调养肾精的方法,要从多方面入手,节欲保精、运动保健、导引补肾、按摩益肾、食疗补肾、药物调养等。通过调补肾气、肾精,可以协调其他脏腑的阴阳平衡。肾的精气充沛,有利于元气运行,增强身体的适应调节能力,更好地适应于自然。

4. 调养脾胃

《景岳全书》:"土气为万物之源,胃气为养生之主。胃强则强,胃弱则弱,有胃则生,无胃则死,是以养生家必当以脾胃为先。"

脾胃为后天之本,气血生化之源。脾胃强弱是决定人之寿夭的重要因素。脾胃为水谷之海,益气化生营血。人体功能活动的物质基础如营卫、气血、津液、精髓等,都是化生于脾胃。脾胃健旺,化源充足,脏腑功能强盛。脾胃是气机升降运动的枢纽,脾胃协调,可促进和调节机体新陈代谢,保证生命活动的协调平衡。人身元气是健康之本,脾胃则是元气之本。

现代科学实验证明,调理脾胃,能有效地提高机体免疫功能,可以对整个机体状态加以调整,防衰抗老。从治疗学上来看,调理脾胃的应用范围十分广泛。它除了调治消化系统的疾病外,血液循环系统、神经系统、泌尿生殖系统、妇科、五官科等方面的多种疾患,都可以收到良好的效果。由此可知,脾胃是生命之本、健康之本,历代医家和养生家都一致重视脾胃的护养。调养脾胃的具体方法是极其丰富多彩的,如饮食调节、药物调养、精神调摄、针灸按摩、气功调养、起居劳逸调摄等,皆可达到健运脾胃、调养后天、延年益寿的目的。

第四章

精神养生

精神养生是指通过怡养心神、调摄情志、调剂生活等方法,达到保养身体、减少疾病、增进健康、延年益寿的目的。

《素问·上古大真论》:"精神内守,病安从来?"

精神因素直接影响脏腑阴阳气血的功能活动。如果一个人精神愉快,性格开朗,对生活充满乐观,则阴阳平衡,血气流畅,五脏六腑协调,身体自然健康。相反,不良的精神状态直接影响人体脏腑功能,使脏腑功能失调,导致血气运行阻滞,抗病能力下降,正气虚弱,容易引起各种疾病。

一、情志与健康

(一)情志的含义

情志是七情和五志的概称。七情是指喜、怒、忧、思、悲、恐、惊7种情志活动。正常情况下,这7种情志活动是人体的正常情绪体验,是生理和心理活动的对外界环境的正常反应。《素问·阴阳应象大论》:"心志为喜,肝志为怒,脾志为思,肺志为忧,肾志为恐。"

五志指喜、怒、思、忧、恐5种情志的变动,是分属于五脏的5种情志活动。五脏的功能正常与否,则可直接关系到喜、怒、思、悲、恐的活动变化。而五志的变化也可影响到相应的脏腑功能活动,如心有余则笑不休、肝有余则怒不止等。同样,过喜伤心,过怒伤肝,过思伤脾,过悲伤肺,过恐伤肾。

1. 心为情志之主

心舍神主喜。"心藏脉,脉舍神"。心主血脉,心血充足,脉道充盈,血液在不断滋养濡润全身脏腑组织的同时,也在滋养着神,使人的精神思维敏捷。人的精神意识思维活动虽然归属于五脏,但却是在心主神明功能的统领下正常进行的。心是情志思维的主宰,心神通过统领脏腑,主持血脉,以调节各脏腑的功能活动及维持各脏腑之间的平衡协调,适应内外环境的需要而产生各种不同的情志变化。喜,因其活泼而常表现于外,故有火之炎上、活泼、机动之象,属火而归属于心。喜属良性情绪,可使心气舒缓,有益于心主血脉的生理功能。

《素问·调经论》:"神有余则笑不休,神不足则悲……悲哀愁忧则心动,心动则五脏六腑皆摇。"

从心主神志的功能来分析,可有太过或不及的病理变化。若心主神志功能过亢,则使人喜笑不休;心主神志功能不及,则使人易悲。由于心为情志之主,心的功能异常还常出现各种不同的情志变化。

2. 肝为情志之本

肝藏魂主怒。"肝藏血,血舍魂"。肝贮藏血液调节血量,肝血充沛可藏魂。木为火之母,肝血充足以生心血,可助心养神。肝主疏泄,利于心脉和畅,情志正常。因此,肝脏对情志产生的作用,一方面是通过木火相生影响到心血的生成,从而影响心主神的功能;另一方面可通过肝的疏泄调畅情志。七情的正常表达,以肝气的协调为首要前提,肝气和则五志易和,肝气乖则五志乖。怒,因其忽发忽止颇具木之象,故属木而配属于肝。适当的发怒,可使压抑的情绪得到发泄,是肝气得以疏泄的一种途径,对人体生理、心理是有益的。但总体而言,怒属于不良的刺激,可使气血上逆,阳气升泄。

《素问·脏气法时论》:"肝病者,两胁下痛引小腹,令人善怒。"

《灵枢·本神》:"肝藏血,血舍魂,肝气虚则恐,实则怒。"

肝体阴而用阳,若肝的阴血不足,肝的阳气升泄太过,则稍有刺激,极易发怒。肝失疏泄,气机不畅,还可引起郁证等病理变化。

3. 脾为情志之枢

脾藏意主思。"脾藏营,营舍意"。脾之所藏意,就在于脾主运化水谷,化生营气,以营养意。脾主气机之枢,其主情感之思,主情感的内在转变,具有调节、稳定其他情志的作用,以保证正常的情志活动勿太过与不及。

临床上脾气的盛衰可直接影响意的活动正常与否。脾虚则易引起健忘,注意力不集中,思维不敏捷及智力下降等症。同时脾属土为情志之枢,脾的功能盛衰通过气血化生及气机升降影响各脏腑功能,可引起其他情志变化。

4. 肾为情志之根

肾藏志主恐。"肾藏精,精舍志"。肾藏精,其封藏的先天之精和后天之精推动着人体的生长、发育与生殖,是机体生命活动之本。肾中之精可舍志,肾精对人的意志和记忆起了重要的充养作用。肾精所化生的元气化为脏腑之气,推动着五脏六腑的功能活动。肾精充足,五脏功能旺盛,五脏才能化五气,以生五志。肾主骨生髓,脑为髓海。情志活动的中枢在脑,脑主五脏之神而统五志,通过各种感官接受外界刺激,从而产生喜、怒、忧、思、悲、恐、惊等情志不同的反应。恐,由于其发自于内且常引起气机下陷而属水主于肾。

肾虚则会使五脏六腑失于濡养,导致心、肝、脾等脏失调而出现各种异常表现。肾虚是产生更年期精神、情志异常的根本原因。更为重要的是,肾有生髓之功,肾中精气若不足,则髓海失养,思维迟钝,记忆力下降。

5. 肺为情志之节

肺藏魄主忧。"肺藏气,气舍魄"。肺藏魄在于肺主气,影响全身之气的生成,以气养魄。肺朝百脉而主治节,主气司呼吸,调节着全身的气机,辅助肝的疏泄以调畅情志。血液的运行亦有赖于肺气的敷布和调节。肺气充沛,辅助心血运行,心神才能得到充分滋养,使之神清气旺。悲,犹如秋风扫落叶之凄凉,毫无生机,气机内敛,故属金而主于肺。忧,因其内向而趋于气机之收敛,亦属金而配属肺。悲忧的外在行为常常表现为哭泣,而喜极可泣、怒极可泣、过思可泣、惊吓可泣。哭泣是各种情绪累积到一定程度的发泄,哭泣后原来的情绪得以舒缓,节制了情绪的进一步过度发展。

若肺虚时,机体对外界的非良性刺激的耐受性下降,易于产生悲忧的情绪变化。

(二)七情的正常与发病

在正常情况下,七情活动对机体生理功能起着协调作用,但若七情太过,超过人体自身调节的范围,就会造成脏腑气血功能紊乱,而导致生病。

1. 七情正常

在正常情况下,七情是人体对客观外界事物和现象所做出的不同情志反映。七情是否正常与七情对应五脏精、气、血、津液充养五脏的盈亏程度有关。

2. 七情发病

如果出现了突然、强烈、长久持续的情志刺激,超过人体本身的生理活动调节范围,则会引起相关脏腑功能紊乱,导致发病。

(三)常见的精神疾患

1. 痿症

痿症是指肢体筋脉迟缓,手足痿软无力,日久因不能随意运动而致肌肉萎缩的一种病证,以下肢不能随意运动及行走者较为多见。痿症发病的原因是阴血虚则濡养不足;阳气虚则温煦不充;湿痰滞着、瘀血停留阻遏气机,妨碍血运,皆能导致筋骨、肌肉、皮肤失养,发为痿症。

2. 瘰疬

瘰疬是生于颈部的一种感染性外科疾病。在颈部皮肉间可扪及大小不等的核块,互相串连,其中小者称瘰,大者称疬,统称瘰疬,俗称疬子颈。瘰疬发病情况多由三焦、肝、胆等经风热气毒蕴结而成或者肝肾两经气血亏损,虚火内动所致。该病常愤怒忿郁,谋虑不遂,精神颓靡。

3. 癫狂

癫狂是一种精神失常疾病。癫病以精神抑郁,表情淡漠,沉默痴呆,语无伦次,静而多喜为特征;狂病以精神亢奋,狂躁不安,喧扰不宁,骂詈毁物,动而多怒为特征。系由七情内伤,饮食失节,禀赋不足,致痰气郁结,或痰火暴亢,使脏气不平,阴阳失调,闭塞心窍,导致神机逆乱。

4.抑郁症

抑郁症是现在最常见的一种心理疾病,以连续且长期的心情低落为主要的临床特征。可见心情低落和现实过得不开心,情绪长时间地低落消沉,从一开始的闷闷不乐到最后的悲痛欲绝、自卑、痛苦、悲观、厌世,感觉活着的每一天都是在绝望地折磨自己,消极、逃避,最后甚至有自杀倾向和行为。中医认为,抑郁症的发生与肝气郁结、脾失健运、心失所养、身体虚弱等因素有较大关系。

5.强迫症

强迫症属于焦虑障碍的一种类型,是一组以强迫思维和强迫行为为主要临床表现的神经精神疾病,其特点为有意识的强迫和反强迫并存,一些毫无意义甚至违背自己意愿的想法或冲动反反复复侵入患者的日常生活。患者虽体验到这些想法或冲动是来源于自身,极力抵抗,但始终无法控制,二者强烈的冲突使其感到巨大的焦虑和痛苦,影响学习工作、人际交往甚至生活起居。其病因与抑郁症类似。

6.疑病

疑病指对自身感觉或征象做出患有不切实际的病态解释,致使整个身心因此产生的疑虑、烦恼和恐惧所占据的一种神经症。

7.恐惧症

恐惧症是指患者对外界某些处境、物体或与人交往时,产生异乎寻常的恐惧与紧张不安,可致脸红、气促、出汗、心悸、血压变化、恶心、无力甚至昏厥等症状,因而出现回避反应。患者明知这种恐惧反应是过分的或不合理的,但仍反复出现,难以控制,于是极力避免导致恐惧的客观事物或情境,或是带着畏惧去忍受,因而影响其正常活动。其病因同上。

8.焦虑症

焦虑症指以广泛和持续性焦虑或反复发作的惊恐不安为主要临床特征的神经症。常伴有自主神经功能紊乱、肌肉紧张和运动性不安,起病并非由实际威胁或危险所引起,其紧张或惊恐的程度与现实处境并不相称。其病因同上。

9.躯体化障碍

临床表现为多种、反复出现、经常变化的躯体不适和疼痛。常起病于 30 岁之前,病程持续至少 2 年,各种医学检查均不能证实存在可以解释其躯体症状的器质性病变。患者长期反复就医,有显著的社会功能障碍。其病因同上。

(四)引起情志变化的因素

人的情志变化是由内外刺激引起的,即外源性因素和内源性因素。外源性因素包括社会环境、家庭、生活习惯等。内源性因素主要是指来源于身体内部的因素,如遗传、内分泌等。

1. 社会因素

社会因素可以影响人的心理,而人的心理变化又能影响健康。人们的社会地位和生活条件的变迁,可引起情志变化而生病。

生活中的物质条件不好,如起居条件差、经济收入低下等,生活习惯不当,如摄取烟、酒、食物的过量等,或者身处不良的工作环境,劳动时间过长、工作不能胜任等,都会使人产生焦虑、烦躁、愤怒、失望等紧张心理状态,从而影响人的心理健康。此外,生活环境的巨大变迁也会使个体产生心理应激,由此带来心理的不适。

生活中遇到的各种各样的变化尤其是一些突发事件,比如家人死亡、失恋、离婚、天灾、疾病等,常常是导致心理失常或精神疾病的原因,人们遇到这些变故都会带来压力,需要付出精力去调整、适应。因此,如果在一段时间内发生的不幸事件太多或事件较严重、突然,个体的身心健康就很容易受到影响。

受不同文化教育程度的影响,人们对社会的认知有巨大差异,在对待社会出现的某些现象时会出现不同的应激反应。

2. 环境因素

在自然环境中,有些非特异性刺激因素作用于人体,可使情绪发生相应变化。例如,四时更迭、月廓圆缺、声音、气味、颜色、食物等,都可影响情绪的变化。异常气候的剧烈变化也会对人的情绪产生明显影响。月相与人体生理密切相关,人的情绪也随月相的盈亏产生相应变化。安静、幽雅、协调的生活环境,令人喜悦的气味,优美动听的乐曲,可使人清爽舒畅,精神振奋,提高工作效率。而在喧嚣吵闹、杂乱无章、气味腥臭的环境中,人会感到心情不舒畅,压抑、沉闷,或厌倦、烦躁,工作和学习的效率会明显下降。不仅如此,不同的色彩会使人产生不同的感觉,从而影响人的精神状态,如橙红、黄色、棕色以及红色等暖色调给人一种温暖、安全、轻松的氛围,让人放松,获得舒适和快乐;绿色、蓝色、紫色等冷色调让人感到安静、凉爽、开阔、通透。

3. 病理因素

《素问·调一经论》:"血有余则怒,不足则恐。"

《灵枢·本神》:"肝气虚则恐,实则怒。……心气虚则悲,实则笑不止。"

机体脏腑气血病变,也会引起情志的异常变化。

(五)情志失调对健康的影响

当遭受到不良的、持久的情志刺激,超出人的生理和心理耐受时,就会损伤人体脏腑的精气,导致脏腑功能失调。而当人体体质虚弱时,脏腑的精气虚弱,适应外界刺激的能力低下,也会导致情志失调。这种状态在中医上称为"七情内伤"。情志失调会影响脏腑功能。

1. 扰乱气机

《素问·举痛论》:"怒则气上,喜则气缓,悲则气消,恐则气下,……,惊则气乱,……,思则气结。"

人的情志活动会影响气的运行,从而导致生病。过怒则肝气上逆,血随气升,出现面红目赤,呕血甚而晕厥;过喜则心气涣散,出现神不守舍,失神狂乱;过悲则肺气耗伤,意志消沉;过恐则肾气不固,气泄于下,出现二便失禁,筋骨痿软,遗精;过惊则心无所倚,神无所依,虑无所定;过思则伤神损脾,致气机郁结,出现心悸、失眠、纳呆、腹胀、便溏等症状。

2. 耗伤气血

《脾胃论·脾胃虚实传变论》:"喜、怒、忧、恐耗损元气,资助心火,火与元气不两立,火胜则乘其土位,此所以病也。"

气血是情志活动的物质基础,过激的情志活动可耗损脏腑的气血,从而引起脏腑功能的异常。过喜伤心,耗伤心血;大怒伤肝,肝不藏血,肝血亏虚;忧思伤脾,脾失健运,生血不足;悲哀伤肺,肺气消耗,气不生血;惊恐伤肾,消耗肾精,精血同源,精血两伤。喜、怒、忧、思、悲、恐、惊等情志,可通过影响脏腑功能殃及气血生化而耗伤气血。

3. 伤及脏腑

情志致病,可直接伤及脏腑。不同的情志刺激,对各脏有不同的影响。其规律遵循五脏配五志的模式,"怒伤肝,喜伤心,思伤脾,忧伤肺,恐伤肾"。由于人体是一个有机的整体,一志亦可伤多脏。肝、胆、心、肾四脏皆能病于怒;心、脾皆可病于思;心、肾、肝、脾、胃可病于恐;心、肺、肝、脾四脏可病于忧;肝、肺、心可病于悲;肝、胆、胃、心可病于惊。

4. 情志的性质与刺激程度

七情当中,只有喜属于良性刺激。喜为心志,笑为心声,笑是喜形于外的体现。经常保持喜悦、乐观的情绪,有益于健康。怒多伤肝,肝失疏泄,气机升降逆乱,进而导致其他脏腑功能失调,故表现症情较重。惊恐多自外来,在思想无准备的情况下,突然大惊卒恐,如视怪物、闻奇声、遇险境等,使人惊骇不已,多伤心肾。恐致病较为难治。

情志致病还与其刺激的程度强弱有关。根据情志刺激的程度,可分为暴发性和渐进性刺激两大类。暴发性刺激,多指突如其来的情志刺激,如意料之外的巨大打击、重大收获、巨大的事变或灾难、难以忍受的伤痛等,这些突发性的、强烈的刺激,使人气血逆乱,导致暴病、急病的发生。因暴发性刺激致病,多发病急,病情重,甚或夭亡。七情之中,喜、怒、惊、恐多因此致病。临床中出现的心阳暴脱而猝死,肝阳化风而卒中,以及暴聋、暴盲、发狂等情况,大多与喜怒惊恐有关。

渐进性刺激,多是指某些问题在很长一段时间内未获得解决或实现,而在这一段时间内保持着持续性的异常精神状态。如精神紧张、思虑忧愁、悲伤不已等,引起气机失调,致人生病。七情之中,忧、思、悲多与此有关。

5. 情志变化的个体差异

体质差异。体质强弱不同,对情志刺激的耐受力也有一定的差异。一般而言体质强壮之人耐受性强,体质弱者耐受性差。

性格差异。一般而言,性格开朗乐观之人,心胸宽广,遇事心气平静而自安,故不易为病;性格抑郁之人,心胸狭隘,感情脆弱,情绪常激烈波动,易酿成疾患。这种耐性的差异,与意志的勇怯密切相关。意志坚定者,善于控制、调节自己的感情,使之免于过激;意志怯弱者,经不起七情六欲的刺激,易做感情的俘虏,必然发生病变。

年龄差异。如儿童脏腑娇嫩,气血未充,中枢神经系统发育尚不完备,多为惊、恐致病;成年人气血方刚,奋勇向上,又处在各种错综复杂的环境中,易怒、思为病;老年人,常有孤独情感,易为忧郁、悲伤、思虑所致病。

《论语·季氏》:"少之时,血气未定,戒之在色;及其壮也,血气方刚,戒之在斗;及其老也,血气既衰,戒之在得。"

孔子针对人的少年、壮年、老年3个阶段容易出现的问题,提出三戒,从而达到修身养性的目的。

性别差异。男性属阳,以气为主,性多刚悍,对外界刺激有两种倾向:一是不易引起强烈变化;二是表现为亢奋形式,多为狂喜、大怒,因气郁致病者相对少些。女性属阴,以血为先,其性多柔弱,一般比男性更易因情志为患。

二、调神养生法

调神养生即精神养生,是指通过怡养心神、调理情态、调剂生活等方法,保护和增强人的心理健康达到形神高度统一,提高健康水平。

(一)清静养神

1.少私寡欲,心安不惧

《素问·上古天真论》:"志闲而少欲,心安而不惧。"

少私,是指减少私心杂念;寡欲,是降低对名利和物质的嗜欲。因为私心太重,嗜欲不止,欲望太高太多,达不到目的,就会产生忧郁、幻想、失望、悲伤、苦闷等不良情绪,从而扰乱清静之神。使心神处于无休止的混乱之中,导致气机紊乱而发病。如果能减少私心、欲望,从实际情况出发,节制对私欲和名利的奢望,则可减轻不必要的思想负担,使人变得心地坦然,心情舒畅,从而促进身心健康。

2.无视无听,抱神以静

《庄子·在宥》:"无视无听,抱神以静,形将自正。"

什么也不看,什么也不听,持守精神,保持宁静,形体就会自然端正。道家叫内观,儒家叫慎独,佛家叫禅定。

3.省思少虑,养心敛思

养心,即保养心神;敛思,即专心致志,志向专一,排除杂念,驱逐烦恼。思虑过多会使肌体气血失调,耗伤心神而损寿命。只有精神静谧,从容温和,排除杂念,省思少虑,专心致志,才能做到安静调和,心胸豁达,神清气和,使机体功能协调,生活规律,生理功能处于最佳状态。

(二)立志养德

1. 立志

立志就是要有远大的志向,树立起生活的信念,对生活充满希望和乐趣。

《孟子·尽心章句上·第九节》:"穷则独善其身,达则兼济天下。"

《论语·子罕》:"岁寒,然后知松柏之后凋也。"

《论语·子罕》:"三军可夺帅也,匹夫不可夺志也。"

立志对每个人都有重要意义。理想和信念是青少年健康成才的精神保障,有了正确的志向,才会真正促使他们积极探索生命的价值,寻找生活的真谛,追求知识,陶冶情操,促进身心全面健康发展。人到中年,许多烦扰纷至沓来:工作遇到瓶颈、孩子的教育问题、父母的养老问题,没有哪一件不是一道坎,也就是中年焦虑。中年也要立志,将关注点放在自己身上,努力提升自己的能力,才能抵御一切的风险和压力,中年焦虑就能自然破解。理想和信念又是老年人的延长生命活力的"增寿剂"。不畏老是健康长寿的精神支柱,产生不畏老精神的重要思想基础就是晚年的理想和追求。老年人应重视健身养体,保持心胸开阔,情绪稳定,热爱生活,多为社会发挥"余热",就会使内心产生无愧于一生的无限快乐思想,这种思想有益于健康。

理想和信念是生活的主宰和战胜疾病的动力。科学证明人的内在潜力很大。充满自信心,顽强的意志和毅力是战胜疾病极为重要的力量。

《灵枢·本脏篇》:"志意者,所以御精神,收魂魄,适寒温,和喜怒者也。"

意志具有统帅精神,有调和情志、抗邪防病等作用,意志坚强与否与健康密切相关。有信念、意志坚定的人,能较好地控制和调节自己的情绪,保持良好的精神状态。

2. 养德

《礼记·大学》:"富润屋,德润身。"

《礼记·中庸》:"大德必得其位,必得其禄,必得其名,必得其寿。"

古人把道德修养视作养生之根。从生理上来讲,道德高尚,光明磊落,性格豁达,心理宁静,有利于神志安定,气血调和,人体生理功能正常而有规律的进行,精神饱满,形体健壮。

缺乏道德修养,唯利是图,整人害人的人,既要经常暗算别人,又要提防别人对自己的报复,终日陷入紧张、愤怒和沮丧的情绪状态之中,大脑得不到休息,身体各系统功能失调,免疫力下降,极易得病;而心地善良、乐于助人的人,心境始终平静,精神乐观,思想愉快,机体是在正常均衡状态下运行,没有外来干扰,就不易患病,良好的心理和精神能促进机体分泌更多的有益激素、酶类和乙酰胆碱等,这些物质能把血液的流量、神经细胞的兴奋度等调节到最佳状态,从而增强机体的抗病力尤其是抗癌能力,促进人的健康与长寿。

巴西医学家马丁斯经过十年研究发现,屡犯贪污受贿罪的人,易患癌症、脑出血、心脏病、神经过敏、失眠等病症而折寿。他调查了583名被指控犯有各种贪污受贿、以权谋私罪行贪官与同样数量的清廉数十年之久官员的健康状况,前一组有60%的人生病或死亡,后一组的病、死人数仅占16%。美国对2700人进行14年跟踪调查后发现,那些人际关系处理得好,随时随地都乐于做好事,肯牺牲自己利益,助人为乐的人,比那些为蝇头小利而争吵不休,为人固执、性格孤僻、斤斤计较的人,死亡率低2.5倍。

(三)修身养性

每个人的禀赋体质有一定的差异,大部分人的认知、情感、性格中都会有或多或少的不利于身心健康的因素。注重陶冶性情,能够改善人的心身功能,使气血畅达,气机调畅,保持正气旺盛,健康长寿。

1.性格开朗

性格是人的一种心理特征,它主要表现在人已经习惯了的行为方式上。性格开朗是胸怀宽广、气量豁达所反映出来的一种心理状态。性格虽然与人的基因和遗传因素直接相关,但随着环境和时间的变化而改变。

医学研究已证明,人的性格与健康、疾病的关系极为密切。情绪的稳定健康至关重要。性格开朗、活泼乐观、精神健康者,不易患精神病、重病和慢性病,即使患病也较易治愈,容易康复。不良性格对人体健康的影响是多方面的,它可以从各方面对人体大脑、内脏及其他部位产生危害。

培养良好性格的基本原则是从大处着眼,从具体事情入手,通过自己美好的行为,塑造开朗的性格。要认识到不良性格对身心健康的危害,树立正确的人生观,正确对待自己和别人,看问题、处理问题要目光远大,心胸开阔,宽以待人,大度处事,不斤斤计较,不钻牛角尖。科学、合理地安排自己的工作、学习和业余生活,丰富生活内容,陶冶性情。

2.情绪乐观

《素问·举痛论》:"喜则气和志达,营卫调利。"

乐观的情绪是调养精神、舒畅情志、防衰抗老的最好精神营养。精神乐观可使营卫流通,气血和畅,生机旺盛,从而身心健康。

想永保乐观的情绪,首先要培养开朗的性格,因为乐观的情绪与开朗的性格是密切相关的。心胸宽广,精神才能愉快。其次,对于名利和享受,要养成"知足常乐"的生活态度,要体会"比上不足,比下有余"的道理,这样可以得到生活和心理上的满足。再次,培养幽默风趣感。幽默的直接效果是产生笑意,现代科学研究已证明,笑是一种独特的运动方式,它可以调节人体的心理活动,促进生理功能,使人养成无忧无虑、开朗乐观的性格,让生命充满青春的活力。

3.保持心理平衡

生活中各种各样的动机驱使人们的行为指向不同的目标。但是"人生逆境十之八九",人的动机和需求常会遇到阻碍。在生活中遭遇挫折和冲突时,心理很可能会失去平衡,表现出异常的情绪。要想保持心理平衡,首先,对自己不苛求。每个人都有自己的抱负,有些人把自己的抱负目标定得太高,根本实现不了,于是终日郁郁寡欢,这实际上是自寻烦恼;有些人对自己所做的事情要求十全十美,有时近乎苛刻,往往因为小小的瑕疵而自责,结果受害者还是自己。其次,为了避免挫折感,应该把目标和要求定在自己能力范围之内,懂得欣赏自己已取得的成就,心情就会自然舒畅。不要处处与人争斗。有些人心理不平衡,完全是因为他们处处与人争斗,使得自己经常处于紧张状态。最后,受到挫折时,应该暂将烦恼放下,去做你喜欢做的事,如运动、读书、欣赏等,待心境平和后,再重新面对自己的难题,适当让步。处理工作和生活中的一些问题,只要大前提不受影响,在非原则问题方面无须过分坚持,以减少自己的烦恼。

三、调摄情绪法

人生活在社会中,会受到各种因素影响,就会产生各种各样的情绪。长期的不良情绪容易引发抑郁症、焦虑症,出现心烦、易怒、莫名其妙的担心、恐惧等症状,进而影响个体情绪健康,导致身体免疫力下降,容易诱发高血压、心脏病、胃肠道疾病等。此外,还可能引发一些神经功能性疾病,例如心脏神经官能症、肠易激综合征等。不良情绪导致的易冲动、易怒,会影响人际交往和社会功能。在影响了社会功能后,不良情绪又会加重,形成恶性循环。因此,需要及时调节自己的不良情绪。

(一)节制法

节制法就是调和、节制情感,防止七情过极,达到心理平衡。

1.遇事戒怒

《老老恒言·戒怒》:"人借气以充身,故平日在乎善养。所忌最是怒。怒气一发,则气逆而不顺,窒而不舒,伤我气,即足以伤我身。"

"怒"是历代养生家最忌讳的一种情绪,它是情志致病的罪魁祸首,对人体健康危害极大。怒不仅伤肝脏,还伤心、伤胃、伤脑等,易导致各种疾病。

制怒之法,首先是以理制怒,即以理性克服感情上的冲动。在日常工作和生活中,虽遇可怒之事,但想一想其不良后果,就可理智地控制自己过激情绪,使情绪反应"发之于情","止之于理"。其次,可用提醒法制怒。在自己的床头或案头写上"制怒""息怒""遇事戒怒"等警言,以此作为自己的生活信条,随时提醒自己,可收到良好效果。再次,怒后反省,每次发怒之后,汲取教训,并计算一下未发怒的日子,减少发怒次数,逐渐养成遇事不怒的习惯。

2. 宠辱不惊

佛教把烦恼归纳为"八风",所谓"称、讥、毁、誉、利、衰、苦、乐"。要想做到八风不动，宠辱不惊，首先，要用广阔的视角去看待事物，运用全方位的思考方式来解决问题。一旦思维钻入了牛角尖，就会对任何挫折都耿耿于怀，无法腾出空间来整理思绪，因此也就没有办法以坦然之心面对困境。其次，遇事不慌张。别人讲的话、做的事，都要在自己脑中先过一遍，细细想一想再做出反应。无论是来自他人的赞美、帮助，还是羞辱、侵害，都应以理智来应对。再次，要做到不动心。不为名利而动，不为苦难而动，不为权势而动，不为嗔怒而动，不为毁谤而动。

做到"六然"：自处超然、处人蔼然、无事澄然、失意泰然、处事断然、得意淡然。做到"四看"：大事难事看担当、逆境顺境看襟怀、临喜临怒看涵养、群行群止看识见。

(二) 疏泄法

把积聚、抑郁在心中的不良情绪，通过适当的方式宣达、发泄出去，以尽快恢复心理平衡，称之为疏泄法。

1. 直接发泄

直接把心中的不良情绪发泄出去。假如当遭遇不幸，悲痛万分时，不妨大哭一场；遭逢挫折，心情压抑时，可以通过急促、强烈、粗犷、无拘无束的喊叫，将内心的郁积发泄出来，从而使精神状态和心理状态恢复平衡。发泄不良情绪，必须学会通过正当的途径和渠道来发泄和排遣，决不可采用不理智的冲动性的行为方式。否则，非但无益，反而会带来新的烦恼，引起更严重的不良情绪。

2. 疏导宣散

出现不良情绪时，可借助于别人的疏导，把心里的郁闷宣散出来。如面对愤怒者，要疏散其怒气；面对悲痛者，要使其脱离产生悲痛的环境与氛围；面对屈辱者，要增强其自尊心；面对痴情思者，要冲淡其思念的缠绵；面对执有迷信观念者，要用科学知识消除其愚昧的偏见等。

(三) 转移法

转移法又称移情法。即通过一定的方法和措施改变人的思想焦点，或改变其周围环境，使其与不良刺激因素脱离接触，从而从情感纠葛中解放出来，或转移到另外事物上去。

1. 升华超脱

升华，就是用顽强的意志战胜不良情绪的干扰，用理智战胜生活中的不幸，并把理智和情感化作行为的动力，投身于事业中去，以工作和事业的成绩来冲淡感情上的痛苦，寄托自己的情思。这也是排除不良情绪，保持稳定心理状态的一条重要保健方法。

超脱，即超然，思想上把事情看得淡一些，行动上脱离导致不良情绪的环境。在心情不快、痛苦不解时，可以到环境优美的公园或视野开阔的海滨漫步散心，可驱除烦恼，产生豁达明朗的心境。如果条件许可，还可以作短期旅游，把自己置身于绮丽多彩的自然美景之中，可使精神愉快，气机舒畅，忘却忧烦，寄托情怀，净化心灵。

2. 移情易性

移情，即排遣情思，改变内心情绪的指向性；易性，即改易心志，经过排除内心杂念和抑郁，改变其不良情绪和习惯。

《理瀹骈文》："七情之病者，看书解闷，听曲消愁，有胜于服药者矣。"

《千金要方》："弹琴瑟，调心神，和性情，节嗜欲。"

古人早就认识到琴棋书画具有影响人的情感、转移情志、陶冶性情的作用。在烦闷不安、情绪不佳时，听一听音乐，欣赏一下戏剧，观赏一场幽默的相声或哑剧，可以让人捧腹大笑，精神振奋，紧张和苦闷的情绪也随之而消。平时，应根据各自的不同兴趣和爱好，分别从事自己喜欢的活动，如书法、绘画等，用这些方法排解愁绪，寄托情怀，舒畅气机，怡养心神，可有益于身心健康。

3. 运动移情

通过运动把不良情绪发散出去，从而达到调整机体平衡的目的。当自己的情绪苦闷、烦恼，或情绪激动与别人争吵时，最好的方法是转移一下注意力，去参加体育锻炼，如打球、散步、爬山等活动，也可采用传统的运动健身法和太极拳、太极剑、导引保健功等。传统的体育运动锻炼主张动中有静，静中有动，动静结合，因而能使形神舒畅，松静自然，心神安合，达到阴阳协调平衡。此外，还可以参加适当的体力劳动，用肌肉的紧张去消除精神的紧张。在劳动中付出辛勤的汗水，促进血液循环，活跃生命功能，使人心情愉快，精神饱满。

现代研究表明运动可以帮助人们释放压力，缓解焦虑和抑郁情绪。运动时，身体会分泌多巴胺、血清素等"快乐荷尔蒙"，从而改善情绪。运动可以降低促炎细胞因子对大脑的损害，还可以减轻身体的氧化应激，从而减缓人体的衰老。

(四)情志制约

情志制约又称为以情制情法，是根据情志及五脏间存在的阴阳五行生克原理，用互相制约、互相克制的情志，来转移和干扰原来对机体有害的情志，借以达到协调情志的目的。

1. 喜伤心者，以恐胜之

以恐胜之，又叫惊恐疗法，适用于神情兴奋、狂躁的病症。《儒门事亲》里载：有一位庄医师治以喜乐之极而病者，庄切其脉，为之失声，佯曰："吾取药去，数日更不来。"于是患者便渐渐由怀疑不安而产生恐惧，又由恐惧产生悲哀，认为医生不再来是因自己患了重病。病者悲泣，辞其亲友曰："吾不久矣！"庄知其将愈，慰之。这个病例说明了庄医生采取按脉失声与取药数日不至而取效，此即"恐胜喜"也。

《洄溪医书》里亦记载一例喜病恐胜之例:某人新考上状元,告假返乡,途中突然病倒,请来一位医生诊视。医生看后说:"你的病治不好了,7天内就要死,快赶路吧,抓紧点可以回到家中。"新状元垂头丧气,日夜兼程赶回家中,7天后安然无恙。其仆人进来说:"那位医生有一封信,要我到家后交给您。"只见信中讲道:"公自及第后,大喜伤心,非药力所能愈,故仆以死恐之,所以治病也,今无妨矣。"

2. 思伤脾者,以怒胜之

以怒胜之,是利用发怒时肝气升发的作用,来解除体内气机之郁滞的一种疗法,适用于长期思虑不解、气结成疾或情绪异常低沉的病症。《续名医类案》载:一富家妇人,伤思虑过甚,二年余不寐。张子和看后曰:"两手脉俱缓,此脾受之也,脾主思故也。"乃与其丈夫怒而激之也,多取其财,饮酒数日,不处一法而去,其人大怒,汗出,是夜困眠,如此者,八九日不寤,自是而食进,脉得其平。此例说明了过度思虑可以使人的行为和活动调节发生障碍,致正气不行而气结,或阴阳不调,阳亢不与阴交而不寐,当怒而激之时,逆上之气冲开了结聚之气,兴奋之阳因汗而泄,致阴阳平调而愈。

《四川医林人物载》里也记述了一例郁病怒激之病例:青龙桥有位姓王的儒生,得了一种怪病,喜欢独居暗室,不能接近灯光,偶尔出来则病情加重,遍寻名医而屡治不验。一天名医李健昂经过此地,家人忙请他来诊视。李氏诊毕,并不处方,却索取王生昔日之文,乱其句读,高声朗诵。王叱问:"读者谁人?"李则声音更高。王气愤至极,忘记了畏明的习惯,跑出来夺过文章,就灯而坐,并指责李氏:"你不解句读,为何在此高声嘶闹?"儒生一怒之后,郁闷得泄,病也就好了。

3. 悲伤心者,以喜胜之

以喜胜之,又称笑疗,对于由于神伤而表现得抑郁、低沉的种种病症,皆可使用。在《医苑典故趣拾》中有这样一则笑话:清代有位巡按大人,抑郁寡欢,成天愁眉苦脸。家人特请名医诊治,当名医问完其病由后,按脉许久,竟诊断为"月经不调"。那位巡按大人听罢,嗤之以鼻,大笑不止。连连说道:"我堂堂男子焉能月经不调,真是荒唐到了极点。"从此,每回忆及此事,就大笑一番,乐而不止。这是名医故意以常识性的错误所引起的发笑。

金元名医朱丹溪曾遇到一青年秀才,婚后不久突然亡妻,故终日哭泣悲伤,终成疾病。求尽名医,用尽名药,久治无效。朱丹溪为其诊脉后说:"你有喜脉,看样子恐怕已有数月了。"秀才捧腹大笑,并说:"什么名医,男女都不分,庸医也!"此后,每想起此事,就会自然发笑,亦常将此事作为奇谈笑料告诉别人,与众人同乐。移月转,秀才食欲增加,心情开朗,病态消除。这时,才告诉他这是以喜乐制胜悲忧的治法。

4. 恐伤肾者,以思胜之

以思胜之,主要是通过"思则气结",以收敛涣散的神气,使患者主动地排解某些不良情绪,以达到康复之目的。1985年《山东中医杂志》载:张爱国医师治疗宋××,男48岁。

患者平素健康,4 年前因母卒于冠心病而大悲哭之,渐觉心下痞闷,继则少寐心悸,多愁善感,肢软头昏而长休。延医多人,针药无功。此乃忧恐太过而造成志凝神聚的精神状态,宜疏利枢机。遂让其先看心脏病诊断标准,并假物设喻,剖析病例给以安慰,鼓励其从中摆脱出来。患者渐开悦色,疑云顿消。为持久地转移病痛,乃又教其睡前床上练八段锦,晨起练太极拳,精神体力日臻转佳,并于同年 5 月恢复工作。

5. 怒伤肝者,以悲胜之

悲胜之,是根据《黄帝内经》"悲则气消"和"悲胜喜"的作用,促使患者发生悲哀,达到康复身心目的的一类疗法,对于消散内郁的结气和抑制兴奋的情绪有较好作用,最适于患者自觉以痛苦为快的病症。《儒门事亲》中载:张子和治妇人病,问患者曰:"心欲常痛哭为快否?"妇曰:"欲如此,余亦不知所谓。"张又曰:"少阳相火,凌烁肺金,金受屈制,无所投告,肺主悲,但欲痛哭为快也。"于是,张子和鼓励患者尽量痛哭,其病得以康复。此病例为木火的伤肺金,肝肺气郁,故以哭出为快。

运用"以情胜情"疗法治疗情志因素所导致的病变时,要注意刺激的强度,即治疗的情志刺激,要超过、压倒致病的情志因素,或是采用突然的强大刺激,或是采用持续不断强化刺激。

第五章

起居养生

起居养生法,是指人们在日常生活中遵循传统的养生原则而合理地安排起居,从而达到健康长寿的方法。包括居住环境、居室结构、居室环境和气候、起居有常等方面。

一、居住环境

中医认为人是自然万事万物的一部分,人的各种行为都会受到外界环境的影响。居住环境的优劣直接会影响到人体的健康。我国古人非常注重居住环境,流传下来了堪舆术即风水学,除却风水学中的封建糟粕外,其提倡的合理利用自然环境,以期促进环境最佳利用,达到"天人合一"的境界的宗旨还是值得我们借鉴和学习。

《素问·五常政大论》:"一州之气,生化寿天不同……高者其气寿,下者其气天。"

《千金翼方》:"山林深远,固是佳境……背山临水,气候高爽,土地良沃,泉水清美……地势好,亦居者安。"

居住在环境好的地方的人长寿,环境恶劣则短寿。居住在空气清新、气候寒冷的高山地区的人多长寿;居住在空气污浊、气候炎热的低洼地区的人常短寿。自古僧侣皇族的庙宇行宫,多建筑在高山、海岛、多林木的风景优美地区,也说明了这个问题。

(一)居住外环境

1.外环境对健康的意义

良好生态环境是人类健康生存和发展的基础。"生态兴则文明兴,生态衰则文明衰"。生态环境是人类健康生存的根基,也是人类走向未来的依托。"生态环境没有替代品,用之不觉,失之难存"。人类只有一个赖以生存的地球,必须树立尊重自然、顺应自然、保护自然的生态文明理念,增强绿水青山就是金山银山的意识,坚持人与自然和谐共生,才能保障人类健康生存和繁衍。

环境与健康息息相关。人类源于自然、归于自然,人与自然是生命共同体。作为人类赖以健康生存和发展的物质基础,环境为人类提供了繁衍与发展所需的营养物质和生活、生产场所。环境中有诸多人类生存所必需的要素,如清洁的空气、水、土壤和安全的食物,适宜的气候,丰富多样的生物圈等。清洁、舒适、安静、优美的自然环境,带给人们美的享受、满足人类更高层次的需求,是公众福利资源。

环境污染和生态破坏是影响健康的重要风险因素。环境污染可对生态系统造成直接的破坏和影响,既能间接危害人类社会,也能直接威胁公众健康。在长期进化发展过程中,人类已经具备了一定的调节能力以适应环境的变化。但是,人们在利用和改造环境为其发展提供有利条件的过程中,假如对环境造成污染和破坏超过一定程度或范围,就会对人类健康产生危害,引发疾病甚至造成死亡。近百年来,全世界已发生多起环境污染损害公众健康的公害事件,如英国伦敦烟雾事件、美国洛杉矶光化学烟雾事件、日本水俣病事件、日本痛痛病事件等,均造成了巨大的生命及财产损失。

2. 不良的环境对健康的危害

(1)化学元素超标或缺乏。地理环境中某些微量元素的缺乏或过剩可以引起地方病。例如:缺碘引起地方性甲状腺肿,缺氟引起龋齿,低硒与克山病的发生有关,平原、低洼地区易导致活泼元素的过多症,如氟过剩引起氟骨症。大骨节病区的岩石土壤和水中锶多钙少。钙锶比例失调会引起骨质代谢障碍,影响骨生长。

(2)土壤污染。是指人为因素导致某种物质进入陆地表层土壤,引起土壤化学、物理、生物等方面特性的改变,影响土壤功能和有效利用,危害公众健康或者破坏生态环境的现象。土壤污染具有隐蔽性、潜在性、累积性和长期性,不易被直接感知,且不易恢复到原有状态。例如:磷矿中含有较高水平的天然放射性核 238_U、226_{Ra} 等,在开发利用的各个环节中,可以给采矿区周围环境带来放射性污染,危害矿区居民的身体健康。重金属对土壤的污染往往难以根治,一些地方因采雄黄矿,造成土壤中砷严重超标,导致大量村民患癌死亡。

(3)室外空气污染。空气保障了人类呼吸需要,一个成年人通常每天呼吸 2000 多次,需吸入 10～15 立方米的空气。空气的清洁程度与人的健康关系十分密切。空气中的污染物主要通过呼吸道直接进入人体,也可以通借助食物、土壤或水体等媒介,通过饮食或饮水等经消化道进入体内,对健康造成危害。部分空气污染物(如多环芳烃)还可以通过皮肤进入人体。

在常见的室外空气污染物中,细颗粒物(PM2.5)是形成重污染天气的主要因素,来源众多(包含一次来源和二次来源)且化学成分复杂,除影响能见度外还可经呼吸道进入肺部、血液,对人体的呼吸系统、心血管系统等造成严重影响。婴幼儿、老年人、心血管疾病和呼吸系统疾病患者对其更为敏感。臭氧(O_3)和一些挥发性有机污染物(VOCs)对呼吸系统有刺激性,也可对心肺系统造成不良健康影响。

(4)垃圾污染。生活垃圾的产生量随着人口增长和消费水平的提高而不断上升。大量生活垃圾若得不到及时妥善的处理处置,不仅会产生恶臭、滋生蚊蝇,影响周围环境卫生,还会污染空气、土壤、地表水和地下水,影响公众健康。

(5)噪声污染。噪声就是人们不需要、感官受到干扰的声音。除交通噪声、工业噪声、建筑施工噪声外,家庭生活、商业及娱乐等公共场所等产生的社会生活噪声也是环境噪声污染的重要来源。判断一种声音是否属于噪声时,主观因素往往起着决定性作用,例如,音乐对于欣赏者来说悦耳动听,但对于其他人来说可能就是噪声。不同声强的声音对人的影响不同,通常情况下,强度不大、持续时间有限的环境噪声不会对人体产生明显的健康危害。但如果长期处于高强度的噪声中,可对人体产生多种危害。而且暴露于噪声环境的时间越长、噪声分贝越高,对人体的危害越大。通常噪声在 50～60 分贝时,会使人感觉吵闹,可影响休息和睡眠,使人难以入睡或在睡眠中觉醒。对于需要休息的人群,尤其是对各类疾病患者影响较大,易导致人体乏力、易疲、困倦;长时间暴露在 90 分贝以上的噪声环境中,可引起耳鸣,对于突发性噪声,如爆炸声,当其强度高达 120 分贝以上时,可造成听力丧失或永久性失聪;长时间暴露在 90 分贝以上的噪声环境中,还可使人焦躁、易怒,甚至发展为焦虑症等精神疾病。另外,长期暴露于噪声环境可引起头晕、头痛等神经系统不适症状,还可引起人体的应激反应,导致胃肠系统功能紊乱以及肾上腺分泌增加,引起血管收缩、血压升高,可能引起一过性血压上升,甚至发展为高血压。除此之外,噪声污染可能引起一些不必要的矛盾和纠纷,影响社会和谐。

3. 居住外环境的选择

宜选择自然环境优越的地方居住,尽量避开不利于人体健康的水源、矿藏,避开高压线、强磁场和有超声波、放射线的地方营建生活区。必要时还需要对外环境进行人为干预,如减少某种有害微量元素的摄入量,防治地方性氟中毒和砷中毒的根本措施是改用低氟和低砷的饮用水源。可打深井,从低氟或低砷地层取水或收集天然降水等方式改善水质。因缺乏某种微量元素而导致的地方病,可采用适当方式补充,如用碘化盐预防地方性甲状腺肿。

(二)住宅环境

自古以来,我国人民就十分重视选择住宅环境,认为适宜的住宅环境不仅能为人类的生存提供基本条件,还能有效地利用自然界中对人体有益因素,促使体魄强健、精神愉快。

1. 住宅选址

一般而言,要选择依山傍水的地势建筑住宅。依山建房,冬季山体及山上的树木作为天然屏障,可遮挡猛烈的风沙,减缓寒冷的气流;夏季山上茂密的树林,可减少阳光的强烈辐射,调节炎热的气候,且绿树成荫,鸟语花香,使人融入大自然中,增添生活情趣。傍水而居,可方便日常生活用水。一些独特的水源不仅能改善环境,而且堪比良药。如广西巴马地区特殊的泉水早就成了举世闻名的长寿之乡,山东阿胶功效显著得益于阿井水。城市住宅虽无自然山水可依托,但可通过植物绿化,建造街心花园、喷泉,打造假山、影背之类的人工景观等,来改善居住环境。

2. 住宅朝向

建房坐向的选择要根据地理位置来确定。就我国大部分地区而言,建房的最佳坐向是坐北朝南。一是有利于室温调节。我国的气候特点是冬寒夏热,冬季尤其在北方,经常西北风劲吹,寒流袭人,如房门朝北,冷风直入室内,室温降低,使人感到格外不适,容易诱发感冒或其他疾病。夏季东南风微拂,如房门朝北,凉风绕墙而过,不能直接进入室内,室内空气不流通,闷热憋气,同样有害于人体健康。二是有利于室内采光。我国地处北半球,太阳位置多半偏南。太阳光线与南墙的夹角小,墙面和窗户接受太阳的辐射热量反而减少,尤其中午前后,太阳的位置最高,阳光几乎直射地面,强烈的阳光照不到室内。冬季太阳位置偏低,阳光从外面斜射进来,如房门、窗户朝南,直接照入室内,且光照时间较长。

城市的楼盘选择时,应保证南北通透,有利于空气流通。

3. 因地制宜设计

要因地制宜设计房屋结构。北方雨水较少,故屋顶设计坡度小,而南方雨水多,屋顶设计坡度就较大;再如墙壁厚度,东北一带流行夹层暖墙,建筑用砖也比普通规格厚,就是为了适应当地漫长的冬季取暖需要。还有陕北的窑洞、草原上的毡房、西南边陲的竹楼,都是为了适应当地的气候特点而建造。

(三)室内环境

室内环境对人体的作用一般是长期的、慢性的,不易在较短时间内明显表现出来,一些环境因素又常同时综合作用于人体。良好的室内环境可提高人体各系统的生理功能,增强抵抗力,降低患病率和死亡率;反之,低劣的室内环境对人形成一种恶性刺激,使居民健康水平下降。

1. 居室结构

住宅和平面配置要适当。一套住宅应具备六大基本功能,即起居、饮食、就寝、洗浴、储藏和工作学习,这些功能根据其开放程度可以大体分为公、私两区;根据其活动特点可以分为动、静两区。公共区供起居、会客使用,如客厅、厨房、餐厅、门厅等。私密区供处理私人事务、睡眠、休息用,如卧室、卫生间、书房等。客厅、餐厅、厨房是住宅中的动区,应靠近入户门设置;卧室是静区,应比较深入;卫生间设在动区与静区之间,以方便使用。

房型好的住宅采光口与地面比例不应小于1∶7;房间宽度不应小于3.3米;主卧室宽度不宜小于3米,面积应大于12平方米,次卧室的面积应在10平方米左右;餐厅应是明间,宽度不宜小于2.4米;厨房净宽度应在1.5米左右,宜带一服务阳台;带浴缸的卫生间净宽度不得小于1.6米,如为淋浴则净宽度不得小于1.2米。

居室进深是指开设窗户的外墙内表面至对面墙壁内表面的距离。它与采光和换气有关,通常一侧有窗的房间,进深不宜超过从地面到窗上缘的2~2.5倍;两侧开窗者,进深可增加到这个高度的4~5倍。另外,居室进深与居室宽度之比,不宜大于2∶1,最好是3∶2,以便于室内家具的布置。

2.室内采光

居室采光应明暗适中,可随时调节。室内光照包括自然光线(日照)和人工光线的照明。为保证室内有适宜光照,一般认为,北方较冷的地区冬季南向居室,每天至少应有3小时日照,其他朝向的居室还需多些。夏季则应尽量减少日照。夜间或白天自然光线不足时,要利用人工照明。人工照明要保证照度足够、稳定、分布均匀,避免刺眼,光源组成接近日光以及防止过热和空气污染等。假如居室光线阴暗,视力调节紧张,可引起近视;紫外线照射不足,将影响儿童发育,易患佝偻病。

3.居室通风

居室的自然通风可保证房间内的空气清洁,排除室内的湿热秽浊之气,加强蒸发散热,改善人们的工作休息环境。厨房和厕所应有良好通风;夏季炎热地区应使主室内形成穿堂风。

4.温度与湿度

夏季室内适宜温度为 21～32 ℃,最适范围为 24～26 ℃;湿度(相对湿度)为 30%～65%。冬季室内温度的适宜范围是 16～20 ℃;湿度为 30%～45%。假如人们长期居住在寒冷潮湿房间里,易患感冒、冻疮、风湿病和心血管系统疾病。在高温多湿环境里,人会感到闷热难耐,疲倦无力、工作效率下降,甚至导致中暑。

5.室内空气污染

室内空气污染是指由于各种原因导致的室内空气中有害物质超标,进而影响人体健康的室内环境污染行为。有害物包括甲醛、苯、氨、放射性氡等。随着污染程度加剧,人体会产生亚健康反应,甚至会威胁到生命安全。

目前检测到的室内空气污染物种类已高达 900 多种,主要分为 3 类:一是气体污染物。挥发性有机物(VOCs)是最主要的成分,还有 O_3、CO、CO_2、NOx 和放射性元素氡(Rn)及其子体等。特别是室内通风条件不良时,这些气体污染物就会在室内积聚,浓度升高,有时可超过卫生标准数十倍,造成室内空气严重污染。二是微生物污染物。如过敏反应物、病毒、室内潮湿处易滋生的真菌与微生物等。三是可吸入颗粒物(PM10 和 PM2.5)。

室内空气污染引起的主要原因:使用含辐射的建筑材料;家具、装饰用品和装潢摆设造成多种挥发性有机化合物超标,主要是甲醛;日常生活和办公用品释放的有毒有害气体,例如化妆品、洗涤剂、清洁剂、消毒剂等;室外污染物进入室内如人为的吸烟、烧煤等。

二氧化硫、苯、甲醛等物质会刺激眼、鼻、咽喉以及皮肤,引起流泪、咳嗽、喷嚏等症状。特别是甲醛具有强烈的致癌和促癌作用。一些会引流感、麻疹、结核等呼吸道传染病的病毒、细菌、支原体等病原微生物会借助空气中悬浮颗粒在室内传播。人如果长期在污染的空气中生活,会造成呼吸功能下降,加重呼吸道疾病症状,有时还会导致慢性支气管炎、支气管哮喘、肺气肿等疾病,肺癌、鼻咽癌的患病率也会有所增加。

6. 改善室内环境

（1）改良房屋结构。为了保障身体健康,我国人民在长期生活实践中,在居室改良上积累了一套丰富的经验和行之有效的方法。如北方冬季长,为使居室温暖舒适,常设斗门,加厚墙壁、双层窗户,室内用门帘、屏风、壁毡、布幔等保暖。南方夏季炎热多雨,住房常采用通风阁楼、坡屋顶、双层瓦通风屋顶,屋檐较宽阔。有的屋顶还设有一可开关的天窗,根据需要调节室内采光,保证室内通风、清爽、干燥。另外,采用内含空气的双层墙和浮筑楼板,也可减少噪声的传播。

（2）搞好自然通风。居室内的自然通风主要取决于门窗的合理开设和人们的生活习惯。我国北方冬季为抵御寒风,都紧闭门窗,室内污染物负荷较高,应注意每天定期开窗换气,住室内空气经常对流畅通,可减轻污染程度。

（3）防治室内污染。减少厨房内产生的燃烧废气和油烟在室内的滞留,不吸烟,避免噪声发生,做好室内卫生和消毒。

7. 美化室内环境

室内布置要根据人们在室内的活动方式而定。客厅和餐厅的陈设以"动态"为主,书房和卧室以"静态"为主。客厅是待客处,要尽量保持宽敞、空间感强。摆设的花木以艺术观赏为主,选一些枝叶繁茂的绿色植物,如万年青、君子兰、龟背竹等,可使整个客厅显得雅致大方。书房是读书学习的地方,陈设布置应从有利于学习着眼。床铺的安置不宜正对卧室门,因房门开就见到床,私密性不佳;且风从门外直接吹到身上,容易造成着凉、生病。若窗口开得太低,床头也不宜正对窗口,理由同前。卧室墙上可设置一些软枝低垂的观叶植物,如吊兰,增加静谧感。

室内色彩应令人感到亲切、舒适,明快。一般而言,浅黄、乳白色可增加房间的亮度,使房间显得宽敞,给人以庄重、典雅感;嫩绿、浅蓝色显得温柔、恬静,使人产生安谧、幽美感。向阳房间光线充足,家具色彩可选择浅蓝、灰绿等中性偏冷的色彩;背阴房间光线较暗,家具色彩也较深的,墙面色彩可选择奶白、米黄等偏温和者。餐厅漆成橙黄色,可刺激食欲;书房采用浅绿格调,有利于缓解视力疲劳;厨房、卫生间可用白色或灰色,使环境的光线更加和谐。

如果室内有不良气味时,可以通过香薰,喷洒香水、花露水,放置空气净化包等方式去除异味。

二、衣着服饰

衣着是指身上的穿戴、服装的式样以及穿戴的方式。人类的衣着经过千百年的演变,其功能已由单一的遮身蔽体变为具有防寒避暑、抵御疾病、预防外伤和装饰仪表等多种作用的载体。

（一）衣着的健康功用

1. 气候调节

人体和衣服之间存在着一定的空隙,被称为衣服内气候。衣服内气候的正常范围:温度(32 ± 1)℃,风速(0.25 ± 0.15)m/s。适当的衣服内气候,可使人的体温调节中枢处于正常状态,维护温热感,有利于提高工作效率和恢复体力。若衣服内气候失常,则体温调节中枢处于紧张状态,甚至可影响机体其他系统的功能,造成疾病。

2. 保护皮肤表面清洁

皮肤使人体与外界直接接触,是人体健康和生命的保护。皮肤的主要功能之一是排泄人体废物。皮脂的排泄、表皮细胞脱落是衣服内污染的主要来源。内衣的功能就是要能及时地吸附这些污物,以确保皮肤清洁。同时服装还要能抵御外部灰尘、煤烟及其他粉末等污染,使其不致侵入皮肤,引起污染。如果服装长时间被污染,不仅穿起来不舒服,而且易使真菌等繁殖,诱发皮肤病。

3. 保护身体

保护身体免遭环境的损伤,是服装尤其是工作服的重要功能之一。例如,为防机械外力危害,服装要有强韧性;为防有害物的危害,服装要有抗药物渗透性及耐腐蚀;再如服装的防辐射性、防火性、绝缘性等。在一些特殊场合,还要求服装能使处于外太空、深海等环境中的工作人员身体尽可能地维持常态。

4. 便于活动

衣服越轻越有利于活动,对人的行动毫无约束,不妨碍呼吸及血液循环,不影响发育。服装还应具备一定的保温性。如果衣服的总重量超过4千克,就会严重妨碍行动。套装增加到6层的保温性已达到饱和,再增加层数保温效果不增大。

5. 有利于生长发育

刚出生的婴儿体温调节功能不完善,皮肤娇嫩,抵抗力差,需要衣物的防护,被衣物包裹可以让婴儿获得安全感,处于一个舒适的状态,有利于肌肉的发育。但要注意减少衣服对身体的压迫,特别是局部压迫,如束腰、紧腹等。

（二）着装的原则

1. 顺时穿衣

穿衣要顺应四时阴阳变化。

2. 衣着舒适

衣着舒适指穿着应符合自己身材,做到量体裁衣。穿着舒适有利于正常发育和气血运行。特别是青少年时期,生长发育较快,不穿过紧或过瘦的衣服。据研究,如衣着压力超过29 g/cm^2,人体会产生压迫感,身体就会感觉不舒服。只有衣着款式合体才使人感觉舒适,既增美感又起到养生保健效果。美国奥克塔维奥·贝塞博士指出:过紧的衬衣领子、领带,会影响头部的血液循环,增加眼压,使患青光眼的概率大大提高;上衣的胸部太紧,会影响心肺功能,易出现胸闷、头晕等不适;裤腰、臀部太紧,会影响肠胃蠕动,引起腹胀、胃灼热等;裤腿太紧,则会使血液回流受阻,造成下肢肿胀,引发静脉曲张;文胸过小,下围的钢圈又硬又紧的,乳房长时间受压,会减少或阻碍乳房内淋巴液回流,影响血液循环,引起乳腺增生;而男士内裤过紧,会使精子数量减少。

（三）衣着的选择

1. 保温性

不同的面料保温性能不同,可以根据不同气温来选择。纺织衣料的导热性越低,它的热缘性和保暖性越好,织物越厚,单位时间内散发的热量越少,保暖性能越好。衣料的保暖性顺序:羊绒>羊毛>蚕丝>腈纶>粘胶纤维>棉>涤纶>锦纶。

穿衣指数如下。

1 级对应温度≥33 ℃:身体舒适度为强热,极不舒适。穿衣提议:气温强热,适合着丝麻、轻针织物制作出来的短衫、超短裙、超短裤等夏天服装。

2 级对应温度 28～33 ℃:身体舒适度为热,不舒适。穿衣提议:高温天气,适合着短袖衫、超短裙、超短裤、薄形 T 恤衫、敞领半袖棉衫等夏天服装。

3 级对应温度 25～28 ℃:身体舒适度为热,较舒服。穿衣提议:气温偏热,适合着短袖衫、超短裙、短套服、T 恤等夏天服装。年老体弱者适合穿单面薄衫裤、薄形棉衫。

4 级对应温度 20～25 ℃:身体舒适度为舒服,最可接纳。穿衣提议:天气暖和,适合着单面棉麻面料的短套服、T 恤衫、薄牛仔衫裤、休闲套装、职业套装等春秋衔接装。年老体弱者请适度调整衣服。

5 级对应温度 15～20 ℃:身体舒适度为清凉,较舒服。穿衣提议:天气温凉,适合着夹衣、马甲衬衫、运动长裤、夹克外套、西服加薄羊绒衫等春秋服装。年老体弱者宜着夹衣或大衣加羊绒衫。

6 级对应温度 5～15 ℃:天气凉,适合着 1～2 件羊绒衫、长大衣、毛套服、皮衣夹克等春秋衣着。年老体弱者宜着长大衣、夹衣或大衣加羊绒衫等厚的春秋衣着。

7 级对应温度–15～5 ℃,身体舒适度为冷,很不舒适。穿衣提议:天冷,应衣着棉服、羽绒衣、冬大衣、皮衣夹克、毛线衣再罩壳长大衣等。年老体弱者尤其要注意防寒保暖。

8 级对应温度–15 ℃以下:身体舒适度为很冷,极不舒适。穿衣提议:天气寒冷,冬天衣着棉服、羽绒衣、冬大衣、皮衣夹克加羊绒衫、厚呢外套、呢帽、胶手套等。年老体弱者尽量避免出门。

2. 吸湿透气性

冬季外衣织物的透气性应较小,以保证衣服具有良好的防风性能,而起到保温作用。夏季衣料应具有较好的透气性,有利于体内散热。除了注意透气外,还要注意选择吸湿、散湿性能良好的纤维。这样有利于吸收汗液和蒸发湿气。

常见衣料吸湿透气性顺序:细羊毛>山羊绒>粘胶纤维>亚麻>蚕丝>棉>锦纶>腈纶>涤纶。

3. 色泽

衣料颜色不同,对热的吸收和反射的强度也不相同。一般来说,衣服颜色越深,吸热性越强,反射性越差;颜色越淡,反射性越强,吸热性越差。夏天宜穿浅颜色服装,以反射辐射热;冬天宜穿深颜色衣服,以利吸收辐射热。

衣着色彩会影响情绪。色彩悦目,使人愉快;色彩刺眼,使人烦躁;色彩热烈,使人兴奋;色彩柔和,使人安静。患有心脏病的,平时少穿黑色服装造成相克之弊。穿心脏属性的红色或相生的绿色(肝木生心火)为佳。肾虚或肾有亏损的穿属性为水的黑色或相生的白色(肺金生肾水)为佳。脾虚穿属性为土的黄色或相生的红色(心火生脾土)为佳。肝虚穿属性为木的青绿色或相生的蓝、黑色(肾水生肝木)为佳。肺虚穿属性为金的白色或相生的黄色(脾土生肺金)为佳。

4. 质地

内衣和夏装要选择轻而柔软的衣料,穿在身上有较清爽的感觉,若贴身穿粗糙硬挺的衣服,不但不舒服,而且皮肤易于摩擦受伤。

(四)衣着与四时

1. 春不减裤

《老老恒言·燕居》:"春冰未泮,下体宁过于暖,上体无妨略减,所以养阳之生气。"

春季阴寒未尽,阳气渐生,早春宜减衣不减裤,以助阳气的升发。

2. 夏不薄衣

《养生要录》:"暑月不可全薄,寒时不可极厚。"

夏天男生喜欢赤膊,女生偏爱露背装、露脐装、露膝破洞裤等,这种穿着使身体出现腹痛、腹泻、食欲缺乏、关节痛、痛经、月经紊乱及宫寒不孕等疾病。夏季穿衣不可太薄,尤其腹、背、膝部要注意保暖。

牛仔裤类的衣服不适合夏季穿,女生穿牛仔裤会阻碍女性阴部湿热气体的散发,易滋生细菌的繁殖、感染炎症等;男生穿过紧的衣裤如牛仔裤,在夏季易导致股癣,不利睾丸发育等。老人选吸汗能力强、通气性好、开口宽些、穿着舒服、便于洗涤、散热、传导的衣服。

夏季酷暑外出防中暑,遮阳防皮肤晒伤。

3. 秋慢增衣

秋季地气转寒注意加衣,阴精内蓄、阳气内守。避免一次加衣过多,秋冻要合理、秋冻促进毛孔收缩有助秋收。但秋冻仅限冻上半身不要冻下半身,下半身受冻伤肝肾。老人适当加衣少冻。老人正气相对不足怕冷。气温明显下降,有过敏体质的或有哮喘病史的要注意保暖。

秋季喜穿凉拖的女生易受寒凉导致子宫、下腹部血液循环不畅，造成经期提前或延迟，严重的子宫痉挛、组织缺血致痛经。

秋凉后尽量少穿露肩、露背装、露膝等服装，受凉是引发颈椎病的原因之一。秋季较凉，依然穿吊带装、露背装等的女生，颈背肌肉、膝关节受寒诱发颈椎病、关节疼痛。

入秋后患妇科炎症较多。入秋后女生喜穿紧身牛仔裤，这样在特殊部位高温潮湿，霉菌大量繁殖，以霉菌性阴道炎居多。

4.冬不极温

《摄生消息论》："宜寒甚方加棉衣，以渐加厚，不得一顿便多，唯无寒而已。"

冬天也不宜穿的过暖。加棉衣不宜一次加过多，要有一个循序渐进的过程，有利于人体适应外界的气温变化。

冬季气候寒冷室内温度不宜过高，室内外温差大，人体易诱发感冒等病症，忌衣领过高、过紧影响视线及引发颈椎病等症。

冬天人体关节、腹、脚等易受寒邪侵袭，导致肌肉和血管收缩引起关节疼痛。肢体末梢和关节缺少肌肉脂肪保护的部位易受凉，虽然身体不觉得冷，但关节部位是冷的，有的人在静止时或晨起时感关节疼痛伴关节不灵活、僵硬。老年人冬季应及早穿厚袜、棉鞋暖足固肾。每天坚持步行半小时以上，活动双脚。早晚坚持搓揉脚心，以增进血液循环适度运动以抵御严寒。

冬天小孩穿衣宜少不宜多。不要给宝宝穿高领毛衣或绒衣、化纤衣服，化纤衣服易产生静电，会加重皮肤的干燥和不透感。易引起颈部瘙痒及荨麻疹。皮肤过敏的宝宝穿羽绒棉服易诱发全身皮肤出现皮疹及支气管痉挛等。

（五）衣着增减

《彭祖摄生养性论》："先寒而后衣，先热而后解。"

《千金要方·道林养性》："凡大汗勿偏脱衣，喜得偏风半身不遂。"

《千金要方·道林养性》："湿衣与汗衣皆不可久着，令人发疮及风瘙。"

衣服要随天气变化及时增减，切不可急穿急脱，忽冷忽热。大汗之时忌当风脱衣，因为大汗之时，人体腠理发泄，汗孔开放，骤然脱衣，易受风寒之邪侵袭而致病。汗后湿衣不易干，伤害人体阳气。汗后腠理虚，汗湿滞留肌肤，易产生风寒湿之类的病变。

早晚温差大，及时添加衣被。素有感冒、支气管炎、哮喘、消化性溃疡等陈疾者，此时易被诱发或加重病情。

三、起居有常

起居有常主要是指起卧作息和日常生活的各个方面有一定的规律并合乎自然界和人体的生理常度。

（一）合理作息

《黄帝内经素问集注》："起居有常,养其神也,不妄作劳,养其精也。夫神气去,形独居,人乃死。能调养其神气,故能与形俱存,而尽终其天年。"

起居有常是调养神气的重要法则。人们若能起居有常,合理作息,就能保养神气,使人体精力充沛,生命力旺盛,面色红润光泽,目光炯炯,神采奕奕。反之,若起居无常,不能合乎自然规律和人体常度来安排作息,天长日久则神气衰败,就会出现精神萎靡,生命力衰退,面色不华,目光呆滞无神。

一天当中,平旦之时阳气从阴始生,到日中之时,则阳气最盛,黄昏时分则阳气渐虚而阴气渐长,深夜之时则阴气最为隆盛。人体只有与自然界阴阳消长的变化规律相适应,才能有益于健康。

现代医学已证实人的生命活动都遵循着一定周期或节律而展开。如人的情绪、体力、智力等也都有一定的时间规律,体力、情绪和智力的节律周期分别为 23、28 和 33 天,每个周期又分为旺盛和衰退两个阶段。人的体温总是凌晨 2～6 时最低,下午 14～16 时最高。脉搏和呼吸是清晨最慢,白天较快。血压也是白天高,夜间低。规律的生活作息能使大脑皮质在机体内的调节活动形成有节律的条件反射系统,这是健康长寿的必要条件。

1. 刷牙的最佳时间

饭后 3 分钟是漱口、刷牙的最佳时间。此时,口腔的细菌开始分解食物残渣,其产生的酸性物质易腐蚀、溶解牙釉质,使牙齿受到损害。

2. 饮茶的最佳时间

饮茶养生的最佳时间是用餐 1 小时后。一些人喜欢饭后马上饮热茶,不利于健康,因为茶叶中的鞣酸可与食物中的铁结合成不溶性的铁盐,干扰人体对铁的吸收,时间一长可诱发贫血。

3. 喝牛奶的最佳时间

牛奶含有丰富的钙,中老年人睡觉前饮用,可补偿夜间血钙的低落状态而保护骨骼。同时,牛奶有催眠作用。

4. 吃水果的最佳时间

吃水果的最佳时间是饭前 1 小时。因为水果属生食,所含的活性物质与人体接近,可使白细胞处于正常状态,还能使因吃熟食而损伤的免疫功能得以恢复。吃生食后再吃熟食,体内白细胞就不会增多,有利于保护人体免疫系统。

5. 晒太阳的最佳时间

上午 8～10 时和下午 16～19 时是晒太阳养生的最佳时间。此时日光以有益的紫外线 A 光束为主,可使人体产生维生素 D,可增强人体免疫系统的抗结核和防止骨质疏松的能力,并减少动脉硬化的发病率。

6. 美容的最佳时间

皮肤的新陈代谢在 24 点至次日早上 6 点最为旺盛,因此晚上睡前使用化妆品进行美容护肤效果最佳,能起到促进新陈代谢和保护皮肤健康的功效。

7. 散步的最佳时间

饭后 45～60 分钟,以每小时 4.8 公里的速度散步 20 分钟,热量消耗最大,最有利于减肥。如果在饭后 2 小时后再散步,效果会更好。

8. 洗澡的最佳时间

每天晚上睡觉前来一个温水浴(35～45 ℃),能使全身的肌肉、关节松弛,血液循环加快,帮助你安然入睡。

9. 睡眠的最佳时间

午睡最好从 13 点开始,这时人体感觉已下降,很容易入睡。晚上则以 22～23 时上床为佳,因为人的深睡时间在 24 点至次日凌晨 3 点,而人在睡后 1.5 小时即进入深睡状态。

10. 锻炼的最佳时间

傍晚锻炼最为有益。人类的体力发挥或身体的适应能力,均以下午或接近黄昏时分为最佳。此时,人的味觉、视觉、听觉等感觉最敏感,全身协调能力最强,尤其是心律与血压都较平稳,最适宜锻炼。

(二)劳逸适度

《千金要方·道林养性》:"养性之道,常欲小劳,但莫大疲,及强所不能堪耳。"

人们在生活中,要有劳有逸,既不能过劳,也不能过逸。现代医学研究认为,合理的劳动对心血管、内分泌、神经、精神、运动、肌肉等各个方面都有好处。如劳动能促进血液循环,改善呼吸和消化功能,提高基础代谢率,兴奋大脑皮质对机体各部的调节能力,调节精神。

适当休息也是生理的需要,它是消除疲劳、恢复体力和精力,调节身心必不可缺的手段。现代实验证明,疲劳能降低机体的抗病能力,易于受到病菌的侵袭。

贪图安逸过度,不进行适当的活动,气机的升降出入就会呆滞不畅。气机失常可影响五脏六腑、表里内外、四肢九窍,而发生种种病理变化。根据生物进化理论,用则进废则退,若过逸不劳,人体功能就会逐渐衰退,损害人体健康,甚至危及生命。

1. 体力劳动要轻重相宜

在工业劳动方面,由于受工种、工序、场所等的限制,自己任意选择劳动条件的机会较少,但仍要注意劳动强度轻重相宜。更重要的是应安排好业余生活,使自己的精力、体力、心理、卫生等得到充分恢复和发展。在田园劳动方面,应根据体力,量力而行,选择适当的内容,要注意轻重搭配进行。

2. 脑力劳动要与体力活动相结合

脑力劳动偏重于静,体力活动偏重于动。动以养形,静以养神,体脑结合,则动静兼修,形神共养。如脑力劳动者,可进行一些体育锻炼,使机体各部位得到充分有效的运动。脑力劳动者,还可从事美化庭院活动,在庭院内种植一些花草树木,并可结合场景吟诗作画,陶冶情趣,有利于身心健康,延年益寿。

3.家务劳动秩序化

操持家务是一项繁杂的劳动。主要包括清扫、洗晒、烹饪、缝补、尊老爱幼、教育子女等,只要安排得当,则能够杂而不乱,有条不紊,有劳有逸,既锻炼身体,又增添精神享受,有利于健康长寿。反之,若家务劳动没有秩序,杂乱无章则形劳神疲,甚至造成早衰折寿。

4.休息保养多样化

要做到劳逸结合,就要注意多样化的休息方式。休息可分为静式休息和动式休息,静式休息主要是指睡眠,动式休息主要是指人体活动,可根据不同爱好自行选择不同形式,如听相声、听音乐、聊天、看戏、下棋、散步、观景、钓鱼、赋诗作画、打太极拳等。总之,动静结合,寓静于动,既达到休息目的,又起到娱乐效果,不仅使人消除疲劳,精力充沛,而且使生活充满乐趣。

(三)排便有常

大小便是人体新陈代谢中排除废物的主要形式,保持二便通畅,及时排解大小便,既是在排解体内毒素,也是气机升降出入的重要机制和关口。如果排泄不及时,会造成毒素在体内蓄积,使机体逐渐发生慢性中毒而出现衰老。

1.通畅大便

《丹溪心法》:"故五味入口,即入于胃,留毒不散,积聚既久,致伤冲和,诸病生焉。"

《论衡》:"欲得长生,肠中常清,欲得不死,肠中无滓。"

中医认为入口的食物经过肠胃的消化后,不能在人体内藏的太久,如果这些食物消化后长期没有排出体外,会导致大便秘结。

通畅大便的注意事项:

(1)排便次数。大便每3天1次到每日1~3次均属正常频率,以排便通畅(每次5分钟左右),大便不干不黏为常,排便量要足,令排毒顺畅。

(2)定时排便。养成一个定时排便的好习惯,可以帮助我们防治便秘。时间最好选择在早起后或早餐后,不管有没有便意都要定时去厕所,时间长了我们就会养成定时排便的习惯。

(3)排便要顺其自然。有便不强忍,大便不强挣。"强忍"和"强挣"都易损伤人体正气,引起痔疮等病。

若在饱食后大便,便后宜稍喝一些汤或饮料,以助胃气利消化。若在饥饿时大便,为了防止便后气泄,排便时宜取坐位,便后稍进食物,还可做提肛动作3~5次,以补固正气。

排便不畅者可以通过太极拳、气功导引养生功、腹部按摩保健法等来改善。此外,还要配合调摄精神,保持情绪安定;饮食调理,饮食多样化,多素少荤,粗细结合;对有便秘者,辅以药物对症治疗等。

2. 清利小便

《养生杂记》:"要长生,小便清;要长活,小便洁。"

古人养生十分重视小便清利,小便的通利洁净说明人的水液代谢正常,废物能排除干净。

(1)清利小便的注意事项:

1)小便应及时排出,莫强忍。

《老老恒言·便器》:"欲溺即溺,不可忍,亦不可努力。愈努力则愈数而少,肾气窒寒,或致癃闭。"

中医认为,久忍小便可发生足膝作冷,甚至可成五淋之证,排尿时淋漓不尽或尿时疼痛。小便时不要强力弩气下行,如果过度屏气用力,可损伤肾气,发生足膝作冷、癃闭等病症。现代研究表明,憋尿不仅会增加毒素在体内的停留时间,还会引起膀胱内压力增高,可诱发泌尿系统结石、感染,甚至引起肾脏积水,从而影响肾功能。排小便不及时会使膀胱膨胀挤压直肠,引起便秘和女性子宫后屈而影响经血排出,甚至影响生育。

2)男性饱则立小便,饥则蹲小便。小便以通利为要旨,饱时中气充足可站立小便,饥时因中气虚弱则提倡蹲下或坐式小便,以收摄之,并便于排尿彻底。中老年男人,特别是久病卧床之人以及身体虚弱的人,最好坐马桶排尿,以免排尿时腹压突然降低,外周血管快速舒张,引起大脑供血不足,导致晕厥。

(2)通利小便的方法:

1)导引壮肾。舌抵上腭,眼睛视头顶上方,随吸气,缓缓做收缩肛门动作,呼气时放松,连续做8~24次,待口中津液较多时,可嗽津咽下。这种方法可护养肾气,增强膀胱制约能力,可以防治尿频、尿失禁等症。

2)端坐摩腰。两手置于背后,上下推搓30~50次,上至背部,下至骶尾,以腰背部发热为佳。

3)振腹。先用示指、中指按摩肚脐下气海穴、关元穴、中极穴三穴各1分钟,然后用手掌斜擦两侧腹部10~20次,接着用手掌横擦骶尾部(肛门向上一掌宽处),均以热为度。最后,单掌按在肚脐与耻骨联合按压并上下振颤,逐渐加压增加振颤幅度。有尿意后必须立即排尿。

4)推拿导引。用手指按压中极穴,操作时中指或示指伸直在中极穴上成60度角向下稍加用力,一般持续30分钟后即可排尿,待尿排尽后放手结束按压;还可以经常按摩膀胱穴、气海穴、石门穴、关元穴、利尿穴等穴位。

第六章

睡眠养生

睡眠养生就是根据宇宙与人体阴阳变化的规律,采用合理的睡眠方法和措施,以保证睡眠质量,恢复机体疲劳,养蓄精神,从而达到防病治病、强身益寿的目的。

一、中医睡眠理论

(一)昼夜阴阳消长决定人体寤寐

《灵枢·口问》:"阳气尽,阴气盛,则瞑;阴气尽,而阳气盛,则寤矣。"

《灵枢·营卫生会》:"日入阳尽而阴受气矣夜半而大会,万民皆卧,命曰合阴;平旦阴尽而阳受气,如是无已,与天地同纪。"

在自然界阴阳消长变化最突出的表现就是昼夜交替的出现,昼属阳,夜属阴,人体阴阳之气也随着昼夜而消长变化,于是就有了寤和寐的交替,即寤属阳,寐属阴。

(二)营卫运行是睡眠的生理基础

《灵枢·营卫生会》:"卫气行于阴二十五度,行于阳二十五度,分为昼夜,故气至阳而起,至阴而止。"

《灵枢·大惑论》:"阳气满则阳跷盛,不得入于阴则阴气虚,故目不瞑矣……阴气盛则阴跷满,不得入于阳则阳气虚,故目闭也。"

白天卫气行于阳,人体阳气盛于外,温煦周身,卫外而为固,人寤而活动;夜间卫气运行于阴经及五脏,人卧寐休息。

卫气通过控制阳跷和阴跷的经气运行,来实现对眼睑开合的控制。卫气运行于阳分则"阳气满"和"阳跷盛",人表现为神清气爽,张目而不欲睡,运行于阴分则"阴气满"和"阴跷盛",人表现为神志昏沉,闭目而欲睡。这就是所说的"阳气盛则瞋目","阴气盛则瞑目"。

壮年人由于气血盛,营卫运行正常,故能"昼精而夜瞑",白天活动时精神抖擞,夜里休息时睡眠很酣;老年人由于气血衰,营卫运行不利,故"昼不精,夜不瞑",白天精神不足,夜里睡眠不酣。假如卫气滞留于阳分不能入于阴,表现为心烦不眠、手足心发热,临床上称为五心烦热,也是属于心肾不交的征象。因手三阳从掌心入阴,足三阳从足心入阴,其途径主要通过手足少阴。由于心肾不调,肾水不济而心火上炽,阳不能潜藏,随之出现咽干、舌燥、齿牙浮动、耳鸣、目赤、心烦不眠等症。

（三）心神是睡眠与觉醒的主宰

《景岳全书·不寐》："寐本乎阴，神其主也，神安则寐，神不安则不寐。"

《血证论》："寐者，神返舍，息归根之谓也。"

心主神明，统摄协调五脏，主持精神意识和思维活动。白天属阳，阳主动，故神营运于外，人寤而活动；夜晚属阴，阴主静，故神归其舍，内藏于五脏，人卧而寐则休息。神安静守舍则能寐，若神不能安其舍，游荡飞扬，则会出现不寐、多梦、梦游、梦语等病症。

二、睡眠的作用与意义

（一）消除疲劳

睡眠能对白天执行了繁重日常功能的身体起到愈合和修复作用。睡眠期间，人体组织得到休息，肌肉得到放松，身体疲劳带来的炎症自然得以减轻。

（二）保护大脑

睡眠能提高创造力和改善认知功能，后者是指学习、思考、推理、记忆等能力。优质的睡眠会使人在醒后感到头脑清醒、精力充沛，有助于注意力的集中和新记忆的存储，保证思维的敏锐性。

（三）增强免疫

睡眠不仅是智力和体力的再创造过程，而且是疾病康复的重要手段。睡眠时能产生更多的抗原抗体，增强了机体抵抗力，睡眠还使各组织器官自我修复加快。

（四）缓解精神压力

充足、优质的睡眠不仅能改善情绪，而且能提高大脑对应激性事件的调节能力，进而有助于减轻忙碌紧张的工作和生活带来的压力。同时，充足的睡眠可以降低对疼痛的敏感性。

（五）促进发育

睡眠与儿童生长发育密切相关。婴幼儿在出生后相当长时期内，大脑继续发育，需要更多的睡眠。婴儿睡眠中有一半是快速眼动睡眠（REM）期，而早产儿 REM 可达80%，说明他们的大脑尚未成熟。儿童生长速度在睡眠状态下增快，因为在慢波睡眠期血浆中生长激素可持续数小时维持在较高水平，故要使儿童身高增长，就应当保证睡眠足够时间和质量。

（六）延缓衰老

睡眠充足能够延缓大脑衰老、养护皮肤、调节内分泌，从而达到延缓衰老的作用。甜蜜的熟睡可使第二天皮肤光滑，眼睛有神，面容滋润，而由于精神创伤、疲劳过度及其他不良习惯造成的睡眠不足或失眠则会颜面憔悴,毛发枯槁,皮肤出现细碎皱纹。这是因为睡眠过程中,皮肤表面分泌和清除过程加强,细血管循环增多,加快了皮肤的再生。

充足的睡眠有助于保持健康体重和减去多余的脂肪。有两种激素控制着人们的进食欲望:瘦素和饥饿激素。瘦素告诉大脑我们吃饱了,而饥饿激素负责传达饥饿感。睡眠不足时,两种激素的分泌功能就会紊乱——饥饿激素激增而瘦素下降,这就会造成饥饿感增加,进而导致暴饮暴食和体重增加。

三、睡眠的时间与质量

(一)睡眠质量的评价因素

1. 规律性

规律性是指每天大约在同一时间就寝和起床。不规律的睡眠可引起疲劳、记忆力下降、免疫力下降等不良后果。这可能是因为不规律的睡眠导致身体细胞、组织和器官节律的紊乱。此外,工作日和周末作息时间的改变也可能导致节律紊乱或睡眠不足,也会造成上述后果。

2. 满意度

主观睡眠满意度是睡眠健康的重要指标,是基于量表的主观评测。主观睡眠满意度可反映一些难以检测和评估的睡眠障碍,或者一些没有可靠评估工具来测量的潜在生理过程,例如皮质下特定脑区的激活或大脑的局部觉醒。

3. 警觉性

警觉性指在白天保持专注清醒的能力。

4. 睡眠时机

睡眠时机指睡眠节律应符合昼夜阴阳变化规律。

《类修要诀·养生要诀》:"春夏宜早起,秋冬任晏眠,晏忌日出后,早忌鸡鸣前。"

睡眠起卧规律要对应四时阴阳变化,一日之中要符合昼夜晨昏的变化。

子午觉是古人睡眠养生法之一,即是每天于子时、午时入睡,以达颐养天年的目的。中医认为,子午之时,阴阳交接,极盛及衰,体内气血阴阳极不平衡,必欲静卧,以候气复。现代研究也发现,夜间 0 时至 4 时,机体各器官功率降至最低;中午 12 时至 13 时,是人体交感神经最疲劳的时间,因此子午睡眠的质量和效率都好于其他时段,符合养生规律。据统计表明,老年人睡子午觉可降低心、脑血管病的发病率,有防病保健作用。

5. 睡眠效率

睡眠效率指睡眠时间与可用于睡眠时间之间的比率,睡眠效率在 85% 以上属于正常。

6. 睡眠持续时间

即每 24 小时获得的睡眠总量。婴幼儿正常睡眠时间在 14~16 小时,学龄前儿童,正常需要 9~10 个小时,青少年需要 8~10 个小时,成年人睡眠时间在 6~8 个小时,70 岁以上的老人正常睡眠时间应该保证不少于 6 小时。

(二)睡眠结构与分期

1. 睡眠结构

在睡眠过程中,脑电图发生各种不同变化,这些变化随着睡眠的深度不同而不同。根据脑电图的不同特征,又将睡眠分为两种状态:非眼球快速运动睡眠(又称正相睡眠、慢波睡眠、同步睡眠、安静睡眠、NREM 睡眠)和眼球快速运动睡眠(又称异相睡眠、快波睡眠、去同步化睡眠、活跃睡眠、REM 睡眠,还称雷姆斯现象)。

2. 睡眠的分期

非快速眼动期分为四级,一级是睡眠潜伏期,二级是浅睡期,三级、四级是深睡期。然后进入到快速眼动期睡眠。

人的睡眠周期是 90~100 分钟,其中包括 60~70 分钟非快速眼动阶段,以及快速运动期的 15~30 分钟。一般夜晚要经过 4~5 个循环。

3. 不同睡眠期与睡眠质量

与人体生理功能和睡眠质是关系最密切的 2 个睡眠阶段是深睡眠期(NREM 睡眠 3~4 期)和 REM 睡眠,分别又称为慢波睡眠和快波睡眠。

慢波睡眠期大脑处于高振幅同步化慢波状态,使大脑皮质细胞得到完全休息,保养大脑细胞,故有人称为"脑睡眠";同时该阶段人体生命活动降至最低,有助于储存能量、消除疲劳、恢复体力;此外,生长激素分泌和释放达到高峰,可以促进人体的新陈代谢,增强免疫。

快波睡眠期大脑皮质高度激活,脑内蛋白质合成增加,新的突触联系建立,有利于婴幼儿神经系统的成熟。同时快波睡眠期还能促进学习记忆和精力的恢复。另外做梦通常也在这个阶段发生。REM 应占睡眠总量的百分比,在新生儿为 50%,在婴儿为 40%,在儿童为 18.5%~25.0%,在青少年为 20% 左右,在成人为 18.9%~22.0%,在成年人为 13.8%~15.0%。

(三)睡眠质量良好的特征

1. 入睡快

上床后 5~15 分钟进入睡眠状态。

2. 睡眠深

睡中呼吸匀长,无鼾声,不易惊醒。

3. 无起夜

睡中梦少,无梦惊现象,很少起夜。

4. 起床快

早晨醒来身体轻盈,精神好。

5. 白天头脑清晰

工作效率高,不困倦。

一般说来,睡眠质量好,则睡眠时间可以少些。

(四)影响睡眠的主要因素

1. 年龄

一般而言,年龄越小,睡眠时间越长,次数也越多。睡眠时间与年龄有密切的关系,是由于人生长发育的规律决定的。婴幼儿无论脑还是身体都未成熟,青少年身体还在继续发育,因此需要较多睡眠时间。由于老人睡眠深度变浅,质量不佳,反而应当增加必要的休息,尤以午睡为重要。

2. 性别

通常女性比男性平均睡眠时间长,可能与性激素分泌差异有关。

3. 体质与性格因素

一般说来,按临床体质分类,阳盛型、阴虚型睡眠时间较少;痰湿型、血瘀型睡眠时间相对多。按五行体质分类,凡金型、火型睡眠时间相对少,而水型、土型睡眠时间较多。按体型肥瘦分类,肥人较瘦人睡眠时间多,肥人中腠理粗、身常寒的胖人睡眠时间最长。内向性格、思维类型的人睡眠时间较多,而外向性格、实干类型的人睡眠时间较少。

4. 环境、季节因素

不同的环境和季节的变化会影响睡眠的调整。一般认为,春夏宜晚睡早起(每天大约需睡 5 ~ 7 个小时),秋季宜早睡早起(每天大约需睡 7 ~ 8 个小时),冬季宜早睡晚起(每天大约需睡 8 ~ 9 个小时)。如此以合四时生长化收藏规律。阳光充足的日子一般人睡眠时间短,气候恶劣的天气里一般人的睡眠时间长。随地区海拔增高,一般人的睡眠时间稍稍减少,随纬度增加,一般人的睡眠时间稍要延长。

5. 其他因素

睡眠时间的变化还与工作性质、体力消耗和生活习惯有关。体力劳动者比脑力劳动者所需睡眠时间长,而脑力劳动者较体力劳动者 REM 时间长。现代研究认为每个人最佳睡眠时间(称睡眠中心时刻)是不同的。可分为"猫头鹰型"和"百灵鸟型"。猫头鹰型人每到夜晚思维能力倍增,精力充沛,工作效率高,但上午精神欠佳。百灵鸟型人的特点表现为入睡早,醒得也早,白天精力充沛,入夜疲倦。此外睡眠时间的长短还与精神因素、营养条件、工作环境等有关。尽管个体所需睡眠时间差异很大,只要符合睡眠质量标准就视为正常。

四、睡眠卧向与姿势

(一)睡眠卧向

所谓卧向,是指睡眠时头足的方向位置。

《千金要方·道林养性》:"凡人卧,春夏向东,秋冬向西。"

春夏属阳,头宜朝东卧;秋冬属阴,头宜朝西卧,以合"春夏养阳,秋冬养阴"的原则。

《千金要方·道林养性》:"头勿北卧,及墙北亦勿安床。"

北方属水,阴中之阴位,主冬主寒,北首而卧恐阴寒之气直伤人体元阳,损害元神之府。临床调查发现头北足南而卧的老人,其脑血栓发病率较其他卧向高。国外资料表明,头北足南而卧,易诱发心肌梗死。

(二)睡眠姿势

1. 常人宜右侧卧

《道藏·混元经》:"仰面伸足睡,恐失精,故宜侧曲。"

仰卧则易造成噩梦,失精和打鼾。平躺会导致这个舌根下降,对那些经常打呼噜,或者呼吸有问题的人,造成影响。

气功家认为"侧龙卧虎仰瘫尸",侧卧利于调青龙,使肝脉舒达;俯卧利于调白虎,使肺脉宣降。

现代研究认为俯卧不利于呼吸和心肺血液循环,也有损面部容颜,导致皱纹增多。

《老老恒言·安寝》:"如食后必欲卧,宜右侧以舒脾气。"

古今医家都选择右侧卧为最佳卧姿。这是因为右侧卧优点在于使心脏在胸腔中受压最小,利于减轻心脏负荷,使心输出量增多。另外,右侧卧时肝处于最低位,肝藏血最多,加强了对食物的消化和营养物质的代谢。右侧卧时,胃及十二指肠的出口均在下方,利于胃肠内容物的排空。

右侧卧是佛家文化当中非常推荐的一种姿势,通常叫作吉祥卧。

《千金方·养性·道林养性第二》:"凡人眠,勿以脚悬踏高处,久成肾水。"

睡觉时脚不宜悬踏高处,否则长期会造成肾病。

2. 孕妇宜左侧卧

孕妇宜取左侧卧,尤其是进入中、晚期妊娠者,此时大约有80%孕妇子宫右旋倾斜,使右侧输尿管受压,易产生尿潴留倾向,长期可致右侧肾盂肾炎。另外,右侧卧可压迫腹部下腔静脉,影响血液回流,不利于胎儿发育和分娩。仰卧时,增大的子宫可直接压迫腹主动脉,使子宫供血量骤然减少,严重影响胎儿发育和脑功能。因此说左侧卧最利于胎儿生长,可以大大减少妊娠并发症。

3. 婴幼儿睡姿

婴儿适当俯卧,有利于身体健康。俯卧能形成结实、健美的颈子,发达的肌肉和丰满的胸部。俯卧时,脖子、肩膀、胸部、脊背、臀部、脚部等部位可以协调活动。但婴儿自主力差,不能主动翻身,加之颅骨软嫩,易受压变形,俯卧时间一长,会造成面部五官畸形。长期一侧卧或仰卧也易使头颅发育不对称。因而婴幼儿睡眠时,应在大人的帮助下经常地变换体位,每隔 1 ~ 2 小时翻一次身。

4. 老人及患者睡姿

对于老年人仰卧、俯卧、左侧卧均不适宜,以右侧卧最好。对于心衰患者及咳喘发作患者宜取半侧位或半坐位,同时将枕与后背垫高。对于肺病造成的胸腔积液患者,宜取患侧卧位,使胸水位置最低,不妨碍健侧肺的呼吸功能。对于有瘀血症状的心脏患者,如肺心患者等一般不宜取左侧卧或俯卧,以防心脏负荷过大。

五、睡眠卧具

(一)床铺

1. 床宜高低适度

床的高度以略高于就寝者膝盖水平为好,约为 0.4 ~ 0.5 m,这样的高度便于上下床。若床铺过高,易使人产生紧张感影响安眠;若床铺过低则易于受潮,使寒湿、湿热之地气直中脏腑,或造成关节痹症。在过低的床铺上睡眠,往往呼吸不到新鲜空气,灰尘、二氧化碳较多,影响健康。

2. 床面宜宽大

《服虔通俗文》:"八尺曰床,故床必宽大。"

床铺面积大,睡眠时便于自由翻身,有利于气血流通、筋骨舒展。一般来说,床铺宜长于就寝者身高 20 ~ 30 cm,宽于就寝者身宽达 40 ~ 50 cm。对于运动员应用特制的床,使长宽达到要求,婴儿床除要求一定宽、长度外,宜在床周加栏杆,以防婴儿坠地。

3. 床宜软硬适中

软硬适中的床可保证脊椎维持正常生理曲线,使肌肉放松,有利于消除疲劳。而过软的床则能使脊椎周围韧带和椎关节负荷增加,肌肉被动紧张,久则引起腰背疼痛。在试床的时候可以整个人先躺上去,再去摸一下你的颈部、腰部以及臀下侧有没有空隙。可以再侧身尝试一下,如果没有空隙的话,则说明这个床的软硬度是合适的。

(二)枕头

1. 高度适宜

《老老恒言·卷四·枕》:"高下尺寸,令侧卧恰与肩平,即仰卧亦觉安舒。"

枕高以稍低于肩到同侧颈部距离为宜,枕头过高和过低都有害健康。枕高是根据人体颈部 7 个颈椎排列的生理曲线而确定的。只有保持这个曲线正常的生理弯曲,才能使肩颈部的肌肉、韧带及关节处于放松状态。

枕头的使用,一般仰卧时,枕应放在头肩之间的项部,使颈椎生理前凸得以维持,侧卧时,枕应放置于头下,使颈椎与整个脊柱保持水平位置。

《老老恒言·卷四·枕》:"枕高肝缩,枕下肺塞。"

枕过高影响肝脉疏泄,枕过低则影响肺气宣降。现代研究认为高枕妨碍头部血液循环,易形成脑缺氧、打鼾和落枕。低枕使头部充血,易造成眼睑和颜面浮肿。一般认为高血压、颈椎病及脊椎不正的患者不宜使用高枕;肺病、心脏病、哮喘病患者不宜使用低枕。

2. 宜长不宜过宽

人主张枕以稍长为宜,尤其对于老年人"老年独寝,亦需长枕,则反侧不滞于一处。"枕的长度应够睡眠翻一个身后的位置。枕头不宜过宽,以 15～20 cm 为好,过宽对头颈部关节肌肉造成被动紧张,不利于健康。

3. 软硬适度

枕芯应选质地松软之物,制成软硬适度,稍有弹性的枕头为好。枕头太硬使头颈与枕接触部位压强增加,易造成头部不适;枕头太软,则枕难以维持正常高度,头颈项部得不到一定支持而疲劳。此外,枕的弹性应适当,枕头弹性过强,则头部不断受到外加的弹力作用,产生肌肉的疲劳和损伤。

4. 药枕保健

药枕的内容物多为碾碎的具有挥发性的中药,其中花、叶和种子最为常用。药枕制作上一般多做成传统的圆枕。药枕的保健原理在于枕内的中药不断挥发,中药微粒子借头温和头上毛窍孔吸收作用透入体内,通过经络疏通气血,调整阴阳;另一途径为通过鼻腔吸入,经过肺的气血交换进入体内。

药枕对人体既有治疗作用,又具保健作用,可以疗疾除病、协调阴阳,又可聪耳明目、益寿延年。药枕的使用要贯彻辨证的原则,即根据不同的年龄、体质、疾病和季节环境变化来辨证施枕。如小儿宜选不凉不燥的小米枕,以利头部发育,老人宜选不寒不热的健身丁公枕、菊花枕;阴虚火旺体质宜选绿豆枕、黑豆枕;阳亢体质宜选夏枯草枕、蚕砂枕;耳鸣耳聋患者可选磁石枕;目暗目花患者可选菊花枕、茶叶枕和决明子等"明目枕";神经衰弱者、心脏病患者可选琥珀枕、柏子仁枕。夏季暑热炽盛时,宜选竹茹枕、石膏枕。

(三) 被褥

1. 被

被里宜柔软,可选细棉布、棉纱、细麻布等,不宜用腈纶、尼龙、的确良等易带静电荷的化纤品。被宜保温,内容物宜选棉花、丝绵、羽绒为最好,腈纶棉次之。丝绵之物以新产为佳,使用时间不宜超过两年。陈旧棉絮既沉且冷,易积湿气不利于养生。被宜轻不宜重。重则压迫胸腹四肢,使气血不畅,心中烦闷,易生梦惊。被宜宽大。被子宽大利于翻身转侧,使用舒适。故现代流行的睡袋不如传统被子保健性能好。睡袋上口束紧,三面封闭,影响肢体活动和皮肤新陈代谢。

2. 褥

褥宜软而厚。厚褥利于维持人体体表生理曲线。一般以 10 cm 厚为佳,应随天气冷暖变化加减。

(四)衣物

1. 睡衣

睡眠时换衣为好。睡衣宜宽大无领无扣,不使颈、胸、腰受束。睡衣要有一定的长度,使睡眠时四肢覆盖,不冒风寒。睡衣选料以天然织品为好,秋冬选棉绒、毛巾布为料,春夏宜选丝绸、薄纱为料。睡衣总以宽长、舒适、吸汗、遮风为原则。

2. 睡帽与肚兜

老人冬日睡卧宜带睡帽。睡帽最好由棉布制作,以能遮盖住整个头顶为宜。因老人阳气已虚,易为风寒所伤,伤腹则直中脾胃,产生腹痛、泄泻等病。故老人不论冬夏,睡卧时宜带肚兜,对 70 周岁以上老人,应嘱其日夜不离身。

六、睡眠环境与宜忌

(一)睡眠环境

1. 恬淡宁静

安静的环境是帮助入睡的基本条件之一。嘈杂的环境使人心神烦躁,难于安眠。因而卧室选择重在避声,窗口远离街道闹市,室内不宜放置音响设备。

2. 光线幽暗

在灯光中入睡,使睡眠不安稳,浅睡期增多,因此睡前须关灯。窗帘以冷色为佳。住房面积有限,没有专用卧室者,应将床铺设在室中幽暗角落,并以屏风或隔带与活动范围隔开。

3. 空气新鲜

卧室房间不一定大,但应保证白天阳光充足,空气流通,以免潮湿、秽浊之气滞留。卧室安窗,在睡前、醒后及午间宜开窗换气。在睡觉时也不宜全部关闭门窗,应保留一定的缝隙。保持氧气充足。此外,应注意不宜在卧室内用餐或烧炉子,以防蚊蝇滋生及中毒的发生。

4. 温湿度适宜

卧室内要保证温湿度相对恒定,室温以 20 ℃为好,湿度以 40% 左右为宜。卧室内要保持清洁,可置一盆兰花、荷花、仙人掌等植物,此类植物夜间排的二氧化碳较少,还利于温湿度调节。

（二）睡眠的宜忌

我国古人把睡眠经验总结为"睡眠十忌"。一忌仰卧；二忌忧虑；三忌睡前恼怒；四忌睡前进食；五忌睡卧言语；六忌睡卧对灯光；七忌睡时张口；八忌夜卧覆首；九忌卧处当风；十忌睡卧对炉火。

1. 睡前禁忌

睡前不宜饱食、饥饿又或大量饮水、浓茶及咖啡等饮料。饱食即卧，则脾胃不运，食滞胸脘，易化湿成痰，大伤阳气。饥饿状态入睡则饥肠辘辘，难以入眠。睡前亦不宜大量饮水，饮水损脾，水湿内停，夜尿增多，甚则伤肾。睡前更不宜饮兴奋饮料，烟酒亦忌，以免难以入睡。睡前还忌七情过极，读书思虑。大喜大怒则神不守舍，读书极虑则神动而躁，致气机紊乱，阳不入阴。睡前亦不可剧烈运动，以免影响入睡。其次卧忌言语哼唱。如果卧下言语，则肺震动而使五脏俱不得宁。

2. 睡中禁忌

（1）寝卧忌当风，对炉火、对灯光。睡卧时头对门窗风口，易成风入脑户引起面瘫、偏瘫。卧时头对炉火、暖气，易使火攻上焦，造成咽干目赤鼻衄，甚则头痛。卧时头对灯光则神不寐。

（2）睡卧时忌蒙头。蒙头睡觉时空气不流通，人体呼吸过程中排出的二氧化碳气体无法排出，可能导致吸入的空气中二氧化碳含量过高而氧气不足，容易造成脑部缺氧、供血不足，而出现头晕、精神萎靡等症状。被子蒙头睡觉时空气不流通，人体排出的有毒物质，可能包含多种细菌、病毒等微生物，当这些微生物被人体再次吸入体内，可能会对呼吸道黏膜产生刺激，容易引发呼吸道感染，从而出现鼻塞、流涕等症状。被子蒙头睡觉，还可能会吸入被子里的尘螨、皮屑等过敏原，进而造成过敏，出现皮肤瘙痒、发热等不良反应。

（3）睡卧时忌张口。张口睡眠最不卫生，易生外感，易被痰窒息。

3. 醒后禁忌

（1）醒后忌恋床不起。首先，恋床损害呼吸系统。清晨卧室内空气比较混浊，有关测定表明，此时空气中含有大量细菌、二氧化碳气体以及灰尘等，容易损害呼吸系统，诱发感冒、咳嗽、咽喉炎，还可能以引起头昏脑涨。其次，恋床易损害记忆力和听力。一般清晨醒来恋床时，容易使人漫无边际地胡思乱想。正常来说在床上休息时间越长会越精神，但人们起床后总觉得头沉甸甸的，干什么事都难以集中精力。这是因为人们恋床需要用脑，消耗大量的氧，导致脑组织出现暂时性"营养不良"引发的症状。再次，恋床会损害消化系统。经过一个晚上，腹中空空，已出现明显的饥饿感，这时如果恋床不起，势必打乱肠胃活动规律，时间一长，胃肠黏膜将遭到损害，容易诱发胃炎、胃溃疡及消化不良等疾病。最后，恋床易扰乱生物钟。恋床打乱了平日正常的生活规律，使体内许多生物钟错点。

（2）醒后忌嗔恚、恼怒。不良情绪会影响一日之内的气血阴阳变化,极有害于健康。

七、失眠调理

失眠,中医称为"不寐",又叫失眠障碍,是指尽管有合适的睡眠机会和睡眠环境,依然对睡眠时间和(或)睡眠质量感到不满足,并且影响日间社会功能的一种主观体验。失眠在任何年龄、任何性别均可发生,其患病率随着年龄增长而增加,且女性高于男性。据调查显示,45.4%的中国人在过去1个月中经历过不同程度的失眠。

（一）失眠的临床表现

失眠的临床表现有:入睡时间超过30分钟;夜间觉醒次数超过2次或凌晨早醒;多噩梦;早醒、醒后无法再入睡;总的睡眠时间少于6小时;日间残留效应明显,次晨感到头昏、精神不振、嗜睡、乏力等。

（二）失眠的分类

1. 按严重程度分类

（1）轻度:偶发,对生活质量影响小。

（2）中度:每晚发生,中度影响生活质量,伴一定症状(易怒、焦虑、疲乏等)。

（3）重度:每晚发生,严重影响生活质量,临床症状表现突出。

2. 按周期分类

（1）短暂性失眠(小于1周):在经历压力、刺激、兴奋、焦虑时,生病时,至高海拔的地方,或者睡眠规律改变时(如倒时差、轮班工作等)都会有短暂性失眠障碍。这类失眠一般会随着事件的消失或时间的延长而改善,但是短暂性失眠如处理不当,部分人则会转变成慢性失眠。

（2）短期性失眠(1周至1个月):严重或持续性压力,如重大身体疾病,亲朋好友的离世,严重的家庭、工作或人际关系问题等可能会导致短期性失眠。这种失眠与压力有明显的相关性。

（3）长期失眠(大于1个月):慢性失眠可持续一段时间,亦可维持数年之久。有些人面对压力(甚至仅仅为正常压力)时,就会失眠,已经形成了一种对压力的习惯性应对模式。

3. 根据病因分

（1）原发性失眠:睡眠问题与任何其他健康问题没有直接的关系,即失眠是由巨大的压力、情绪低落、旅行以及工作日程导致的。但是即使这些导致失眠的原因消失,失眠可能仍继续存在。患者也可能因某些习惯而患上原发性失眠,比如小睡或担心睡眠等。

（2）继发性失眠:即由其他问题导致的失眠,比如睡眠呼吸暂停综合征、支气管哮喘、抑郁症、关节炎、头痛等其他疾病,夜间进食,剧烈运动,或者服用某些药物、咖啡因、酒精等其他因素导致的失眠。

（三）长期失眠的危害

1.神经系统危害

长期失眠可能会损害神经系统,影响中枢神经功能,可表现为眩晕、头痛、浑身乏力等症状。

2.精神危害

长期失眠会对精神状况产生危害,如出现注意力不集中、记忆力减退、紧张、不安、强迫、情绪低落、焦虑等,还可能因此而加重失眠。

3.内分泌系统危害

可能对患者的内分泌系统造成损害,如导致患者体内激素紊乱,引发痤疮、发胖、皮肤暗沉等,可增加糖尿病、甲状腺功能亢进症等部分疾病的患病风险。

4.循环系统危害

长期失眠、睡眠不足可能导致交感神经兴奋,引起儿茶酚胺分泌增加,可出现心率加快、心悸、胸闷等症状,增加患高血压、脑动脉粥样硬化、脑梗死等疾病的风险。

5.其他症状

长期失眠还可能影响消化系统,出现恶心、呕吐、腹痛等;或危害泌尿系统,出现尿频、尿急等;危害生殖系统,出现阴部分泌物增多等。较为严重的长期失眠患者,可能还会导致猝死、休克等风险增加。

（四）失眠的原因

1.环境因素

最常见的因素:睡眠环境的突然改变、强光、噪声以及高温等。

2.个体因素

主要是不良的生活及睡眠习惯,如睡前饮茶、喝咖啡、吸烟,或由于工作、娱乐等引起的生理节律紊乱导致失眠。

3.躯体因素

本身与睡眠有关的疾病,如睡眠呼吸暂停综合征等,心脏病、关节炎、甲状腺功能亢进等身体疾病的不适也可引发失眠。

4.精神因素

因某个事件引起兴奋、忧虑,心理因素,精神障碍等引起的失眠。

5.药物因素

最常见的是服用安眠药或酗酒者的戒断反应。长期服用安眠药者或习惯饮酒者突然停止往往会出现入睡难、睡眠浅而多梦等失眠表现。

（五）失眠的现代疗法

现代技术手段治疗失眠,包括刺激控制疗法、睡眠限制疗法、放松治疗等。经颅磁刺激也是改善失眠的常用手段。此外,光照疗法、音乐疗法、高压氧治疗、心理干预等都对失眠有改善作用。应用有助于睡眠的恒温冷暖床垫、红外健康枕、恒温冷暖枕头等器械治疗亦有帮助。

1. 刺激控制疗法

睡眠刺激控制疗法的原理是巴甫洛夫的经典条件反射,通过把床和睡觉紧密联系在一起而增进睡眠。刺激控制疗法的基本目标是使床恢复其作为诱导睡眠信号的功能,并减弱它和睡眠不相容活动的联系,减少对睡眠内源性唤醒的刺激,使患者易于入睡。

2. 睡眠限制疗法

睡眠限制疗法主要用于慢性心理生理性失眠。睡眠限制通过缩短卧床时间(但不少于 6 小时),来提高睡眠效率。正常人的睡眠效率在 95% 左右。睡眠限制疗法的步骤是卧床总体时间控制在不低于 6 小时,当睡眠效率提高至 90% 以上,则允许每天增加 15 分钟卧床时间,当睡眠效率低于 80%,应减少 15 分钟卧床时间,睡眠效率在 80% ~ 90% 之间则保持卧床时间不变。

3. 放松疗法

放松疗法实际上是减少精神、躯体紧张而治疗失眠。通过抑制中枢兴奋性,让身心松弛,首先是全身肌肉松弛,减少紧张度,降低警醒水平来进行诱导睡眠的发生。

放松疗法对于有焦虑情绪的失眠,入睡不好,或者对睡眠不佳恐惧引起的失眠,以及睡眠维持困难、容易早醒等睡眠障碍,均有一定效果,尤其是对入睡困难者效果更好。

放松疗法的实施过程:睡前调整好居室环境条件,不受声光刺激,温暖通风,床铺合适。做好充分准备,在安静、舒适环境中尽量使自己放松,可以通过静坐冥想、调整呼吸、练气功,以及其他尽量使自己全身放松的训练方法,降低中枢兴奋性,松弛骨骼肌肉,诱导进入自然的睡眠状态。

4. 经颅磁刺激技术

经颅磁刺激是指通过磁脉冲作用到中枢神经,刺激神经细胞的兴奋性,代偿坏死神经细胞,平衡患侧和健侧兴奋性,达到恢复某些如认知功能障碍、言语障碍等功能的一种安全无创技术。

5. 光照疗法

光照疗法是利用能发出相当于 200 倍普通室内光的光箱,把患者置于面前大约 1 米的地方,在清晨或者傍晚时连续照射 2 ~ 3 个小时,达到影响人体睡眠觉醒生理时钟提前或者是往后延迟的效果。光照治疗的作用机制主要就是抑制褪黑素的分泌,主要用于睡眠节律失调性的睡眠障碍患者。

6. 音乐疗法

音乐疗法能够让患者改善睡眠质量,让患者的情绪平稳、放松。通过音乐的节奏、旋律、音色、速度、力度,影响人的精神世界。音调和谐、节奏舒缓的乐曲可以使呼吸平稳,脉搏跳动富有节奏感。音色优美的歌曲或悦耳动听的器乐曲可以调节人体交感神经,使大脑得到休息,帮助人们解除疲劳,使失眠者心平气和,消除不安和烦躁情绪,安静入睡。

不宜盲目地选择自己喜欢的音乐,而应选择和声简单、曲调和谐、旋律变化跳跃小、慢节奏的独奏曲或抒情音乐,其中以小提琴、钢琴独奏曲效果较明显。这类音乐的中心频谱大都在 125～250 赫兹,往往比较容易使人入睡。听音乐的时间不宜太长,一般在 30～60 分钟以内,也不宜单用一曲,以免重复而令人生厌,可选用一组在情调、节奏、旋律等方面和谐的多支乐曲或歌曲。音量不宜过大,应在 45～70 分贝。

7. 高压氧疗法

高压氧疗法是一种利用高浓度氧气进行治疗的方法,通过提供更多氧气,可以改善大脑的氧供,从而调整神经系统功能。失眠常常与神经系统调节不平衡有关,高压氧治疗可以帮助调整神经系统,促进身体和大脑的放松,从而缓解失眠症状。

8. 心理防治

平素宜加强精神修养,遇事乐观超脱,不过分追求能力以外的名利,是避免情志过极造成失眠的良方。青年人应学会驾驭自己情感,放松思想;老年人则要学会培养对生活的浓厚兴趣,每天对生活内容做出紧凑的安排,防止白天萎靡不振。心理治疗常用的方法有自我暗示法。即上床前放松精神,建立自信心,并对自己说:"今晚我一定能睡着。"躺好后默念:"我头沉了,我疲劳了;我肩沉了,我很累了;我臂沉了,工作完成了;我腿沉了,我要睡了。"长期进行这样的自我训练,可以形成良好条件反射,乃至上床就睡着。

9. 运动防治

体育锻炼不仅改善体质,加强心肺功能,使大脑得到更多新鲜血液,而且有助于增强交感–副交感神经的功能稳定性,对防治失眠有良好作用。一般在睡前 2 小时左右可选择一些适宜项目进行锻炼,以身体发热微出汗为度。

(六) 失眠的中医外治调理

传统中医外治法包括穴位针刺、穴位埋线、灸法、推拿按摩、耳穴压豆、五音疗法等。

1. 针灸治疗

针灸治疗失眠是以调理跷脉、安神利眠为治则,失眠针灸时多选取督脉、手少阴、足太阴经穴及八脉交会穴为主,例如百会穴、神门穴、安眠穴、三阴交穴、申脉穴、照海穴等为主穴。

此外,还可依据具体病情选择配穴进行针灸,如肝火扰心加行间穴、侠溪穴,痰热内扰加丰隆穴、内庭穴,心脾两虚加心俞穴、脾俞穴,心肾不交加心俞穴、肾俞穴,心胆气虚加心俞穴、胆俞穴,脾胃不和可加公孙穴、足三里穴。对于有抑郁症的人群来说,可以选取太冲穴,而老年人可以选取肾俞穴。

2.穴位埋线

穴位埋线脱胎于针刺治疗这一传统治疗手段。可以在穴位中置入羊肠线,起到强化局部穴位刺激的作用。

3.耳穴压豆疗法

耳穴压豆疗法,是用胶布将药豆准确地粘贴于耳穴处,给予适度的揉、按、捏、压,使其产生酸、麻、胀、痛等刺激感应,以达到治疗目的的一种外治疗法。又称耳郭穴区压迫疗法。此法是中医传统疗法对失眠独特的治疗,持续刺激穴位,疼痛轻微,能改善睡眠质量,安全有效,无副作用,是目前最常用的方法。常用耳穴有神门、皮质下、枕、交感、心、肝、脾、肾、胆、胃等,具有清心安神、交通心肾的功能,主治顽固性失眠。

4.五音疗法

以阴阳五行理论为总纲的五音疗法,与现代医学中的音乐疗法有异曲同工之妙,临床已经证实了结合辨证论治的五音疗法对于失眠患者具有确切疗效。一般认为,宫音属土,宫调可主脾病;商音属金,商调可主肺病;角音属木,角调可主肝病;徵音属火,徵调可主心病;羽音属水,羽调可主肾病。临床上结合辨证论治,配合施用不同调式的音乐,达到治疗作用。

5.推拿按摩

失眠者可于睡前摆卧功姿势,然后行放松功。调节呼吸,全身放松,排除杂念,可帮助入静安眠。失眠者亦可躺在床上进行穴位按摩,如按揉双侧内关穴、神门穴、足三里穴及三阴交穴,左右交替揉搓涌泉穴等都有助于催眠。在推拿按摩过程中要尽量作到心平气和,思想放松,效果更佳。

6.养生功法

太极拳是中医最常用的养生功法。练太极拳能加强肾的藏精、保精功能,并能调节内分泌系统。通过练太极拳,不仅能改善阳痿遗精,腰腿酸软,也能改善体虚肾亏引起的失眠、多梦等症状,可明显改善睡眠质量。

八段锦是我国民间流传的以八节动作组合而成的保健操。经常练习八段锦具有强筋骨、利关节、通血脉、调脏腑等功效,同时能消除中枢神经系统疲劳,改善血液循环、维持和促进消化功能,有助于改善失眠患者头晕头痛、心烦症状,适宜于高血压、失眠等慢性病患者及体质较弱的中老年人练习选用。

(七)失眠的食物防治

失眠者可适当服用一些有益睡眠的食物。

1.富含5-羟色胺的食物

5-羟色胺有催眠作用,会导致犯困。富含5-羟色胺的食物有肉、鱼、蛋、奶酪、牛奶、酸奶、坚果、豌豆、大豆和小扁豆之类的豆类。其中火鸡、松软干酪、雉鸡和鹌鹑是特别好的5-羟色胺来源。除了富含色胺酸的食品外,吃碳水化合物有助于促使色胺酸转化为

5-羟色胺。夜间吃一些馒头、面包,能提高体内色氨酸的含量,人也就容易入睡。

2. 调节神经的食物

如果长期摄入锌、铜不足,那么一段时间后,人体就会由于缺乏这两种微量元素而影响脑细胞的能量代谢及神经系统的调节,内分泌常处于兴奋状态,因而辗转难眠。晚餐时多吃一些富含锌、铜的牡蛎、鱼、瘦肉、虾、鳝鱼等食物,能有效改善神经衰弱症状,保证良好睡眠。

3. 对抗咖啡因的食物

茶的兴奋作用会影响睡眠。因此,如果白天饮茶较多影响睡眠,可在睡前用酸枣仁泡水喝,或用酸枣仁与大米煮粥服用。酸枣仁中含有酸枣仁皂苷 A、酸枣仁皂苷 B、桦皮酸、桦皮醇及 3 种甾醇类物质,它们可降低血液中去甲肾上腺素的含量,从而对抗由咖啡因引起的睡眠不佳。

4. 牛奶

晚上失眠的话,可以喝点牛奶,牛奶中含有两种催眠物质:一种是色氨酸,能促进大脑神经细胞分泌使人昏昏欲睡的神经递质 5-羟色胺。另一种是对生理功能具有调节作用的肽类,其中的"类鸦片肽"可以和中枢神经结合,发挥类似鸦片的麻醉、镇痛作用,让人感到全身舒适,有利于解除疲劳并入睡。睡前喝一杯牛奶,其中的催眠物质足以起到安眠的作用。

5. 苹果

苹果可以治脾虚火盛,补中益气,无论是对心脾两虚、阴虚火旺、肝胆不和或肠胃不和所致之失眠症都有较好的疗效。苹果中的芳香成分对人的神经有很强的镇静作用,能催人入眠。

6. 猕猴桃

睡眠障碍的产生与中枢神经过度唤起及交感神经过度兴奋有关,或是受压力荷尔蒙大量分泌的影响,而猕猴桃由于含有丰富的钙、镁及维生素 C,有助于神经传导物质的合成与传递,尤其是钙,更具有稳定情绪及抑制交感神经的作用。猕猴桃、牛奶、蜂蜜、水等一起打成果汁,不但有利于人体对果籽中维生素 E 的吸收,还有增加皮肤弹性的功效。

7. 香蕉

香蕉能平稳 5-羟色胺和褪黑素,还含有可具有让肌肉松弛效果的镁元素。5-羟色胺又称为血清素,一般在阳光下产生,可以保证机体能够有饱满的精神来面对白天的工作、活动等。而褪黑素一般在夜晚生成,可以使机体拥有好的睡眠质量。褪黑素是由血清素转化而成的,血清素含量增加时,褪黑素含量也会增加,因此血清素属于褪黑素的前驱物质,可以促进褪黑素生成,白天充满血清素会精神饱满,晚上血清素会转化为褪黑素,产生困意,达到助眠的作用。

8. 菊花茶

菊花茶具有柔和的舒眠作用,是凝神静气的最佳天然饮品。

9. 蜂蜜

蜂蜜中所含有的葡萄糖能够抑制大脑分泌苯基二氢喹唑啉,苯基二氢喹唑啉是大脑中下丘脑部位的细胞释放出来的,使人保持清醒。临睡前服用少量蜂蜜可以促进睡眠,但是大量的糖分具有兴奋作用。

10. 燕麦片

燕麦是很有价值的睡前佳品,含有丰富的5-羟色胺,能诱使松果体产生褪黑素,能起到促进睡眠的效果。

(八) 失眠的药物治疗

1. 安眠药治疗

安眠药治疗失眠应用面最广,但一般来说,不到不得已时不宜使用或尽量少用。安眠药一经服用往往产生依赖性、成瘾性,对肝、脑以及造血系统还有不良作用,易发生药物中毒反应,安眠药还易打乱睡眠周期节律,影响脑力恢复。

2. 中医辨证论治

中医治疗失眠以整体观、辨证论治为基础,方法多种多样,包括中药口服、针刺治疗、灸法治疗、推拿治疗、耳针治疗等。中医将失眠分为心脾两虚、阴虚火旺、心胆气虚、痰热内扰、肝郁化火、心肾不交等主要证型。

(1)心脾两虚型失眠:多表现为不易入睡,多梦易醒,心悸健忘,头晕目眩,神疲食少,面色无华,四肢倦怠,腹胀便溏,或脘闷纳呆,舌淡苔薄白或苔滑腻,脉细弱或漂滑。治以补益心脾,养血安神,方药以归脾汤加减。归脾汤的组成是白术、人参、黄芪、当归、甘草、茯苓、远志、酸枣仁、木香、龙眼肉、生姜、大枣。

(2)阴虚火旺型失眠:多表现为心烦不寐,入睡困难,心悸多梦,头晕耳鸣,健忘,腰膝酸软,五心烦热,咽干少津,男子遗精,女子月经不调,舌红少苔或无苔,脉细数。治以滋阴降火,养心安神,方药以黄连阿胶汤加减。黄连阿胶汤的组成是黄连、阿胶、黄芩、白芍、鸡蛋黄。

(3)心胆气虚型失眠:多表现为不寐多梦,易于惊醒,胆怯恐惧,触事易惊,终日惕惕,心悸气短,倦怠乏力,小便清长,或虚烦不寐,形体消瘦,面色㿠白,易疲劳,或不寐心悸,虚烦不安,头目眩晕,口干咽燥,舌淡苔薄白或舌红,脉弦细或弦弱。治以益气镇惊,安神定志,方药以安神定志丸合酸枣仁汤加减。安神定志丸的组成是远志、石菖蒲、茯神、茯苓、朱砂、龙齿、党参,酸枣仁汤的组成是酸枣仁、甘草、知母、茯苓、川芎。

(4)痰热内扰型失眠:多表现为心烦不寐,痰多,胸闷脘痞,泛恶嗳气,口苦,伴头重,目眩,或便秘,彻夜不寐,舌红苔黄腻脉滑数,治以清热化痰,和中安神,方药以黄连温胆汤加减。黄连温胆汤的组成是黄连、枳实、半夏、陈皮、甘草、生姜、茯苓。

（5）肝郁化火型失眠：多表现为不寐多梦，严重者彻夜不寐，急躁易怒，胸闷胁痛，口干而苦，不思饮食，头晕头胀，头痛欲裂，目赤耳鸣，小便黄赤，便秘，舌红苔黄或苔黄燥，脉弦数或弦滑数。治以疏肝泄热，镇心安神，方药以龙胆泻肝汤加减。龙胆泻肝汤的组成是龙胆草、栀子、黄芩、木通、泽泻、车前子、柴胡、甘草、当归、生地。

（6）心肾不交型失眠：多表现为心烦不寐，入睡困难，严重者彻夜不眠，心悸多梦，伴头晕耳鸣，腰膝酸软，潮热盗汗，五心烦热，咽干少津，男子遗精，女子月经不调；舌红少苔，脉细数。治以滋阴降火，交通心肾，方药以六味地黄丸加减。六味地黄丸的组成是熟地黄、山萸肉、牡丹皮、山药、茯苓、泽泻。

第七章

饮食养生

饮食养生是养生文化的重要组成部分,是通过合理的饮食来达到养生的目的。我国古人每日"开门七件事:柴、米、油、盐、酱、醋、茶",均和饮食有关,吃好是古人奔波劳累的首要任务。从延续下来的节日来看,三月三有荠菜煮鸡蛋、清明节有青团、端午节有粽子、中秋节有月饼,春节更是从初一吃到十五不重样。吃是每个节日的必备节目。

世界卫生组织于1992年在加拿大维多利亚举行的第一届国际心脏健康会议的闭幕会议上,发布了《维多利亚宣言》,认为健康的四大基石是:合理膳食、适量运动、戒烟限酒和心理平衡。其中对人体健康影响的首要因素就是饮食。

一、饮食养生的作用与意义

(一)补充营养

现代医学研究表明,人体所需的营养素不下百种。其中一些可由自身合成,另一些则无法自身合成,必须由外界摄取,大约有40余种。所有的营养素可概括为七大类。

1.蛋白质

蛋白质是一切生命的基础,在体内不断的合成与分解,是构成、更新、修补组织和细胞的重要成分,它参与物质代谢及生理功能的调控,保证机体的生长、发育、繁殖、遗传并供给能量。肉、蛋、奶、鱼、豆是提供蛋白质的主要营养素。

2.脂肪

脂肪是能量的来源之一,它协助脂溶性维生素(A、D、E、K和胡萝卜素)的吸收,保护和固定内脏,防止热量散失,保持体温。油脂是提供脂肪的主要营养素。

3.糖类

糖类是人体的主要能源物质,人体所需要的能量的70%以上由糖类供给。它也是组织和细胞的重要组成成分。五谷类是提供糖类的主要营养素。

4.维生素

维生素是维持人体健康所必须的物质,需要量虽少,但由于体内不能合成或合成量不足,必须从食物中摄取。分为维生素水溶性(B族维生素、维生素C)和脂溶性(维生素A、D、E、K等)两类。它们对人体正常生长发育和调节生理功能至关重要。蔬菜、水果是提供维生素的主要营养素。

5. 矿物质

矿物质是骨骼、牙齿和其他组织的重要成分,能活化荷尔蒙及维持主要的生理活动,具有十分重要的生理功能调节作用。蔬菜、水果是提供矿物质的主要营养素。

6. 水

水是人体内体液的主要成分,是维持生命所必须的,约占体重的60%,具有调节体温、运输物质、促进体内化学反应和润滑的作用。水的来源主要为我们每天所饮用的水,以维持体内所需。

7. 膳食纤维

膳食纤维属于碳水化合物类,包括纤维素、半纤维素、木质素和果胶等。摄入后不被人体消化吸收,形成废渣,随大便排出体外。它可以促进肠道蠕动,同时吸附多余脂肪、胆固醇等排出体外;有效预防成人心血管疾病、胃肠道疾病的发生。膳食纤维主要来源是植物性食物,如苹果、香蕉、橘子、菠菜、芹菜、南瓜等。此外,全谷类食物、谷物麸皮也是膳食纤维的主要来源。

(二)为生命活动提供物质基础

《寿亲养老新书》:"主身者神,养气者精,益精者气,资气者食。食者生民之大,活人之本也。"

人体最重要的物质基础是精、气、神,统称"三宝"。机体营养充盛,则精气充足,神自健旺。饮食是"精、气、神"的营养基础。

(三)防病治病

食物对人体的滋养作用是身体健康的重要保证。合理地安排饮食,保证机体有充足的营养供给,可以使气血充足,五脏六腑功能旺盛。因而,新陈代谢功能活跃,生命力强,适应自然界变化的应变能力大,抵御致病因素的力量就强。

《素问·至真要大论》:"五味入胃,各归所喜,故酸先入肝,苦先入心,甘先入脾,辛先入肺,咸先入肾,久而增气,物化之常也。"

《素问·阴阳应象大论》:"形不足者,温之以气,精不足者,补之以味。"

食物对人体的作用还表现在其对人体脏腑、经络、部位的选择性上,即通常所说的"归经"问题。如茶入肝经,梨入肺经,粳米入脾、胃经,黑豆入肾经等。有针对性地选择适宜的饮食,可以养精补形,补充营养,又可调整阴阳平衡。不但保证机体健康,也可以防止疾病的发生。

现代医学证明,人体如缺乏某些食物成分,就会导致疾病,如钙质不足会引起佝偻病,维生素缺乏会产生夜盲症、脚气病、口腔炎、坏血病、软骨症等,通过饮食可以很好地预防治疗。例如,食用动物肝脏,既可养肝,又能预防夜盲症;食用海带,既可补充碘及维生素,又可预防甲状腺肿;食用水果和新鲜蔬菜,既可补充营养,又可预防坏血病等。

另外,一些食物可以直接治疗疾病。例如,用大蒜预防外感和腹泻;用绿豆汤预防中暑;用葱白生姜预防伤风感冒;猪骨髓可补脑益智;山楂可以消食积;大蒜能够治痢疾;当归羊肉汤治产后血虚;赤小豆治水肿等。

(四)抗老防衰

对于老年人,必须注意饮食的调配及保养,只有这样才能延缓衰老。饮食之所以抗老防衰,其作用是通过补肾益气、滋肾强身的作用来实现。肾的精气不足,会导致牙齿松动、须发早白、健忘等未老先衰的征象。

很多食物,例如芝麻、桑椹、枸杞子、龙眼肉、胡桃、山药、牛奶、甲鱼等,都含有抗衰老物质成分,都有一定的抗衰延寿作用。经常选择适当食品服用,有利于健康、长寿。

二、饮食养生的原则

(一)顺应四时

中医认为人是天地万物的一分子,生命活动要遵循自然运行规律。饮食也一样,要顺应四时阴阳变化。

春季阳气生发,万物生机勃勃,为了顺应这种变化,可食用一些辛散之品,如葱、姜、蒜、香菜、豆豉等,以振奋身体的阳气。

夏季天气炎热,宜食寒凉清热之品,如苦瓜、绿茶、绿豆等;三伏天暑湿较重,宜食健脾化湿之品,如冬瓜、薏苡仁、白扁豆等。

秋季气候干燥,宜食甘润之品,如百合、枇杷、蜂蜜等。

冬季气候寒冷,又逢身体休养生机之时,宜予补益之品,如羊肉、狗肉、乌骨鸡等。

(二)因人施养

饮食调摄,还要根据不同的年龄、体质、个性、习惯等方面的差异,分别予以安排,不可一概而论。例如,胃酸偏多的人,宜适当多食碱性食物;而胃酸缺乏的人宜适当选择偏于酸性的食品,以保证机体的酸碱适度。体胖之人,多有痰湿,故饮食宜清淡,而肥甘油腻则不宜多食;体瘦之人,多阴虚内热,故在饮食上宜多吃甘润生津的食品,而辛辣燥烈之品则不宜多食。体质健壮者,应该饮食清淡,不宜过多食用膏粱厚味及辛辣之品;体质虚弱者,应该适量多吃禽、蛋、肉、乳类补虚作用较好的食品,少食用寒凉的蔬菜、水果等。因阳虚而有畏寒肢冷、神疲乏力等症状者,应多吃一些羊肉、狗肉、虾类等温热壮阳的食品,忌用田螺、蟹肉等寒凉之品;阴虚而有五心烦热、口燥咽干等症状者,应多吃一些蔬菜、水果及乳类制品,忌用辛辣的温热之品。

阴阳失衡的人可通过合理饮食的方法来调节人体阴阳平衡。比如人们常用甲鱼、龟肉、银耳、燕窝等来养阴生津、滋阴润燥,以补阴虚;用羊肉、狗肉、鹿肉、虾仁等温肾壮阳、益精填髓,以补阳虚。

(三) 五味协调

中医将食物的味道归纳为酸、苦、甘、辛、咸 5 种,统称"五味"。五味不同,对人体的作用也各有不同。五味调和,有利于健康。

饮食的种类多种多样,所含营养成分各不相同,只有做到合理搭配,才能使人得到各种不同的营养,以满足生命活动的需要。

《素问·脏气法时论》:"五谷为养,五果为助,五畜为益,五菜为充,气味合而服之,以补精益气。"

摄取食物时,以谷类为主食品,肉类为副食品,用蔬菜来充实,以水果为辅助。人们必须根据需要,兼而取之。这样调配饮食,才会供给人体需求的大部分营养,有益于人体健康。

从现代科学研究来看,谷类食品含有糖类和一定数量的蛋白质;肉类食品中含有蛋白质和脂肪;蔬菜、水果中含有丰富的维生素和矿物质。这些食物相互配合起来,才能满足人体对各种营养的需求。如果不注意食品的合理调配,就会影响人体对所需营养物质的摄取,于健康无益。

(四) 饮食有节

饮食有节,就是饮食要有节制。含两层意思,一是指进食的量,二是指进食的时间。饮食有节,即进食要定时、定量。

1. 定时

定时是指进食宜有较为固定的时间。有规律的定时进食,可以保证消化、吸收功能有节奏地进行活动,脾胃则可协调配合,有张有弛。食物则可在机体内有条不紊地被消化、吸收,并输布全身。如果食无定时,或零食不离口,或忍饥不食,打乱胃肠消化的正常规律,都会使脾胃失调,消化能力减弱,食欲逐渐减退,有损健康。

2. 定量

定量是指进食宜饥饱适中。人体对饮食的消化、吸收、输布,主要靠脾胃来完成。进食定量,饥饱适中,恰到好处,则脾胃足以承受。消化、吸收功能运转正常,人便可及时得到营养供应,以保证各种生理功能活动。反之,过饥或过饱,都对人体健康不利。

过分饥饿,则机体营养来源不足,无以保证营养供给。消耗大于补充,就会使机体逐渐衰弱,势必影响健康。反之,饮食过量,在短时间内突然进食大量食物,势必加重胃肠负担,食物停滞于肠胃,不能及时消化,就影响营养的吸收和输布;脾胃功能因承受过重,亦会受到损伤。其结果,都难以供给人体生命所需的足够营养。气血化生之源不足,必然导致疾病的发生,无益于健康。

《千金要方·养性序》:"不欲极饥而食,食不可过饱;不欲极渴而饮,饮不可过多。饱食过多,则结积聚,渴饮过多,则成痰癖。"

《素问·痹论》："饮食自倍,肠胃乃伤。"

《养性延命录》："不渴强饮则胃胀,不饥强食则脾劳。"

人在大饥大渴时,最容易过饮过食,急食暴饮。所以在饥渴难耐之时,亦应缓缓进食,避免身体受到伤害。在没有食欲时,也不应勉强进食,过分强食,脾胃也会受伤。

《千金要方》："食欲数而少,不欲顿而多。"

饮食宜少量多次,不宜一次吃太多。

3.三餐规律

早餐要吃得比较好。经过一夜睡眠,人体得到了充分休息,精神振奋,但胃肠经一夜时间,也已空虚,此时若能及时进食,则体内营养可得到补充,精力方可充沛。早餐需要补充足够的蛋白质和各类营养物质。

午饭宜饱。中午饭具有承上启下的作用。上午的活动告一段落,下午仍需继续进行,白天能量消耗较大,应当及时得到补充。一般午餐需要吃到九分饱左右,这样才可以维持一下午的精神活力,保证精力充沛,有效促进身体健康。不宜过饱,过饱则胃肠负担过重,也影响机体的正常活动和健康。

晚饭要少。晚上接近睡眠,活动量小,故不宜多食。如进食过饱,易使饮食停滞,增加胃肠负担,会引起消化不良,影响睡眠。所以,晚饭进食要少一些。

《千金要方·道林养性》："饱食即卧乃生百病。"

不可食后即睡,容易诱发多种疾病。

晚餐一般需要需要限制脂肪物质的摄入,可以适当补充蛋白质、维生素、矿物质、微量元素等。因为晚餐如果进食过多的脂肪或者摄入太多的能量,容易导致身体肥胖。因此,晚餐可以选择一些清淡的食物进食,常见的豆类食物、鱼肉、蔬菜、水果等都十分适宜。

(五)注意卫生

注意饮食卫生,是我国人民的优良传统。自古以来,饮食卫生一直为人们所重视,是养生防病的重要内容之一。

1.饮食宜新鲜

新鲜、清洁的食品,可以补充机体所需的营养,饮食新鲜而不变质,其营养成分很容易被消化、吸收,对人体有益无害。食品清洁,可以防止病从口入,避免被细菌或毒素污染的食物进入机体而发病。

2.宜以熟食为主

大部分食品不宜生吃,需要经过烹调加热后变成熟食,方可食用,其目的在于使食物更容易被机体消化吸收。同时,也使食物在加工变热的过程中,得以清洁、消毒,除掉一些致病因素。实际上,在人类取得火种以后,吃熟食便成为人类的饮食习惯,后来发展为烹调学。

3.注意饮食禁忌

在人类长期的实践过程中,人们逐渐认识到,有些动、植物于人体有害,如河鲀、发芽的土豆、未煮熟的四季豆、新鲜黄花菜等,对人体有毒,误食会影响健康,危及生命。因而,在饮食中,应多加小心,仔细辨认。

三、进食保健

(一)进食宜缓

《养病庸言》:"不论粥饭点心,皆宜嚼得极细咽下。"

进食宜缓是指吃饭时应该从容缓和,细嚼慢咽。这样进食,既有利于各种消化液的分泌,食物易被消化吸收;又能稳定情绪,避免急食暴食,保护肠胃。

急食则食下易化,暴食则会骤然加重肠胃负担,还容易发生噎、呛、咳等意外,应当予以重视。

(二)食宜专致

《论语·乡党》:"食不语。"

进食时,应该将头脑中的各种琐事尽量抛开,把注意力集中到饮食上来。进食专心致志,既可品尝到食物的味道,又有助于消化吸收,更可以有意识地使主食、蔬菜、肉、蛋等食品杂合进食,做到"合理调配"。同时,也可增进食欲。倘若进食时,头脑中仍思绪万千,或边看书报边吃饭,没有把注意力集中在饮食上,心不在"食",那么,也不会激起食欲,纳食不香,自然影响消化吸收。

(三)进食宜乐

安静愉快的情绪有利于胃的消化,乐观的情绪和高兴的心情都可使食欲大增,这就是中医学中所说的肝疏泄畅达则脾胃健旺。反之,情绪不好,恼怒嗔恚,则肝失条达,抑郁不舒,致使脾胃受其制约,影响食欲,妨碍消化功能。古有"食后不可便怒,怒后不可便食"之说。故于进食前后,均应注意保持乐观情绪,力戒忧愁恼怒,不使其危害健康。

1.进食的环境要宁静、整洁

进食的环境对稳定人的情绪具有重要影响。喧闹、嘈杂及脏乱不堪的环境,往往影响人的情绪和食欲。

2.进食的气氛要轻松愉快

进食过程中,不回忆、不谈论令人不愉快的事情,不急躁、不争吵,保持轻松愉快的气氛。

3.轻松、柔和的乐曲有助于消化吸收

《寿世保元》:"脾好音声,闻声即动而磨食。"

在进食时,放一些轻柔松快的乐曲,有利于增进食欲及加强消化功能。

（四）食后养生

进食之后,为了帮助消化食物,亦应做一些必要的调理,例如食后散步、摩腹等。

1. 食后摩腹

《千金翼方》:"平旦点心饭讫,即自以热手摩腹……中食后,还以热手摩腹。"

具体做法:吃食以后,自左而右,可连续作二三十次不等。这种方法有利于腹腔血液循环,可促进胃肠消化功能。经常进行食后摩腹,不仅有益于消化,而且对全身健康也有好处,是一种简便易行、行之有效的养生法。

2. 食后散步

进食后,不宜立即卧床休息。饭后宜做一些从容缓和的活动,有益于健康。

《摄养枕中方》:"食止、行数百步,大益人。"

进食后,活动身体,有利于胃肠蠕动,促进消化吸收,而以散步为最好的活动方式。

3. 食后漱口

食后还要注意口腔卫生。进食后,口腔内容易残留一些食物残渣,若不及时清除,往往引起口臭,或发生龋齿、牙周病等疾病。

《千金方·养性·道林养性第二》:"食毕当漱口数过,令牙齿不败口香。"

经常漱口可使口腔保持清洁,牙齿坚固,并能防止口臭、龋齿等疾病。

第八章

经络穴位养生

经络穴位养生是运用针刺、艾灸、按摩等方法,刺激经络、穴位,以激发精气,达到调和气血、旺盛代谢、通利经络、增进人体健康等目的的一种养生方法。

一、经络的基本概念

(一)经络的实质

经络是中医学基本理论的专有概念,它是包括神经、血管、淋巴系统、内分泌系统及尚未完全明确的一种多层次、多功能、多形态的立体结构调控系统。

目前解剖学尚未发现经络的具体解剖结构,但世界卫生组织已经从功能上肯定了经络系统的存在,目前有研究发现自由基运行路径与经络走行存在一定的吻合,并且针刺经络上的穴位也会引起相应部位的电压变化,从现代医学角度肯定了经络的存在和作用。

(二)经络的构成

经络系统主要是由经脉和络脉两大重要组成部分构成。其中经脉包括十二经脉、奇经八脉,以及附注于十二经脉的十二经别、十二经筋和十二皮部。十二经脉,主要是指十二正经,是经络系统的主体。正经旁边的支脉称为经别,用来加强表里经脉深部的联系,以补正经在体内外循环的不足。十二经脉所属的筋肉体系称为经筋,主要功能是联结肢体骨肉,维络周身,主司关节运动。十二经脉所属的皮肤体质尺称为皮部,其功能是联结皮内,加强十二经脉与体表的联系,是十二经脉在体表一定皮肤部位的反应区。

络脉是由经脉分出来的呈网状的大小分支。广义的络脉又可分为别络、浮络和孙络3类。别络共15条,包括十二经脉在四肢部各分出一络,加上任脉的络脉(身前)、督脉的络脉(身后)和脾之大络(身侧),共十五络;比十五络较小的络脉,散布全身各处,数量很多,即浮络;比浮络更小,有极多分支的,叫"孙络"。

奇经八脉主要是八个部分:任脉、督脉、冲脉、带脉、阴跷脉、阳跷脉、阴维脉、阳维脉。

1. 十二经脉

十二经脉即手三阴(肺、心包、心)、手三阳(大肠、三焦、小肠)、足三阳(胃、胆、膀胱)、足三阴(脾、肝、肾)经的总称。由于它们隶属于十二脏腑,为经络系统的主体,故又称为"正经"。十二经脉的命名是结合脏腑、阴阳、手足 3 个方面而定的。阳分少阳、阳明、太阳;阴分少阴、厥阴、太阴。根据脏属阴、腑属阳、内侧为阴、外侧为阳的原则,把各经所属脏腑结合循行于四肢的部位,命名各经的名称。

十二经脉的循行特点:凡属六脏(五脏加心包)的经脉称"阴经",它们从六脏发出后,多循行于四肢内侧及胸腹部,上肢内侧者为手三阴,下肢内侧者为足三阴经。凡属六腑的经脉标为"阳经",它们从六腑发出后,多循行四肢外侧面及头面、躯干部,上肢外侧者为手三阳经,下肢外侧为足三阳经。十二经脉的头身四肢的分布规律是:手足三阳经为"阳明"在前,"少阳"在中(侧),"太阳"在后;手足三阴经为"太阴"在前,"厥阴"在中,"少阴"在后。

十二经脉的走向规律为"手之三阴从胸走手,手之三阳从手走头,足之三阳从头走足,足之三阴从足走腹"。

十二经脉的流注次序为:起于肺经→大肠经→胃经→脾经→心经→小肠经→膀胱经→肾经→心包经→三焦经→胆经→肝经,最后又回到肺经。周而复始,环流不息。

2. 奇经八脉

奇经八脉与十二正经不同,既不直属脏腑,又无表里配合,故称"奇经"。其生理功能,主要是对十二经脉的气血运行起溢蓄、调节作用。

奇经八脉中的腧穴,大多寄附于十二经之中,唯任、督二脉,各有其专属的腧穴,故与十二经相提并论,合称为"十四经"。

(三)经络的生理作用

1. 沟通内外,联系肢体

《灵枢·海论》:"夫十二经脉者、内属于脏腑外络于肢节。"

经络能沟通表里、联络上下,将人体各部的组织器官联结成一个有机的整体。

2. 运行气血,营养周身

《灵枢·本脏》:"经脉者,所以行气血而营阴阳,濡筋骨,利关节者也。"

经络能输布营养到周身,因而保证了全身各器官正常的功能活动。所以经络的运行气血,是保证全身各组织器官的营养供给,为各组织器官的功能活动提供了必要的物质基础。

3. 抗御外邪,保卫机体

经络能行气血则营阴阳,使卫气密布于皮肤之中,加强皮部的卫外作用,故六淫之邪不易侵袭。

(四)经络在疾病防治中的应用

1. 判断疾病传变

由于经络在人体各部分布的关系,如内脏有病时便可在相应的经脉循环部位出现各种不同的症状和体征。有时内脏疾患还在头面五官等部位出现反应。如心火上炎可致口舌生疮;肝火升腾可致耳目肿赤;肾气亏虚可使两耳失聪。

《素问·缪刺论》:"夫邪之各于形也,必先舍于皮毛,留而不去,入舍于孙脉,留而不去,入舍于络脉,留而不去。"

在正虚邪盛时,经络又是病邪传注的途径。经脉病可以循经传入内脏。

《素问·藏气法时论》:"肝病者,两胁下痛引少腹。"

内脏病亦可累及经脉。

2. 用于疾病诊断

由于经络循行有一定部位,并和一定脏腑络属,脏腑经络有病可在一定部位反应出来。因此可以把各经络所经过部位的表现,作为疾病诊断依据。如头痛病,可根据经脉在头部的循行分布规律加以辨别,如前额痛多与阳明经有关;两侧痛与少阳经有关;枕部痛与太阳经有关;巅顶痛则与足厥阴经有关。

此外,还可根据某些点上的明显异常反应,如压痛、结节、条索状等,辅助疾病诊断。例如临床上阑尾炎患者,多在阑尾穴处有压痛。

3. 用于疾病治疗

针灸按摩治疗,是根据某经或某脏腑的病变,选取相关经脉上的腧穴进行治疗。如阳明头痛取阳明经,两肋痛取肝经腧穴等。

在药物治疗上,常根据其归经理论,选取特定药治疗某些病。如柴胡入少阳经,常用于治疗少阳头痛。

二、腧穴的基本概念

腧穴是人们在长期的医疗实践中发现的治病部位。远古时代,我们的祖先发现当身体某一部位或脏器发生疾病时,在病痛局部进行砭刺、叩击、按摩、针刺、火灸等操作,可减轻或消除病痛。在长期的医疗实践中,人们对体表施术部位及其治疗作用的了解逐步深入,积累了较多的经验,认识到有些腧穴有确定的位置和主治的病证,并给以位置的描述和命名。随着对经络以及腧穴主治作用认识的不断深化,古代医家对腧穴的主治作用进行了归类,并与经络相联系。

(一)腧穴的分类

人体的腧穴大体上可归纳为十四经穴、经外奇穴、阿是穴 3 类。

1. 十四经穴

十四经穴是指具有固定的名称和位置,且归属于十二经和任脉、督脉的腧穴。十四经穴共有 362 个,是腧穴的主要组成部分。

2.经外奇穴

经外奇穴是指既有一定的名称,又有明确的位置,但尚未归入或不便归入十四经系统的腧穴。这类腧穴的主治范围比较单纯,多数对某些病证有特殊疗效,因而未归入十四经系统。《经外奇穴名称与定位》(GB/T 40997—2021)收录了 51 个穴位。

3.阿是穴

阿是穴是指既无固定名称,亦无固定位置,而是以压痛点或其他反应点作为针灸施术部位的一类腧穴。又称"天应穴""不定穴""压痛点"等。阿是穴无一定数目。

(二)腧穴的命名

1.根据所在部位命名

即根据腧穴所在的人体解剖部位而命名,如腕旁的腕骨、乳下的乳根、面部颧骨下的颧髎、第 7 颈椎棘突下的大椎等。

2.根据治疗作用命名

即根据腧穴对某种病证的特殊治疗作用命名,如治目疾的睛明、光明,治水肿的水分、水道,治面瘫的牵正。

3.利用天体地貌命名

即根据自然界的天体名称如日、月、星、辰等和地貌名称如山、陵、丘、墟、溪、谷、沟、泽、池、泉、海、渎等,结合腧穴所在部位的形态或气血流注的状况而命名,如日月、上星、太乙、承山、大陵、商丘、丘墟、太溪、合谷、水沟、曲泽、涌泉、小海、四渎等。

4.参照动植物命名

即根据动植物的名称,以形容腧穴所在部位的形象而命名,如伏兔、鱼际、犊鼻、鹤顶、攒竹、口禾髎等。

5.借助建筑物命名

即根据建筑物来形容某些腧穴所在部位的形态或作用特点而命名,如天井、印堂、巨阙、脑户、屋翳、膺窗、库房、地仓、气户、梁门等。

6.结合中医学理论命名

即根据腧穴部位或治疗作用,结合阴阳、脏腑、经络、气血等中医学理论命名,如阴陵泉、阳陵泉、心俞、三阴交、三阳络、百会、气海、血海、神堂、魄户等。

(三)腧穴的作用

1.近治作用

近治作用是一切腧穴主治作用所具有的共同特点。如所有腧穴均能治疗该穴所在部位及邻近组织、器官的局部病症。

2.远治作用

远治作用是十四经腧穴主治作用的基本规律。在十四经穴中,尤其是十二经脉在四肢肘膝关节以下的腧穴,不仅能治疗局部病症,还可治疗本经循行所及的远隔部位的组织器官脏腑的病症,有的甚至可影响全身的功能。如合谷穴不仅可治上肢病,还可治颈部及头面部疾患,同时还可治疗外感发热病;足三里不但治疗下肢病,而且对调整消化系统功能,甚至人体防卫、免疫反应等方面都具有一定的作用。

3. 特殊作用

特殊作用指某些腧穴所具有的双重性良性调整作用和相对特异性。如天枢可治泻泄,又可治便秘;内关在心动过速时可减慢心率,心动过缓时又可提高心率。特异性如大椎退热、至阴矫正胎位等。

(四)特定穴位

1. 五输穴

十二经脉中的每一经脉分布在肘、膝关节以下的 5 个特定腧穴,即"井、荥、输、经、合"穴,称"五输穴",简称"五输"。古人把十二经脉气血在经脉中的运行比作自然界之水流,认为具有由小到大、由浅入深的特点,并将"井、荥、输、经、合"5 个名称分别冠之于5 个特定穴,即组成了五输穴。五输穴从四肢末端向肘膝方向依次排列。"井",意为谷井,喻山谷之泉,是水之源头;井穴分布在指或趾末端,其经气初出。"荥",意为小水,喻刚出的泉水微流;荥穴分布于掌指或跖趾关节之前,为经气开始流动。"输",有输注之意,喻水流由小到大,由浅渐深;输穴分布于掌指或跖趾关节之后,其经气渐盛。"经",意为水流宽大通畅;经穴多位于腕、踝关节以上之前臂、胫部,其经气盛大流行。"合",有汇合之意,喻江河之水汇合入海;合穴位于肘膝关节附近,其经气充盛且入合于脏腑。

2. 原穴、络穴

十二脏腑原气输注、经过和留止于十二经脉的部位,称为原穴,又称"十二原"。"原"含本原、原气之意,是人体生命活动的原动力,为十二经之根本。十二原穴多分布于腕踝关节附近。阴经之原穴与五输穴中的输穴同穴名,同部位,实为一穴,即所谓"阴经以输为原","阴经之输并于原"。阳经之原穴位于五输穴中的输穴之后,即另置一原。

十五络脉从经脉分出处各有一腧穴,称之为络穴,又称"十五络穴"。"络",有联络、散布之意。十二经脉各有一络脉分出,故各有一络穴。十二经脉的络穴位于四肢肘膝关节以下;任脉络穴鸠尾位于上腹部;督脉络穴长强位于尾骶部;脾之大络大包穴位于胸胁部。

3. 郄穴

十二经脉和奇经八脉中的阴跷、阳跷、阴维、阳维脉之经气深聚的部位,称为"郄穴"。"郄"有空隙之意。郄穴共有 16 个,除胃经的梁丘之外,都分布于四肢肘膝关节以下。

4. 背俞穴、募穴

脏腑之气输注于背腰部的腧穴,称为"背俞穴",又称为"俞穴"。"俞",有转输、输注之意。六脏六腑各有一背俞穴,共 12 个。俞穴均位于背腰部足太阳膀胱经第一侧线上,大体依脏腑位置的高低而上下排列,并分别冠以脏腑之名。

脏腑之气汇聚于胸腹部的腧穴,称为"募穴",又称为"腹募穴"。"募",有聚集、汇合之意。六脏六腑各有一募穴,共 12 个。募穴均位于胸腹部有关经脉上,其位置与其相关脏腑所处部位相近。

5. 下合穴

六腑之气下合于足三阳经的腧穴,称为"下合穴",又称"六腑下合穴"。下合穴共有 6 个,其中胃、胆、膀胱的下合穴位于本经,大肠、小肠的下合穴同位于胃经,三焦的下合穴位于膀胱经。

6. 八会穴

八会穴指脏、腑、气、血、筋、脉、骨、髓等精气聚会的 8 个腧穴,称为八会穴。八会穴分散在躯干部和四肢部,其中脏、腑、气、血、骨之会穴位于躯干部;筋、脉、髓之会穴位于四肢部。

7. 八脉交会穴

十二经脉与奇经八脉相通的 8 个腧穴,称为"八脉交会穴",又称"交经八穴"。八脉交会穴均位于腕踝部的上下。

8. 交会穴

两经或数经相交会的腧穴,称为"交会穴"。交会穴多分布于头面、躯干部。

(五)腧穴的定位

1. 骨度分寸法

将人体的各个部位分别规定其折算长度。作为量取腧穴的标准。如前后发际间为 12 寸;两乳间为 8 寸;胸骨体下缘至脐中为 8 寸;脐孔至耻骨联合上缘为 5 寸;肩胛骨内缘至背正中线为 3 寸;腋前(后)横纹至肘横纹为 9 寸;肘横纹至腕横纹为 12 寸;股骨大粗隆(大转子)至膝中为 19 寸;膝中至外踝尖为 16 寸;胫骨内侧髁下缘至内踝尖为13寸;外踝尖至足底为 3 寸。

2. 解剖标志法

固定标志:指不受人体活动影响且固定不移的标志。如五官、毛发、指(趾)甲、乳头、肚脐及各种骨节突起和凹陷部。这些自然标志固定不移,有利于腧穴的定位,如两眉之间取"印堂";两乳之间取"膻中"等。

动作标志:指必须采取相应的动作才能出现的标志。如张口于耳屏前方凹陷处取"听宫";握拳于手掌横纹头取"后溪"等。

3. 手指同身寸

手指同身寸是以患者的手指为标准,进行测量定穴的方法。临床常用以下 3 种。

中指同身寸:是以患者的中指中节屈曲时内侧两端横纹头之间作为 1 寸,可用于四肢部取穴的直寸和背部取穴的横寸。

拇指同身寸：是以患者拇指指关节的横度作为 1 寸，亦适用于四肢部的直寸取穴。

横指同身寸：又名"一夫法"，是令患者将示指、中指、环指和小指并拢，以中指中节横纹处为准，四指测量为 3 寸。

4. 简便取穴法

临床上常用一种简便易行的取穴方法，如两耳尖直上取"百会"，两手虎口交叉取"列缺"，垂手中指端取"风市"等。

三、养生保健常用经络穴位

（一）手太阴肺经

起于中焦，向下联络大肠回绕胃口过膈属于肺脏，从肺系（肺与喉咙相联系的部位）横行出来，沿上臂内侧下行，行于手少阴经和手厥阴经的前面，经肘窝入寸口，沿鱼际边缘，出拇指内侧端（少商）。手腕后方支脉，从列缺处分出，走向示指内侧端，与手阳明大肠经相接。

肺经主管人体的营气和呼吸系统。经常调理疏通肺经可保证肺部的正常工作，有效预防肺部疾病，可改善咽喉不适、气短，并且达到清除肺部垃圾的作用。

1. 中府

位置：在胸外侧部，云门下 1 寸，平第一肋间隙处，距前正中线 6 寸。

功效：具有丰胸、通经活络、健脾补气、清泻肺热、和胃利水及止咳平喘的作用。临床上中府一般可用于治疗鼻炎、哮喘、咳嗽、肺炎、肩背痛、胸部胀满、肩周炎、心胸疼痛、手臂麻木等病症。

用法：可以采取推拿、针灸、艾灸、点按等物理手段来刺激改善疾病症状。但是由于中府比较靠近肺脏，针刺容易导致气胸，多采用艾灸的方法。

2. 云门

位置：位于胸前壁外上部，锁骨下窝凹陷中，肩胛骨喙突内缘，前正中线旁开 6 寸处。

功效：具有宣肺止咳、泄热除烦、化痰散结的功效，主要治疗咳嗽、咳痰、咳血、胸闷、气喘等胸肺病证，以及肩背痛。云门穴有着很好的泻四肢热的作用。云门穴还有着很好的疏通经络的功效，对于经络瘀滞所导致的心慌、气短等有一定效果。

用法：可以用手指指腹或指节向下按压，并作圈状按摩。

3. 尺泽

位置：位于肘横纹中，肱二头肌腱桡侧凹陷处；取穴时，肘部稍微弯曲，用一手示指沿肘横纹触摸，在肘弯正中可摸到一条粗大的筋腱即肱二头肌腱，这条大筋的外侧凹陷处，即为尺泽穴。

功效：该穴是止咳平喘的要穴，揉捏尺泽穴可预防哮喘，对于哮喘的患者也可以起到缓解的作用,哮喘多为逆气上来所致,按揉尺泽穴可以将逆气降下去,该穴具有降逆气的作用,因而可以缓解哮喘,起到止咳平喘的作用;该穴是补肾的要穴,"合穴属水,内应与肾",肾为水脏,主水,肺经属金,金水相生,按摩该穴先滋阴润肺,肺气足了之后通过"金生水"的方式补肾;尺泽穴主要有泻热的作用,对于肺热引起的咳嗽气喘、胸部胀痛等有明显作用,同时尺泽穴接近肱二头肌,肱二头肌弯曲时能缓和和治疗肘关节痉挛;尺泽穴为肺经的合穴,合主逆气而泄,有清肺泄热、和胃理气的作用,常被配伍用来治疗小儿急慢惊风。

用法:用拇指弹拨尺泽穴,每天 100～200 次,或者用示指按揉尺泽穴,每天 3～5 分钟,可以起到止咳平喘、预防过敏的作用;用刮痧板自上而下反复刮擦尺泽穴,每次刮 3～5 分钟,隔天 1 次,可以起到止咳平喘、抗过敏的作用;用艾条艾灸尺泽穴,艾柱灸 3～5 壮,每次 5～10 分钟,注意不宜瘢痕灸,以免影响关节活动。

4.孔最

位置:位于人体前臂,掌面桡侧,当尺泽穴与太渊穴连线上,腕横纹上 7 寸。取穴时,一手手臂前伸,在腕横纹上找到太渊穴,在肘横纹找到尺泽穴,两穴位连线的中点往上一横指处,即为孔最穴。

功效:具有清热止血、润肺理气、平喘利咽。临床主治痔疮、气喘、咯血、咽喉肿痛、肘臂痛、热病、头痛、咯血、咳嗽、嘶哑、失声、支气管炎、支气管哮喘、肺结核、肺炎、扁桃体炎、手指关节炎、肋间神经痛。孔最穴配曲泽穴、肺俞穴适用于咯血,孔最穴配少商穴适用于咽喉肿痛。按压孔最穴,不仅可以缓解痔疮的疼痛,也可以调理肺气、清热凉血,临床养生保健,孔最穴对戒烟有较好的效果。

用法:每天用拇指指腹按压孔最穴 1～3 分钟,可以预防因长时间蹲坐而造成的痔疮,也可以调理肺气,清热止血;寒则灸之或深刺补之或点刺出血,热则泻针出气或凉药水针;针刺孔最穴后,能够及时改善因吸烟导致的肺部血流量改变,具有良好的调节性效应,起到保护心脏和肺脏的作用,可用于戒烟。

5.列缺

位置:位于前臂桡侧缘,桡骨茎突上方,腕横纹上 1.5 寸,当肱桡肌与拇长展肌腱之间;取穴时,两手虎口相交,一手示指压在另一手的桡骨茎突上,此时示指尖端下方的凹陷处即为列缺穴。

功效:列缺穴属于手太阴肺经之络穴,在人体前臂桡侧缘,通行表里阴阳之气,具有宣肺解表的作用,可用于配合治疗咳嗽、咳喘等症状;列缺穴为肺经络穴,可以起到通经活络的作用,是治疗伤风外感病的常用穴,还可以通过疏解面齿风邪,治疗齿痛、口眼歪斜等病症;列缺穴是八脉交汇穴之一,还可以通任脉,具有通调任脉清热利湿的作用,可用于调理膀胱功能,用于治疗遗尿、尿血等膀胱疾患,特别是小儿遗尿。

用法:用拇指指腹按揉列缺穴,或在列缺穴上进行推法,每天按揉 3～5 分钟即可,可以清泻肺火,治疗咳嗽、气喘,尤其是夜间咳嗽;用刮痧板尖端从上到下反复刮擦列缺穴,每次刮3~5分钟,每天1次,有宣肺平喘的功效;用艾条在列缺穴上进行雀啄灸,每次5~10分钟,每天1次,可以治疗腱鞘炎。

6.鱼际

位置:位于拇指本节后凹陷处,约当第一掌骨中点桡侧,赤白肉际处;取穴时,在手掌侧拇指处找到第一掌骨中点,在大鱼际肌的边缘即赤白肉际处,即为鱼际穴。

功效:是肺经的荥穴,荥主身热,因此鱼际穴有清宣肺气、清泻肺火的作用。在临床上,常用于治疗咳嗽、气喘、咽喉肿痛、喑哑、失音等症,也可以治疗小孩的疳积、营养发育不良等。

用法:用一只手的拇指用力来回搓另一只手的大鱼际,感觉发热为宜,每次搓5分钟,然后同样方法换手搓另一只手的大鱼际。搓的时间最好在排便之前(定时排便),这样更有利于缓解和辅助便秘;双手合掌对搓,对搓时两手的"大鱼际"应贴合,以搓得双手发热为度,亦可一手固定不动,另一手对其搓动,再两手上下交替互擦1~2分钟,手掌便会发热,或将左右手虎口相合,用右手大拇指按揉左手大鱼际部位,按揉至手掌发热,然后换作用左手大拇指按揉右手大鱼际,这样可促进"大鱼际"的血液循环,疏通脉穴,强化呼吸道,抵御感冒病毒侵袭,提高免疫能力,对咽痛、打喷嚏等感冒的早期症状,也有明显疗效;如果突然心悸、心绞痛、胸口憋闷,特别不舒服,请马上用大拇指的指尖掐揉大鱼际,用重力狠狠地掐9下,最好是把大拇指倒立过来,利用这样一个强力刺激来缓解心脏的压力。

(二)手阳明大肠经

起于示指末端(商阳),沿示指内(桡)侧向上,通过一、二掌骨之间(合谷)向上进入两筋(拇长伸肌腱与拇短伸肌腱)之间的凹陷处,沿前臂前方,并肘部外侧,再沿上臂外侧前缘,上走肩端(肩髃),沿肩峰前缘向上出于颈椎(大椎),再向下入缺盆(锁骨上窝)部,联络肺脏,通过横膈,属于大肠。

缺盆部支脉:上走颈部,通过面颊,进入下齿龈,回绕至上唇,交叉于人中,左脉向右,右脉向左,分布在鼻孔两侧(迎香),与足阳明胃经相接。

手阳明大肠经可以治疗其经络、循行区域的疾病,还可以治疗与手阳明大肠经相联系脏腑的疾病,如腹痛、肠鸣、泄泻、便秘、痢疾、咽喉肿痛、齿痛以及循行部的热重、寒冷等。

1.合谷

位置:位于手背第一、二掌骨之间,近第二掌骨之中点处,或者在拇、示指并拢时,在第一骨间背侧肌隆起之中央处,还可以一手的拇指指骨关节横纹,放在另一手拇、示指之间的指蹼缘上,以拇指尖下为穴。

功效:是手阳明大肠经的原穴,为全身反应的最大刺激点,被称为人体中的万能穴,治疗范围最为广泛,可以止痛、疏风、解表、清热、活血通络、降低血压、镇静神经、缓解晕车症状等。

用法:因中暑、中风、虚脱等导致晕厥时,可用拇指掐捏患者的合谷穴,持续 2 ~ 3 分钟,晕厥一般可缓解;艾灸合谷穴,可以治扁桃体炎,也可以防治高血压;左右交叉用拇指掐捏合谷穴,可以治疗对侧牙痛;按摩合谷穴,左右各按压 100 次,可以预防和治疗感冒,缓解鼻子过敏症状,也可以治疗面瘫、面肌痉挛、黄褐斑、痤疮、酒糟鼻等面部疾病。孕妇不宜长时间刺激此穴。

2. 曲池

位置:位于肘横纹外侧端,屈肘,当尺泽穴与肱骨外上髁连线中点。

功效:是大肠经五腧穴的合穴,有清邪热、调气血、祛风湿、利关节的作用,治疗咽喉肿痛、牙痛、目赤痛、瘰疬、瘾疹、热病上肢不遂、手臂肿痛、腹痛吐泻、高血压、癫狂等。

用法:热感冒及咳嗽、哮喘时,可用刮痧板刮拭,如有痧排出,可以迅速解表、退热;每天早晚用拇指指腹垂直按压曲池,每次 1 ~ 3 分钟,可改善上肢瘫麻、哮喘等症;每日按压曲池穴 1 ~ 2 分钟,使酸胀感向下扩散,有预防高血压的作用。

3. 迎香

位置:在鼻翼外缘中点旁,当鼻唇沟中间。

功效:具有通鼻窍活血通络的作用。主要用于鼻塞、流鼻涕、打喷嚏、感冒、急慢性鼻炎等。另外可以治疗胆道蛔虫病。

用法:用示指指腹垂直按压迎香,每次 1 ~ 3 分钟,能使鼻子保持舒畅,对肺部也有很好的保健作用,可预防肺病,预防和消除感冒。此穴禁灸。

(三)足阳明胃经

起于鼻翼两侧(迎香)上行到鼻根部与足太阳经交会,向下沿鼻外侧进入上齿龈内,回出环绕口唇,向下交会于颏唇沟承浆处,再向后沿口腮后下方,出于下颌大迎处沿下颌角颊车,上行耳前,经上关,沿发际,到达前额(前庭)。

面部支脉:从大迎前下走人迎,沿着喉咙,进入缺盆部,向下过膈,属于胃,联络脾脏。

缺盆部直行的脉:经乳头,向下挟脐旁,进入少腹两侧气冲。

胃下口部支脉:沿着腹里向下到气冲会合,再由此下行至髀关,直抵伏兔部,下至膝盖,沿胫骨外侧前缘,下经足跗;进入第二足趾外侧端(厉兑)。

胫部支脉:从膝下 3 寸(足三里)处分出进入足中趾外侧。

足跗部支脉:从跗上分出,进入足大趾内侧端(隐白)与足太阴脾经相接。

主治胃肠病、头面、目鼻、口齿痛、神志病及经脉循行部位的其他病证。

1. 天枢

位置:在腹中部,平脐中,距脐中 2 寸。

功效:是足阳明胃经的穴位,起的主要作用就是调节胃肠道的功能,而且调节功能是多方面的,一般的腹痛、腹胀,或者便秘、腹泻,都能够调节。

用法:本穴是减肥的要穴,可以在该处进行穴位埋线;艾灸本穴能止泻暖宫,女性痛经常灸本穴。

2. 足三里

位置:外膝眼下 3 寸、胫骨前嵴旁开 1 横指。

功效:具有补中益气、健脾和胃、理气降逆、通经活血作用,可以用来治疗胃痛、呕吐、噎膈、腹胀、泄泻、痢疾、便秘、下肢痿痹、癫狂、乳痈、肠痈、虚劳诸证,此外还是常见强壮保健穴。

用法:可以用指压,以有酸胀为度。足三里穴位置较深,按揉效果不佳,可以选择用按摩捶等敲击,也可沿着足阳明胃经这条线敲击。还可以用艾灸悬灸这个穴位,以局部温热即可,每次灸 10～15 分钟。

(四)足太阴脾经

起于足大趾末端(隐白),沿着大趾内侧赤白肉际,经第一跖趾关节向上行至内踝前,上行腿肚,交出足厥阴经的前面,经膝股部内侧前缘,进入腹部,属脾络胃,过膈上行,挟咽旁系舌根,散舌下。

胃部支脉:过膈流注于心中,与心经相接。

主治脾胃病、妇科、前阴病及经脉循行部位的其他病证。

1. 三阴交

位置:在小腿内侧,当足内踝尖上 3 寸,胫骨内侧缘后方。

功效:是脾经、肝经、肾经 3 个经脉的交会穴,具有补肾、健脾、养肝、清肝功效,可以治疗肠鸣腹胀、泄泻、月经不调、带下、阴挺、不孕、滞产、遗精、阳痿、遗尿、疝气、失眠、下肢痿痹、脚气等。

用法:可以选择揉法对其进行按摩,大拇指指腹按在被操作者的三阴交处,力度均匀,向顺时针方向按揉,注意按揉指腹不能与穴位局部皮肤发生位移,要牢牢地吸附在皮肤表面;也可先把双手对搓,直至双手掌面有温度感后,立即放于被操作者的穴位处,在穴位上进行来回或者画圆式摩擦,每一次可连续摩擦 20 次左右;或用拳头对其进行叩击,注意要采取适当的力度,节奏要均匀,连续叩击 20～30 次左右即,两侧穴位交替进行。孕妇禁针。

2. 血海

位置:屈膝,在大腿内侧,髌底内侧端上 2 寸,当股四头肌内侧头的隆起处。患者屈膝,医者以左手掌心按于患者右膝髌骨上缘,二至五指向上伸直,拇指约呈 45 度斜置,拇指尖下即是穴。对侧取法仿此。

功效:具有活血化瘀、清血利湿、养血补血作用,可以治疗月经不调、崩漏、经闭、瘾疹、湿疹、丹毒等。

用法:在膝盖内侧上方三根手指的位置,用拇指端作揉法,或用拇指和示、中二指对称作提拿法,拿3~5次,揉10~30次,可以促进血液循环,使气血运行通畅,皮肤血运充盈可以改善皮肤干燥的程度,减轻黄褐斑、雀斑,长期坚持可以达到瘦小腿的作用。

（五）手少阴心经

起于心中,出属心系(心与其他脏器相连系的部位),过膈,联络小肠。

"心系"向上支脉:挟咽喉上行,连系于目系(眼球连系于脑的部位)。

"心系"直行的脉:上行于肺部再向下出于腋窝部(极泉)沿上臂内侧后缘,行于手太阴和手厥阴经的后面,至掌后豌豆骨部入掌内,沿小指内侧至末端(少冲)交于手太阳小肠经。

主治心、胸、神经病及经脉循行部位的其他病证。

1. 极泉

位置:在腋窝顶点,腋动脉搏动处。

功效:具有宽胸理气,清心除烦作用,治疗心痛,咽干烦渴,胁肋疼痛,瘰疬,肩臂疼痛等。

用法:取正坐位,左臂抬起,屈肘,举掌向上,掌心对着自己的头部;用右手的中指指尖按压左侧的腋窝正中凹陷处,有特别酸痛的感觉,揉按2~3分钟;然后用同样的方法按压右侧的穴位;每日早晚各揉按1次;或把胳膊抬起来,用右手的示指摸到左侧极泉穴,稍微加力,有酸胀感觉时向旁边拨动,一般会有麻感顺着手臂向下传导直到手指,可连续弹拨十余次,弹拨后再用空拳沿着手臂的中线慢慢地捶至手腕;用同样的方法弹拨右侧的穴位。此法不仅能够解除胸闷、心悸,让呼吸顺畅,还能化解心中的郁结。

2. 神门

位置:在腕部,腕掌侧横纹尺侧端,尺侧腕屈肌腱的桡侧凹陷处。

功效:宁心安神、清心调气。用于治疗心病、心烦、惊悸、怔仲、健忘、失眠、癫狂痫、胸胁痛等。可泻心火,安定心神,助睡眠;增强胃动力,助消化;预防老年痴呆;防晕车;增强通便能力。

用法:按摩神门穴可掐、揉、刺激,以有轻微酸胀感为宜,此手法最适合在晚间睡前操作。

（六）手太阳小肠经

起于手小指外侧端(少泽),沿手背外侧至腕部直上沿前臂外侧后缘,经尺骨鹰嘴与肱骨内上髁之间,出于肩关节,绕行肩胛部,交于大椎(督脉)向下入缺盆部联络心脏,沿食管过膈达胃,属于小肠。

缺盆部支脉:沿颈部上达面颊,至目外眦,转入耳中(听宫)。

颊部支脉:上行目眶下,抵于鼻旁,至目内眦(睛明),交于足太阳膀胱经。

主治头、项、耳、目、喉咽病、热病、神志病及经脉循行部位的其他病症。

1. 养老

位置：在前臂背面尺侧，当尺骨小头近端桡侧凹缘中。

功效：具有散风明目、舒筋活络的功效，可主治目视不明及肩、背、肘、臂酸痛等病症，老年阳气不足诸病。

用法：坚持按揉养老穴，既能舒筋通络、聪耳明目，还可以降低其他眼科疾病的发病率；强身保健可用温和灸。

2. 听宫

位置：在面部，耳屏前，下颌骨髁状突的后方，张口时呈凹陷处。

功效：聪耳开窍、宁神止痛。治疗耳鸣耳聋、神经性耳聋、中耳炎、外耳道炎、聋哑、癫狂、齿痛、头昏目眩等。

用法：用双手中指指腹按揉听宫穴穴位，由上而下按摩，每次按摩 2 分钟。听宫穴具有缓解眼部疲劳的作用，建议每日多按揉几次。如果出现耳鸣症状，可用两手拇指端分别按揉两侧听宫穴，力度以感觉酸胀为佳。按揉时注意张开嘴，每次按摩 1 分钟。

（七）足太阳膀胱经

起于目内眦，上额交会于巅顶（百会）。

巅顶部支脉：从头顶到颞颥部。

巅顶部直行的脉：从头顶入里联络于脑，回出分开下行项后，沿肩胛部内侧，挟脊柱，到达腰部，从脊旁肌肉进入体腔联络肾脏，属于膀胱。

腰部支脉：向下通过臀部，进入腘窝内。

后项部支脉：通过肩胛骨内缘直下，经过臀部下行，沿大腿后外侧与腰部下来的支脉会合于腘窝中。从此向下，出于外踝后，径第五跖骨粗隆，至小趾外侧端（至阴），与足少阴经相接。

主治头、项、目、背、腰、下肢部病症及神志病，背部第一侧线的背俞穴及第二侧线相平的腧穴，主治与其相关的脏腑病证和有关的组织器官病症。

1. 睛明

位置：在面部，目内眦角稍上方凹陷处。

功效：泄热明目，祛风通络。主治目赤肿痛、目眩、近视等目疾；急性腰扭伤；心动过速等。

用法：双肘支撑在桌子上，双手相合。拇指指腹前 1/3 放在睛明和攒竹穴之间的内眼眶上，头微微前倾，将重量轻轻压在拇指上，局部酸麻胀即可。双拇指做小幅度的微微环旋按揉，操作 30 秒。

2. 委中

位置：在腘横纹中点，当股二头肌腱与半腱肌肌腱的中间。

功效:舒筋通络、凉血解毒、散瘀活血、清热解毒。主治腰痛、下肢痿痹、腹痛、吐泻、小便不利、遗尿、丹毒等。

用法:用手握空拳,拇指伸直紧紧贴于示指中节的桡侧面,以拇指端为力点压于委中穴;用拇指罗纹面置于委中穴,拇指和前臂部主动用力,进行节律性按压揉动。

3. 昆仑

位置:在足部外踝后方,当外踝尖与跟腱之间的凹陷处。

功效:安神清热,舒筋活络。主治头痛、项强、目眩、癫痫、难产、腰骶疼痛、脚跟肿痛等。

用法:拇指弯曲,用指节由上向下轻轻刮按昆仑穴 1~3 分钟,对腿足红肿、脚腕疼痛、脚踝疼痛等具有疗效;或艾灸 3~5 壮或艾条灸 5~10 分钟。

4. 至阴

位置:在足小趾末节外侧,距趾甲角0.1寸。

功效:上清头目、下调胞产。主治头痛、目痛、鼻塞、鼻衄、胎位不正、难产等。

用法:艾炷灸 3~7 壮或艾条灸 10~15 分钟。艾灸治疗胎位不正的最佳时机为妊娠第 30~34 周。艾灸至阴穴,孕妇自觉胎动较前增加。艾灸后,胎动次数会增加,此时辅以膝胸卧位,即孕妇排空膀胱,松解裤带,跪在床上,两小腿平放于床上,稍分开;大腿和床面垂直,胸贴床面,腹部悬空,臀部抬起,头转向一侧,两臂屈肘,手放于头的一侧,每天 2 次,每次 15 分钟。此法利用孕妇臀部抬高,使胎臀退出骨盆,借助胎儿重心改变,可使胎位纠正。艾灸配合膝胸卧位 4~5 次,大多数可纠正胎位,且简便安全,很受孕妇欢迎。

(八)足少阴肾经

起于足小趾之下,斜向足心(涌泉)出于舟骨粗隆下,沿内踝后向上行于腿肚内侧,经股内后缘,通过脊柱(长强)属于肾脏,联络膀胱。

肾脏部直行脉:从肾向上通过肝和横膈,进入肺中,沿着喉咙,挟于舌根部。肺部支脉:从肺部出来,络心,流注于胸中,与手厥阴心包经相接。

肺部支脉:从肺部出来,络心,流注于胸中,与手厥阴心包经相接。

主治妇科、前阴病、肾病、肺病、咽喉病及经脉循行部位的其他病证。

1. 涌泉

位置:在足底部,卷足时足前部凹陷处,约当第 2、3 趾趾指缝纹头端与足跟连线的前 1/3 与后 2/3 交点上。

功效:开窍、泻热、降逆。主治头顶痛、头晕、眼花、咽喉痛、舌干、失音、小便不利、大便难、小儿惊风、足心热、癫疾、霍乱转筋、昏厥等。

用法:按摩时取坐位,将右脚搭在左侧膝盖上脚心朝上,右手固定右脚的脚趾,用左手拇指或掌根,对涌泉穴进行摩擦按揉,直至脚心发红发热,然后用同样方法按摩左脚的涌泉穴;也可采取同样的姿势用拍打法对涌泉穴进行按摩,拍打时左手掌指关节微屈,五指并拢,用左手对涌泉穴进行连续叩击 100 次左右,按摩另一侧涌泉穴时换手进行。经常按摩涌泉穴,可缓解疲劳促进血液循环,还能强健腰膝增强肾气。

2. 太溪

位置:足内侧,内踝后方,当内踝尖与跟腱之间的凹陷处。

功效:清热生气,滋阴益肾,壮阳强腰。主治头痛目眩、咽喉肿痛、齿痛、耳聋、耳鸣、咳嗽、气喘、胸痛咳血、消渴、月经不调、失眠、健忘、遗精、阳痿、小便频数、腰脊痛、下肢厥冷、内踝肿痛等。

用法:四指放在脚背上,从上到下刮压拇指。左右脚的太溪穴可以同时按摩。揉压过程中有一定的疼痛,每天早晚各按压 1~3 分钟,对人体的保健效果更明显。

(九)手厥阴心包经

起于胸中,出属心包络,向下通膈,从胸至腹依次联络上、中、下三焦。

胸部支脉:沿胸中,出于胁肋至腋下(天地),上行至腋窝中,沿上臂内侧行于手太阴和手少阴经之间,经肘窝下行于前臂中间进入掌中,沿中指到指端(中冲)。

掌中支脉:从劳宫分出,沿环指到指端(关冲),与手少阳三焦经相接。

主治心、胸、胃、神志病及经脉循行部位的其他病症。

1. 内关

位置:在前臂掌侧,当曲泽与大陵的连线上,腕横纹上 2 寸,掌长肌腱与桡侧腕屈肌腱之间。

功效:宁心安神、理气止痛。主治心痛、心悸、胸痛、胃痛、呕吐、呃逆、失眠、癫狂、痫证、郁证、眩晕、中风、偏瘫、哮喘、偏头痛、热病、产后血晕、肘臂挛痛等。

用法:拇指罗纹面置于内关穴,拇指和前臂部主动用力,进行节律性按压揉动。按压时用力要由轻到重,让穴位产生酸胀感觉,每次揉按 2 分钟左右。一般需要重复 3~5 次,可缓解心慌、胃痛、呃逆等症状。

2. 劳宫

位置:在手掌心,当第 2、3 掌骨之间偏于第 3 掌骨,握拳屈指的中指尖处。

功效:有清心泄热、宁心安神、理气止痛等功效,可以改善心烦、失眠、多梦、心悸、手掌脱皮等病症。

用法:用手指按压劳宫穴位,以顺时针方向按摩,然后使用拇指指甲逐渐用力掐按局部,按摩时间大约 10~15 分钟。

3. 中冲

位置:在手中指末节尖端中央。

功效:开窍苏厥,清心泄热,通络止痛。用于治疗中风昏迷、舌强不语、中暑、昏厥、小儿惊风、热病、舌下肿痛等。

用法:拇指指端对中冲穴进行掐按,或用硬物、发夹等较硬的物品捻按中冲穴。力度以中冲穴处有一定的酸麻感觉为宜,每次按摩 3 分钟。

（十）手少阳三焦经

起于环指末端(关冲)上行于第四、五掌骨间,沿腕背、出于前臂外侧尺桡骨之间,经肘尖沿上臂外侧达肩部,交大椎,再向前入缺盆部,分布于胸中,络心包,过膈,从胸至腹,属于上、中、下三焦。

胸中支脉:从胸向上出于缺盆部,上走项部,沿耳后直上至额角,再下行经面颊部至目眶下。

耳部支脉:从耳后入耳中耳前,与前脉交叉于面颊部,到目外眦,与足少阳胆经相接。

主治侧头、耳、目、胸胁、咽喉病、热病及经脉循行部位的其他病症。

1. 外关

位置:在前臂背侧,当阳池与肘尖的连线上,腕背横纹上 2 寸,尺骨与桡骨之间。

功效:联络气血,补阳益气。用于治疗热病、头痛、颊痛、耳聋、耳鸣、目赤肿痛、胁痛、肩背痛、肘臂屈伸不利、手指疼痛,手颤等。

用法:用大拇指指尖掐按;刮痧可从上向下刮拭;用大拇指指尖掐按外关约 200 次,或按揉 3~5 分钟,能治疗耳鸣、头痛、便秘。

2. 支沟

位置:在前臂背侧,当阳池与肘尖的连线上,腕背横纹上 3 寸,尺骨与桡骨之间。

功效:疏利三焦,聪耳利胁。用于治疗暴喑,耳聋,耳鸣,肩背酸痛,胁肋痛,呕吐,便秘,热病。支沟是治疗便秘的要穴,治疗胁肋痛的特效穴,治疗胸胁胀满、腹满的有效穴位,还常用于带状疱疹的治疗。

用法:用右手四指搭在左手手腕下方,拇指指腹按摩在支沟穴上,轻柔大圈按摩,力度要渗透以局部有酸胀感为佳,每次按摩 1 分钟左右,然后换手。也可以使用艾条温和灸支沟穴部位。

3. 丝竹空

位置:在面部,当眉梢凹陷处。

功效:降浊除湿。用来治疗头痛、目眩、目赤痛、眼睑跳动、齿痛、癫痫等。

用法:大拇指指腹,向内揉按,有酸、胀、痛的感觉。每天早晚各 1 次,每次左右各揉按 1~3 分钟。

（十一）足少阳胆经

起于目外眦(瞳子髎),向上到额角返回下行至耳后,沿颈部向后交会大椎穴再向前入缺盆部入胸过膈,联络肝脏,属胆,沿胁肋部,出于腹股沟,经外阴毛际,横行入髋关节(环跳)。

耳部支脉:从耳后入耳中,出走耳前,到目外眦处后向下经颊部会合前脉于缺盆部。

下行腋部侧胸部,经季肋和前脉会于髋关节后,再向下沿大腿外侧,行于足阳明和足太阴经之间,经腓骨前直下到外踝前,进入足第四趾外侧端(足窍阴)。

足背部支脉:从足临泣处分出,沿第一、二跖骨之间,至大趾端(大敦)与足厥阴经相接。

主治头侧部、目、耳、咽喉病、神志病、热病及经脉循行部位的其他病症。

1. 风池

位置:在项部,当枕骨之下,与风府相平,胸锁乳突肌与斜方肌上端之间的凹陷处。

功效:平肝息风,祛风解毒。用来治疗头痛、眩晕、颈项强痛、目赤痛、目泪出、鼻渊、鼻衄、耳聋、气闭、中风、口眼歪斜,疟疾、热病、感冒、瘿气。

用法:以示、中指一起腹按揉两侧风池穴或用拇指向鼻根方向点按,每次 3~5 分钟,以有酸胀感为度。

2. 肩井

位置:在肩上,前直乳中,当大椎与肩峰端连线的中点上。

功效:祛风清热,活络消肿。用来治疗肩背痹痛、手臂不举、颈项强痛、乳痛、中风、瘰疬,难产、诸虚百损等。

用法:用示指、中指、环指按揉一侧肩井穴,向下慢慢用力按揉,使穴位有酸麻、胀痛的感觉,5 秒钟之后再慢慢放开,重复 5~10 次。可配合头颈部前后左右摇动。切忌使用暴力。也可用刮痧板向刮拭的方向倾斜 45 度角,自上而下或从内到外均匀地向同一方向直线刮拭,直到出痧。

3. 环跳

位置:侧卧屈股,股骨大转子最凸点与骶管裂孔连线的外 1/3 与中 1/3 交点处。

功效:祛风湿,利腰腿。用来治疗腰胯疼痛、半身不遂、下肢痿痹、遍身风疹、挫闪腰疼、膝踝肿痛不能转侧等。

用法:两手握拳,手心向内,两拳同时捶打两侧环跳各 50 下或者两手抱两膝搂怀后再伸直,以此反复,一伸一屈共做 50 下。

(十二)足厥阴肝经

起于足大趾上毫毛部(大敦),经内踝前向上至内踝上八寸外处交出于足太阴经之后,上行沿股内侧,进入阴毛中,绕阴器,上达小腹,挟胃旁,属肝络胆,过膈,分布于胁肋,沿喉咙后面,向上入鼻咽部,连接于"目系"(眼球连系于脑的部位),上出于前额,与督脉会合于巅顶。

"目系"支脉,下行颊里、环绕唇内。

肝部支脉:从肝分出,过膈,向上流注于肺,与手太阴肺经相接。

主治肝病、妇科、前阴病及经脉循行部位的其他病症。

1. 大敦

位置：在足大指末节外侧，距趾甲角0.1寸。

功效：苏厥醒神，清利湿热，理气调肝。用于治疗疝气、缩阴、阴中痛、月经不调、血崩、尿血、癃闭、遗尿、淋疾、癫狂、痫证、少腹痛等。

用法：可以采用点按、按揉、掐点等方法进行按摩，也可温灸。

2. 太冲

位置：在足背侧，当第1跖骨间隙的后方凹陷处。

功效：平肝息风，清热利湿，通络止痛。用于治疗头痛、眩晕、疝气、月经不调、癃闭、遗尿、小儿惊风、癫狂、痫证、胁痛、腹胀、黄疸、呕逆、咽痛嗌干、目赤肿痛、膝股内侧痛、足跗肿、下肢痿痹等。

用法：用中指或者拇指的桡侧端吸定在太冲穴上，然后做回旋的运动，每分钟80～120次，要求和缓、有力、均匀、渗透。

（十三）奇经八脉

督脉行于人体后正中线，为"阳脉之海"，诸阳经均与其交会，具有调节全身阳经经气的作用。主治神志病、热病、腰骶、背、头项局部病证及相应的内脏疾病。

任脉行于人体前正中线，为诸条阴经交会之脉，故称"阴脉之海"，具有调节全身阴经经气的作用。主治腹、胸、颈头面的局部病证及相应的内脏器官疾病。少数腧穴有强壮作用，或可治神志病。

冲脉行于腹胸部、下肢内侧及脊柱前，为"十二经之海"，十二经脉均与其交会，具有涵蓄十二经气血的作用。主治腹部气逆而拘急。

带脉环行腰腹部，约束诸经。主治腹满，腰部觉冷如坐水中。

阳跷脉行于下肢外侧、腹部、胸后及肩、头部，阴跷脉行于下肢内侧、腹胸及头目，共同调节肢体运动和眼睑的开合功能。阳跷主治目痛从内眦始，不眠。阴跷主治多眠、癃闭。

阳维脉行于下肢外侧、肩和头项，阴维脉行于下肢内侧、腹部和颈部，分别调节六阴经和六阳经的经气，以维持阴阳协调和平衡。阴维主治心痛、忧郁。阳维主治恶寒发热，腰痛。

除带脉外，均自下而上行；上肢没有奇经分布。

1. 命门

位置：属督脉，在腰部，当后正中线上，第2腰椎棘突下凹陷中。

功效：培元固本、强健腰膝。用于治疗虚损腰痛、脊强反折、遗尿、尿频、泄泻、遗精、白浊、阳痿、早泄、赤白带下、胎屡坠、五劳七伤、头晕耳鸣、癫痫、惊恐、手足逆冷等。

用法：用掌擦命门穴及两肾，以感觉发热发烫为度，然后将两掌搓热捂住两肾，意念守住命门穴约10分钟。或用艾炷灸3～7壮；或艾条灸5～15分钟。

2. 大椎

位置:属督脉,在后正中线上,第 7 颈椎棘突下凹陷中。

功效:解表散寒、宁心安神、清肺理气、清热解毒。用来治疗热病、疟疾、咳嗽、喘逆、骨蒸潮热、项强、肩背痛、腰脊强、角弓反张、小儿惊风、癫狂痫证、五劳虚损、七伤乏力、中暑、霍乱、呕吐、黄疸、风疹等。

用法:中指端轻转按揉,或者是用拇指和示指、中指、环指等对称用力,对大椎穴位做捏挤运动。每一次搓按的时间在 15 分钟左右,一天重复做 2 次。在洗澡的时候稍微调高水温,冲洗大椎穴 5～6 分钟,或者拿热毛巾热敷几分钟,可祛除刚刚入侵的寒邪,也能够达到提升阳气的作用。也可温灸,每日 1～2 次,每次灸 30 分钟左右。

3. 百会

位置:属督脉,在头部,当前发际正中直上 5 寸,或两耳尖连线中点处。

功效:开窍醒脑、回阳固脱。用于治疗头痛、眩晕、惊悸、健忘、尸厥、中风不语、癫狂、痫证、癔症、耳鸣、鼻塞、脱肛、痔疾、阴挺、泄泻等。

用法:手握空拳,用急速、间歇性手法敲打、点压百会穴。敲打时间在 5 分钟左右。点按时用左手中指掐压在穴位上,右手中指按在左手中指指甲上,双手中指交叠,同时向下用力揉按穴位,有酸胀、刺痛的感觉,每次揉按 1～3 分钟。此外,也可以用手指或梳子由前至后梳理穴位,也可用掌心拍打穴位,力度适中,每日按摩 2～3 遍。

4. 印堂

位置:属督脉,在前额部,两眉毛内侧端中间的凹陷中。两眉毛连线中点处。

功效:镇静安神、醒脑通窍、疏风止痛。是治疗神志病、鼻病、痉挛性疾病之常用穴。

用法:用大拇指按揉印堂,能治疗头晕、失眠、健忘、各种鼻病。或用艾条温和灸。

5. 水沟

位置:属督脉,在面部,当人中沟的上 1/3 与中 1/3 交点处。

功效:开窍醒神,清热息风。用来治疗昏迷、晕厥、暑病、癫狂、痫证、急慢惊风、鼻塞、鼻衄、风水面肿、齿痛、牙关紧闭、黄疸、消渴、霍乱、温疫、脊膂强痛、挫闪腰痛等。

用法:用大拇指指尖掐按。

6. 关元

位置:属于任脉,在下腹部,前正中线上,当脐中下 3 寸。

功效:补肾培元,温阳固脱。主治中风脱症、肾虚气喘、遗精、阳痿、疝气、遗尿、淋浊、尿频、尿闭、尿血、月经不调、痛经、经闭、带下、崩漏、腹痛、泄泻、痢疾及尿路感染、功能性子宫出血、子宫脱垂、神经衰弱、晕厥、休克等,并有强壮作用。

用法:中指或手掌按揉穴位,按揉时手掌大鱼际、掌根、手指螺纹面等部位着力,吸定于体表关元穴部位上,带动皮肤、皮下组织一起,做轻柔和缓的环旋动作。

7.气海

位置:属于任脉,在下腹部,前正中线上,当脐下 1.5 寸。

功效:益气助阳、调经固经。主治下腹疼痛、大便不通、泄痢不止、癃淋、遗尿、阳痿、遗精、滑精、闭经、崩漏、带下、阴挺、中风脱症、脘腹胀满、气喘、心下痛、脏器虚惫、真气不足、肌体赢瘦、四肢力弱、奔豚、疝气、失眠、神经衰弱、肠炎等。

用法:用示、中、环指末节罗纹面附着在气海穴上,做环形而有节律地抚摩,或用掌根吸附于气海穴,做轻柔缓和的环旋运动,并带动该部位的皮下组织。也可采用温和灸法或隔姜灸法。

8.神阙

位置:属于任脉,在腹中部,脐中央。

功效:健运脾胃、温阳固脱、培元固本。主治腹痛、泄泻、脱肛、腹胀、肠鸣、小便不利、水肿、中风脱证、虚脱等症,且为保健要穴。

用法:用手掌掌面紧贴神阙穴,围绕肚脐做轻柔和缓的环转运动,用力要由轻到重,稳而持续。也可采用艾炷隔盐灸或艾条灸。

(十四) 经外奇穴

1.四神聪

位置:在头顶部,当百会前后左右各 1 寸,共四穴。

功效:镇静安神,清头明目,醒脑开窍。主治头痛、眩晕、失眠、健忘、多梦、脑积水、大脑发育不全、脑瘫、中风、癫痫、狂乱、精神病、脑血管病后遗症等。

用法:当头痛或头昏脑涨时,可用示指或中指点、揉等手法逐一按摩四神聪穴,即可减轻症状。或用艾炷灸 1~3 壮;或艾条灸 5~10 分钟。

2.太阳

位置:在颞部,当眉梢与目外眦之间,向后约一横指的凹陷处。

功效:清肝明目,通络止痛。主治偏正头痛、面瘫、面痛、目赤肿痛、麦粒肿、目翳、目涩、齿痛、感冒、眩晕、牙痛、三叉神经痛、面神经麻痹、急性结膜炎、麦粒肿等。

用法:每天临睡前及早晨醒时,用双手中指指腹揉按太阳穴 1~3 分钟,可促进新陈代谢,健脑提神,养目护身,消除疲劳。

3.夹脊

位置:在背腰部,当第 1 胸椎至第 5 腰椎棘突下两侧,后正中线旁开 0.5 寸,一侧17 穴。

功效:调节脏腑功能。主治咳嗽、喘息、消化系统疾病、神经衰弱、神志病及一切慢性疾患、中枢型类风湿性关节炎等。

用法:经常捏夹脊穴,可强身健体,消除疲劳。也可用艾灸。

四、针刺保健

针刺保健,就是用毫针刺激一定的穴位,运用迎、随、补、泻的手法以激发经气,使人体新陈代谢功能旺盛起来,达到强壮身体、益寿延年的目的,这种养生方法,称之为针刺保健。

(一)针刺保健的作用

针刺之所以能够养生,是由于刺激某些具有强壮效用的穴位,可以激发体内的气血运行,使正气充盛,阴阳谐调。

1. 疏通经络,和畅气血

针刺的作用主要在于疏通经络,使气血流畅。针刺前的"催气""候气",刺后的"得气",都是在调整经络气血。如果机体某一部位的气血运行不利,针刺即可激发经气,促其畅达。经络通畅无阻,机体各部分才能密切联系,共同完成新陈代谢活动,人才能健康无病。

2. 调理虚实,平衡脏腑

在人体生命过程中,机体的脏腑功能,阴阳气血的盛衰,都会随着外环境以及生活习性的变化而产生虚实盛衰的偏差。针刺养生则可根据具体情况,纠正这种偏差,虚则补之,实则泻之,补泻得宜,可使弱者变强,盛者平和,阴阳平衡,健康延年。

3. 和谐阴阳,延年益寿

"阴平阳秘"是人体健康的关键。针刺可以通经络、调气血,使机体内外交通、营卫周流、阴阳和谐。如此生命力自然会健旺,从而达到养生保健、延年益寿的目的。

现代研究证明,针刺某些强壮穴位,可以提高机体新陈代谢能力和抗病能力。如:针刺正常人的"足三里"穴,白细胞总数明显增加,吞噬功能加强。同时,还可以引起硫氢基酶系含量增高。硫氢基为机体进行正常营养代谢所必须,对机体抗病防卫的生理功能有重要作用。这就进一步说明,针刺法确实具有保健防病、益寿的作用。

(二)针刺前的准备

1. 选择针具

应根据患者的性别、年龄肥瘦、体质、病情、病位及所取腧穴,选取长短、粗细适宜的针具。如男性、体壮、形肥、且病位较深者,可选取稍粗稍长的毫针。反之若为女性,体弱、形瘦而病位较浅者,则应选用较短、较细的针具,临床上选针常以将针刺入腧穴应至之深度,而针身还应露在皮肤上稍许为宜。

2. 选择体位

为了使患者在治疗中有较为舒适而又能耐久的体位,既便于取穴、操作,又能适当留针,因此在针刺时必须选择好体位。临床常用的有仰靠坐位、俯伏坐位、仰卧位、侧卧位等。对于初诊、精神紧张或年老、体弱、病重的患者应尽量取卧位,以避免发生晕针等意外事故。

3. 消毒

包括针具消毒、腧穴部位的消毒和医者手指的消毒。针具可用高压蒸气消毒或 75% 酒精浸泡 30 分钟消毒。同时应注意尽可能做到一穴一针。腧穴部位可用 75% 酒精棉球拭擦消毒,或先用 2.5% 碘酒棉球擦拭后再用酒精棉球涂擦消毒。医者手指应先用肥皂水洗净,再用 75% 酒精棉球擦拭。

(三)进针方法

1. 指切进针法

用左手拇指或示指端切按在腧穴位置旁,右手持针,紧靠左手指甲面将针刺入。此法适宜于短针的进针。

2. 夹持进针法

用左手拇、示二指持捏消毒干棉球,夹住针身下端,将针尖固定在腧穴表面,右手捻动针柄,将针刺入腧穴,此法适用于长针的进针。

3. 舒张进针法

用左手拇、示指将所刺腧穴部位的皮肤向两侧撑开,使皮肤绷紧,右手持针,使针从左手拇、示二指的中间刺入。此法主要用于皮肤松弛部位的腧穴。

4. 提捏进针法

用左手拇、示二指将针刺部位的皮肤捏起,右手持针,从捏起的上端将针刺入。此法主要用于皮肉薄部位的进针,如印堂等。

(四)针刺的角度和深度

1. 角度

角度指进针时的针身与皮肤表面所形所的夹角。它是根据腧穴所在位置和医者针刺时所要达到的目的结合而定。

直刺:针身与皮肤表面是 90° 角左右垂直刺入。此法适于大部分腧穴。

斜刺:针身与皮肤表面呈 45° 角左右倾斜刺入。此法适用于肌肉较浅薄处或内在重要脏器或不宜于直刺、深刺的穴位。

平刺:即横刺、沿皮刺。是针身与皮肤表面呈 15° 角左右沿皮刺入。此法适于皮薄肉少的部位,如头部的腧穴等。

2. 深度

深度指针身刺入人体内的深浅程度。根据具体情况进行选择。

体质:身体瘦弱者浅刺,身强体肥者深刺。

年龄:年老体弱及小儿娇嫩之体宜浅刺;中青年身强体壮者宜深刺。

病情:阳证、新病宜浅刺;阴证、久病宜深刺。

部位:头面和胸背及皮薄肉少处宜浅刺,四肢、臀、腹及肌肉丰满处宜深刺。

针刺的角度和深度关系极为密切,一般来说,深刺多用直刺;浅刺多用斜刺或平刺。对天突、哑门、风府等穴及眼区,胸背和重要脏器如心、肝、肺等部位的腧穴,尤其要注意掌握好针刺角度和深度。

(五)得气与行针

1.得气

得气是指将针刺入腧穴后所产生的经气感应。当产生得气时,医者会感到针下有徐和或沉紧的感觉,同时患者也会在针下有相应的酸、麻、胀、重感,甚或沿着一定部位,向一定方向扩散传导的感觉。若没有得气,则医者感到针下空虚无物,患者亦无酸、胀、麻、重等感觉。

得气与否及气至的迟速,不仅直接关系到疗效,而且可以供以窥测疾病的预后。临床上一般是得气迅速时,疗效较好;得气较慢时效果就差;若不得气,则可能无效。

临床上若刺之而不得气,可能的原因是因取穴不准,手法运用不当,或为针刺角度有误。

2.行针

行针是指将针刺入腧穴后,为了使之得气而施行的各种刺针手法。行针手法分为基本手法和辅助手法两类。

基本手法包括提插法和捻转法。提插法:是将针刺入腧穴的一定深度后,使针在穴内进行上、下进退的操作方法。把针从浅层向下刺入深层为插;由深层向上退到浅层为提。捻转法:是将针刺入腧穴的一定深度后,以右手拇指和中、示二指持住针柄,进行一前一后的来回旋转捻动的操作方法。

辅助手法有:循法、刮柄法、弹针法、搓柄法、摇柄法、震颤法等。

(六)针刺补泻

针刺补泻就是通过针刺腧穴,采用适当的手法激发经气以补益正气,疏泄病邪而调节人体脏腑经络功能,促使阴阳平衡而恢复健康。补泻效果的产生主要取决于以下3个方面。

1.机体状态

当机体处于虚惫状态而呈虚证时,针刺可以起到补虚的作用。若机体处于邪盛而呈实热、闭证的实证情况下,针刺又可以泻邪,而起清热启闭的泻实作用。如胃肠痉挛疼痛时,针刺可以止痉而使疼痛缓解。胃肠蠕动缓慢而呈弛缓时,针刺可以增强胃肠蠕动而使其功能恢复正常。

2.腧穴特性

腧穴的功能不仅具有普遍性,而且有些腧穴具有相对特性,如有的适于补虚,如足三里、关元等;有的适宜泻实如十宣、少商等。

3.针刺手法

提插补泻:针刺得气后,下插用力大,上举用力小的方法是补法,泻法规律则相反。

捻转补泻:进针、行针得气,捻转角度小,频率慢,用力轻,结合拇指向前、示指向后(左转)用力为主,操作时间短,为补法;进行捻转行针,右手拇指向前左转时用力重且指力沉重向下,拇指向后右转还原时用力轻,如此反复操作多次,捻转角度小,用力轻,频率慢,操作时间短,为补法;右手拇指向后右转时用力重且指力浮起向上,拇指向前左转还原时用力轻,如此反复操作多次,捻转角度大,用力重,频率快,操作时间长,为泻法。

疾徐补泻:进针时徐徐刺入,留针期间少捻转,徐徐出针,为补法,反之为泻法。

迎随补泻:进针时针尖随着经脉循行去的方向刺入,为补法;反之为泻法。

呼吸补泻:患者呼气时进针,吸气时出针,为补法;反之为泻法。

开阖补泻:出针后迅速按闭针孔,为补法;出针时摇大针孔不加按闭,为泻法。

平补平泻:施予均匀的提插、捻转手法,即每次提插的幅度、捻转的角度要基本一致,频率适中,节律和缓,针感强弱适当。

(七)刺法原则

1.选穴要精当

针刺养生一般而言,一次不宜选穴太多,应少而精。要根据不同的养生需要选择不同的腧穴,可选用单腧穴,也可选用几个腧穴配伍而成。欲增强某一方面功能者,可用单腧穴,以突出其效应;欲调理整体功能者,可选用配伍腧穴,以增强其效果。

2.施针要和缓

养生益寿,施针宜和缓,刺激强度适中,不宜过大。一般说来,留针不宜过久,得气后即可出针,针刺深度也应因人而异,年老体弱或及小儿,进针不宜过深;形盛体胖之人,则可酌情适当深刺。

3.把握针刺宜禁

遇过饥、过饱、酒醉、大怒、大惊、劳累过度等情况时,不宜针刺;孕妇及身体虚弱者,不宜针刺。

4.及时处理针刺意外

针灸过程中,由于各种原因,可能出现晕针、滞针、弯针、折针等特殊情况,应当针对不同情况,及时处理。

(八)常用针刺养生穴位

1.足三里

刺法,用毫针直刺 1 ~ 1.5 寸,可单侧取穴,亦可双侧同时取穴。一般人针刺得气后,即可出针。但对年老体弱者,则可适当留针 5 ~ 10 分钟。隔日 1 次,或每日 1 次。

2.曲池

用毫针直刺 0.5 ~ 1 寸,针刺得气后,即出针。体弱者可留针 5 ~ 10 分钟,每日 1 次,或隔日 1 次。

3.三阴交

位于足内踝高点上 3 寸,胫骨内侧面后缘。此穴对增强腹腔诸脏器,特别是生殖系统的健康有重要作用。刺法,用毫针直刺 1 ~ 1.5 寸,针刺得气后,即出针,体弱者,可留针 5 ~ 10 分钟。每日 1 次,或隔日 1 次。

4.关元

刺法,斜刺 0.5 寸,得气后出针。每周针 1 ~ 2 次,可起到强壮身体的作用。

5.气海

刺法,斜刺 0.5 寸,得气后,即出针。可与足三里穴配合施针,每周 1 ~ 2 次,具有强壮身体的作用。

五、保健灸法

艾灸产生于中国远古时代,是利用艾叶制作而成,利用点燃后产生的热量刺激体表穴位或身体某部位,以达到防病保健的一种中医保健疗法。

(一)保健灸的作用

1.温通经脉,行气活血

《素问·刺节真邪论》:"脉中之血,凝而留止,弗之火调,弗能取之。"

气血运行具有遇温则散、遇寒则凝的特点。灸法其性温热,可以温通经络,促进气血运行。

2.培补元气,预防疾病

《扁鹊心书》:"夫人之真元,乃一身之主宰,真气壮则人强,真气虚则人病,真气脱则人死,保命之法,艾灸第一。"

艾为辛温阳热之药,以火助之,两阳相得,可补阳壮阳,真元充足,则人体健壮,"正气存内,邪不可干",故艾灸有培补元气、预防疾病的作用。

3.健脾益胃,培补后天

《针灸资生经》:"凡饮食不思,心腹膨胀,面色萎黄,世谓之脾胃病者,宜灸中脘。"

在中脘穴施灸,可以温运脾阳,补中益气,常灸足三里,不但能使消化系统功能旺盛,增加人体对营养物质的吸收,以濡养全身,亦可收到防病治病、抗衰防老的效果。

4.升举阳气,密固肤表

《素问·经脉篇》:"陷下则灸之。"

气虚下陷,则皮毛不任风寒,清阳不得上举,因而卫阳不固,腠理疏松。常施灸法,可以升举阳气,密固肌表,抵御外邪,调和营卫,起到健身、防病治病的作用。

(二)保健灸的方法

艾灸从形式上可分为艾炷灸、艾条灸、温针灸 3 种;从方法上分,又可分为直接灸、间接灸和悬灸 3 种。

1.直接灸

直接灸是指直接将大小适宜的艾炷放在皮肤上施灸。若在灸时要把皮肤烧伤,之后留有瘢痕的,我们便称其为瘢痕灸。若不用把皮肤烧伤,便称为无瘢痕灸。

2.瘢痕灸

瘢痕灸又名化脓灸,施灸时先将所灸腧穴部位,涂以少量的大蒜汁,以增加黏附和刺激作用,然后将大小适宜的艾炷置于腧穴上,用火点燃艾炷施灸。每壮艾炷必须燃尽,除去灰烬后,方可继续易住再灸,待规定壮数灸完为止。施灸时由于火烧灼皮肤,因此可产生剧痛,此时可用手在施灸腧穴周围轻轻拍打,借以缓解疼痛。在正常情况下,灸后 1 周左右,施灸部位化脓形成灸疮,5～6 周左右,灸疮自行痊愈,结痂脱落后而留下瘢痕。临床上常用于治疗哮喘、肺结核、瘰疬等慢性疾病。

3.无瘢痕灸

施灸时先在所灸腧穴部位涂以少量的凡士林,以使艾炷便于黏附,然后将大小适宜的艾炷,置于腧穴上点燃施灸,当灸炷燃剩 2/5 或 1/4 而患者感到微有灼痛时,即可易炷再灸。若用麦粒大的艾炷施灸,当患者感到有灼痛时,医者可用镊子柄将艾炷熄灭,然后继续易位再灸,按规定壮数灸完为止。一般应灸至局部皮肤红晕而不起疱为度。因其皮肤无灼伤,故灸后不化脓,不留瘢痕。一般虚寒性疾患,均可此法。

4.间接灸

艾炷不直接放在皮肤上,而用不同的药物隔开,由于所用药物不同,名称也不相同,如以生姜片间隔者称隔姜灸,以食盐间隔者称隔盐灸,以新鲜大蒜切片间隔的称为隔蒜灸,以附子饼为间隔的称隔附子饼灸。

5.雀啄灸

雀啄灸指将艾条燃着的一端在施灸部位上做一上一下忽近急远的一种灸法,形如雀啄。此法热感较其他悬灸法为强,多用于急症和较顽固的病证。

6.回旋灸

回旋灸指将燃着的艾条在穴区上方做往复回旋的移动的一种艾条悬起灸法。本法能给以较大范围的温热刺激。回旋灸的操作法有 2 种:一种为平面回旋灸。将艾条点燃端先在选定的穴区或患部熏灸测试,至局部有灼热感时,即在此距离做平行往复回旋施灸,每次灸20~30分钟。视病灶范围,尚可延长灸治时间。以局部潮红为度。此法灸疗面积较大的病灶;一种为螺旋式回旋灸。即将灸条燃着端反复从离穴区或病灶最近处,由近及远呈螺旋式施灸,本法适用于病灶较小的痛点以及治疗急性病证,其热力较强,以局部出现深色红晕为宜。

7. 温针灸

温针灸是针刺与艾灸结合使用的一种方法,使热力通过针身传入体内。适用于既需要留针又须施灸的疾病。操作方法是针刺得气后,将毫针固定在适当的深度,用艾绒捏在针柄上点燃,直到燃完为止。也可在针柄上穿置一段艾条(长约1~2厘米)施灸。

(三)保健灸的注意事项

根据体质情况及所需的养生要求选好穴位,将点燃的艾条或艾炷对准穴位,使局部感到有温和的热力,以感觉温热舒适,并能耐受为度。

艾灸时间可在3~5分钟,最长到10~15分钟为宜。一般说来,健身灸时间可略短;病后康复,施灸时间可略长。春、夏二季,施灸时间宜短,秋、冬宜长;四肢、胸部施灸时间宜短,腹、背部位宜长。老人、妇女、儿童施灸时间宜短,青壮年则时间可略长。

施灸的时间,传统方法多以艾炷的大小和施灸壮数的多少来计算。艾炷是用艾绒捏成的圆椎形的用量单位,分大、中、小3种。如蚕豆大者为大炷,如黄豆大者为中炷,如麦粒大者为小炷。每燃烧一个艾炷为一壮。实际应用时,可据体质强弱而选择。体质强音,宜用大炷;体弱者,宜用小炷。

(四)保健灸常用穴位

1. 足三里

常灸足三里,可健脾益胃,促进消化吸收,强壮身体,中老年人常灸足三里还可预防中风、抗衰老及强身作用。灸法:用艾条、艾炷灸均可,时间可掌握在5~10分钟。

古代养生家主张常在此穴施瘢痕灸,使灸疮延久不愈,可以强身益寿。"若要身体安,三里常不干",即指这种灸法。

现代研究证明,灸足三里穴可改善人体免疫功能,并对肠胃、心血管系统等有一定影响。

2. 神阙

神阙为任脉之要穴,具有补阳益气、温肾健脾的作用。灸法:灸七至十五壮,灸时用间接灸法,可将盐填脐心上,置艾炷灸之,有益寿延年之功。

3. 膏肓

位于第4胸椎棘突下旁开3寸处常灸膏肓穴,有强壮作用。灸法:艾条灸,15~30分钟。艾炷灸7~15壮。

4.中脘

位于脐上四寸处。为强壮要穴,具有健脾益胃、培补后天的作用。一般可灸7~15壮。

5.涌泉

常灸此穴,可健身强心,有益寿延年之功效。一般可灸3~7壮。

其他如针刺保健中所列曲池、三阴交、关元、气海等穴,均可施灸,具有强身保健功效。

六、保健推拿按摩

按摩古称"按跷",是我国传统的摄生保健方法之一。运用手掌和手指的技巧,按摩人体特定部位或穴位,从而达到预防、保健目的的养生方法。

由于保健按摩法简便易行,平稳可靠,所以受到养生家的重视,并将其作为益寿延年的方法,积累、整理、流传下来,成为深受广大群众喜爱的养生健身措施。

(一)保健按摩的作用

1.疏通经络,行气活血

《素问·血气形志篇》:"经络不通,病生于不仁,治之以按摩。"

《素问·调一经论》:"神不足者,视其虚络,按而致之。"

按摩有疏通经络之作用。由于按摩大多是循经取穴,按摩刺激相应穴位,可使气血循经络运行,防止气血滞留,达到疏通经络、畅达气血的目的。

从现代医学角度来看,按摩主要是通过刺激末梢神经,促进血液、淋巴循环及组织间的代谢过程,以协调各组织、器官间的功能,使机体的新陈代谢水平有所提高。

2.调和营卫,平衡阴阳

依据中医理论原则,结合具体情况而分别运用不同手法,以柔软、轻和之力,循经络、按穴位,施术于人体,通过经络的传导来调节全身,借以调和营卫气血,增强机体健康。营卫气血周流,则可贯通表里内外,脏腑肌腠,使全身成为一个协调统一的整体。营卫相通,气血调和,机体皆得其养,则内外调和,阴平阳秘。

3.消除疲劳,缓解压力

按摩后血液循环加快,皮肤浅层的毛细血管扩张,肌肉放松,关节灵活,除感到被按摩部分具有温暖舒适的感觉外,也给全身带来一种轻松、愉快、舒适与灵活感,使人精神振奋,消除疲劳,久久行之,对保证身体健康具有重要作用。

(二)保健按摩手法

1.推法

推法具有通经活血、化瘀消肿、祛风散寒的作用,主要适用于上肢部、脊柱部、头面部、胸腹部等部位,操作时可使用手指或者手掌,在局部做直线或者螺旋方向推动。

2. 拿法

拿法具有舒筋活血、缓解肌肉痉挛的作用,主要适用于颈、肩及四肢部位。操作时拇指指腹与其余四指指腹对合呈钳形,施以夹力,逐渐将捏住的肌肤收紧、提起放松,有节律地进行拿捏。

3. 按法

按法具有放松肌肉、开通闭塞、活血止痛等作用,适用于腰背部、下肢后侧及胸部等面积较大并且比较平坦的部位,操作时以指或掌着力于体表,逐渐用力下压,常与揉法结合应用。

4. 揉法

揉法具有宽胸理气、消积导滞、消肿止痛等作用,分为指揉法与掌揉法等。操作时使用手掌螺纹面、手掌掌根或者手肘,对治疗部位做轻柔和缓的环旋活动。

5. 摇法

使关节做被动的环转运动,可增加关节活动范围,主要适用于骨关节部位。

6. 其他

常用保健按摩的手法还包括擦法、摩法、捏法、捻法、点法、拨法、振法、拔伸法等。

(三)保健按摩注意事项

1. 不适合按摩的人群

有开放性创伤的患者,如皮肤溃疡、烧烫伤患者不适合按摩;各种急性传染病的患者,比如有湿疹、传染性皮肤病、结核性关节炎等患者不适合按摩;正在月经期或怀孕期的女性,不适合按摩;有严重心血管病或身体比较虚弱、年龄较大的患者,不适合按摩。

2. 按摩时需要注意的问题

饥饿状态或者刚吃饱,都不应该去按摩,在饭后 1~2 小时比较适合;酗酒或过度疲劳时,也不要做按摩,可以先休息后再去按摩;按摩时应放松全身,不要浑身僵硬,如果不能吃力,就要与按摩师交流,避免其用力过大造成其他损伤;按摩时间不宜过长,一个部位最长 20 分钟,否则效果过犹不及;按摩要循序渐进、持之以恒,不要指望一次就能出效果。

七、刮痧

刮痧是以中医经络腧穴理论为指导,通过特制的刮痧器具和相应的手法,蘸取一定的介质,在体表进行反复刮动、摩擦,使皮肤局部出现红色粟粒状,或暗红色出血点等"出痧"变化,从而达到活血透痧的作用。因其简、便、廉、效的特点,临床应用广泛,适合医疗及家庭保健。还可配合针灸、拔罐、刺络放血等疗法使用,加强活血化瘀、驱邪排毒的效果。

（一）刮痧用具

1. 刮痧板

常用的刮痧板由牛角、玉石、砭石等制成。许多日常用具均可以作为刮痧工具使用，如铜钱、银元、瓷汤勺、嫩竹板、棉纱线、蚌壳等，现在还有了树脂、硅胶等现代材料所制成的刮痧工具。

2. 刮痧油

液体类：主要有凉开水、植物油（如芝麻油、茶籽油、菜籽油、豆油、花生油、橄榄油）、药油（如红花油、跌打损伤油、风湿油）等，不仅可防止刮痧板划伤皮肤，还可起到滋润皮肤、开泄毛孔、活血行气的作用。另外，还可以选用具有清热解毒、活血化瘀、通络止痛等作用的中草药，煎成药液，根据病情选用。注意事项：刮痧油宜避火使用和保存；皮肤过敏者禁用，外伤、溃疡、瘢痕、恶性肿瘤局部禁用。

乳膏类：选用质地细腻的膏状物质，如凡士林、润肤霜、蛇油、扶他林乳膏等。亦可将具有活血化瘀、通络止痛、芳香开窍等作用的中药提取物制备成乳膏剂使用。注意事项：避光，阴凉干燥处保存；宜根据病情需要选择适当的刮痧介质，如扶他林乳膏有镇痛、抗炎作用，用于风湿性关节疾病疗效较好。

（二）刮痧要点

充分暴露刮拭部位，在皮肤上均匀涂上刮痧油等介质；手握刮拭板，先以轻、慢手法为主，待患者适应后，手法逐渐加重、加快，以患者能耐受为度。宜单向、循经络刮拭，遇痛点、穴位时重点刮拭，以出痧为度。可先刮拭背部督脉和足太阳膀胱经背俞穴循行路线，振奋一身之阳、调整脏腑功能、增强抗病能力；再根据病情刮拭局部阿是穴或经穴，可取得更好疗效。刮痧后嘱患者饮用温开水，以助机体排毒驱邪。

（三）刮痧注意事项

刮痧后1～2天局部出现轻微疼痛、痒感等属正常现象；出痧后30分钟忌洗凉水澡；夏季出痧部位忌风扇或空调直吹；冬季应注意保暖；刮痧疗法具有严格的方向、时间、手法、强度和适应证、禁忌证等要求，如操作不当易出现不适反应，甚至病情加重，故应严格遵循操作规范或遵医嘱，不应自行在家中随意操作；有出血倾向、皮肤高度过敏、极度虚弱、严重心衰的患者均应禁刮或慎刮。

八、拔罐

拔火罐是一种以罐为工具，利用燃火、抽气等方法产生负压，使之吸附于体表，造成局部瘀血，以达到通经活络、行气活血、消肿止痛、祛风散寒等作用的中医疗法。拔罐疗法在古代中国有着悠久的历史，早在成书于西汉时期的帛书《五十二病方》中就有关于"角法"（类似于后世的火罐疗法）的记载。而国外的古希腊、古罗马时代也曾经盛行拔罐疗法。

（一）常用工具

目前拔火罐常用的罐具种类较多，有竹罐、玻璃罐、抽气罐等。

（二）拔罐操作

1. 拔罐

用镊子夹酒精棉球点燃，在罐内绕一圈再抽出；迅速将罐罩在应拔部位上，即可吸住。

2. 留罐

将罐吸附在体表后，使罐子吸拔留置于施术部位，一般留置5～10分钟；多用于风寒湿痹、颈肩腰腿疼痛。

3. 走罐

罐口涂万花油，将罐吸住后，手握罐底，上下来回推拉移动数次，至皮肤潮红；用于面积较大、肌肉丰厚的部位，如腰背；多用于感冒、咳嗽等病症。

4. 闪罐

罐子拔住后，立即起下，反复吸拔多次，至皮肤潮红；多用于面瘫。

5. 刺络拔罐

先用梅花针或三棱针在局部叩刺或点刺出血；再拔罐使罐内出血3～5 mL；多用于痤疮等皮肤疾患。

（三）拔罐注意事项

操作禁忌拔火罐时切忌火烧罐口，否则会烫伤皮肤；留罐时间不宜超过20分钟，否则会损伤皮肤；部位禁忌皮肤过敏、溃疡、水肿及心脏、大血管部位、下腹部，均不宜拔罐。

第九章

房事养生

房事,又称为性生活。房事养生,就是根据人体的生理特点和生命的规律,采取健康的性行为,以防病保健,提高生活质量,从而达到健康长寿的目的。

一、房事养生的意义

(一)有利于调摄心神

和谐是中国传统文化的精髓,男女房事中的身心和谐也是房事养生的精髓,只有和谐的两性生活才有益于身心健康。人类性生活不单纯是一种生理活动过程,而且也具有丰富的情感内涵。因此,性生活的和谐应以夫妻恩爱为基础,而和谐的夫妻生活,不仅可以化解一些生活上的矛盾,有效地疏解心理忧郁、苦闷和精神压力,使夫妻双方精神愉悦、气血调畅,促进彼此感情更加融洽,而且能鼓舞人们乐观向上,给家庭生活带来和睦与安定,还能预防某些疾病。有利于保持良好的心理状态和勃勃生机,达到延年益寿之目的。反之,夫妻反目、性生活不和谐、心情忧郁,则会食不甘味、寝不安寐,影响健康,甚至会导致各种疾病。因此,著名医家张景岳在系统总结明代以前医家和房中家有关房事养生的有关理论和学说的基础上,认为有助于身心健康的房事之道关键在于“合”。他指出:“明阳之道,合则聚,不合则离,合则成,不合则败。大道,大事,莫不由之,而尤予斯道为最。”所谓“合”,即是男女的性生活必须是包括情感身体在内的多方面的办调配合,达到水乳交融、和谐一致。夫妻双方只有在相互尊重、相互体贴、相互关心、相互忠诚的基础上达到感情的升华,才能使婚姻生活更加美满幸福,从而有益于身心健康。

房事养生的调养心神还表现在性交时的调神。古人认为性交时需要一定的激情,但也不能过分急躁,神情要相对平静,情志相对安定,这样可以防止发生性障碍,提高生活质量。马王堆医书《十问》中说,切忌在惊恐、慌张、焦虑、紧张、过度激动时性交,否则易造成气血亏虚,肾精不足,而有损健康。性交必须在开始时情绪保持相对平静,让性兴奋逐渐产生,气和精气逐渐会聚并深藏于内,这样性交时就不会损伤气血,精神不致妄动,有益于延年益寿。

(二)有利于健康长寿

性的要求和满足,是人类的生理本能,只有性要求得到满足和实现,人的精神和生殖功能才能平衡，和合调适，才能健康长寿。如果出现阴阳偏盛偏衰，人就会得病。适度的性生活正是调节人体阴阳的重要手段。

中医认为，人至成年，随着男女性器官发育成熟，便自然产生对性生活的要求，如《礼记·礼运》曰："饮食男女，人之大欲存焉。"《黄帝内经》云："天地氤氲，万物化醇；男女构精，以成人形。"规律而适度的性生活"能发闭通塞"，使"中府受输而盈"，即房事能使全身气血通畅，五脏六腑受到补益，延年益寿。过分抑制情欲或杜绝房事，会使人产生许多疾病，有损寿命。这一点古代医家早有足够的认识，唐孙思邈在《千金方》中说："男不可无女，女不可无男，无女则意动，意动则神劳，神劳则损寿。"以上说明，凡健康的成年人必须有正常的性生活，若奉行禁欲主义，使阴阳不得相交，非但不能长寿，还会致病寿夭。

现代医学认为，男女相互依存，正常的性生活可以调谐体内的各种生理功能，促进性激素的正常分泌，有利于防止衰老。良好的房事生活可以增强夫妻和谐，增加婚姻的情趣和家庭幸福。有人提出"性与生命同在"是有道理的。我国研究人员在1987年对广西巴马县的长寿老人调查结果表明，长寿老人的和谐、稳定的夫妻生活都比较长。国内外医学也已证明结婚者长寿。现代医学调查研究又发现，终身未嫁及离婚、鳏寡之男女，乳腺癌发病率比一般人高，患病率、死亡率也较高。这说明正常适度、规律协调的性生活对疾病的预防也是有积极意义的。

二、节制房事的意义

"欲不可纵"，是中医养生学的基本要点之一。古今中外，对性进行了多种多样的探索。主要有3种观点和流派，一是纵欲，一是禁欲，一是节欲，前二者走向极端是有害的，而"节欲"则是辨证地提出性生活的适度、节制，于人体有着重要养生意义。

（一）节欲保精的作用

1. 抗衰老

《素问·上古天真论》："以欲竭其精，以耗散其真，……故半百而衰也。"

《养性延命录》："壮而声色有节者，强而寿。"

《千金要方·房中补益》："所以善摄生者，凡觉阳事辄盛，必谨而抑之，不可纵心竭意以自贼也。"

节欲保精可以强肾固本。肾为先天之本，肾精充足，五脏六腑皆旺，抗病能力强，身体强壮，则健康长寿。反之，肾精匮乏，则五脏衰虚，多病早夭。

2. 优生

《广嗣纪要·寡欲篇》："男子以精为主，女子以血为主，阳精溢泻而不竭，阴血时下而不愆，阳交畅，精血合凝，胚胎结合而生育滋矣。"

节欲保精有益于优生，保证生下的孩子健康、聪明。男女气血乃小儿生命之根本，男女气血旺盛则有利胎儿孕育,只有在男女身体健康,阴阳和谐的情况下受孕,才能为胎儿健康打下良好的基础;男女精、气、血不足,则不孕、不育或早产或流产或小儿多病体弱。若孕前男女房事频繁,身体虚弱,阴阳不和,则胎儿先天之本亏虚。

(二)房事不节对健康的影响

1. 禁欲的危害

长时间禁欲可能会导致性欲低下、生育能力下降、诱发慢性前列腺炎等危害。同时,会影响自己的心理健康,导致诱发性功能障碍的发生。男性长期不射精,容易导致精子密度高,死精子多,精子活动度差。精子并不会随着储藏时间的加长而更厉害,相反数量和质量都会受到影响,容易导致生育能力下降。前列腺是分泌精液的器官,长时间禁欲会导致精液排出不畅造成梗阻和前列腺局部充血,是前列腺增生和前列腺癌的原因之一,严重者还会出现会阴部的疼痛不适、排尿困难、尿频尿急等症状。

2. 纵欲的危害

房事过度的人常常出现腰膝疲软,头晕耳鸣,健忘乏力,面色晦暗,小便频数,男子阳萎、遗精、滑精,女子月经不调、宫冷带下等症状。房事不节会导致疾病复发,临床常见的冠心病、高血压性心脏病、风心病、肺结核、慢性肝炎、慢性肾炎等,经治疗症状基本消失后,常因房事不节或遗精频繁,而使病情反复发作,使病情加重。

现代医学研究认为,失精过多,雄、雌激素亏损,人体免疫功能低下,人体组织蛋白形成能力低下,血循环不畅,内分泌失调,代谢率降低等,不仅造成身体虚弱,而且容易引起疾病。精液中含有大量的前列腺素、蛋白质、锌等重要物质。过频的房事生活会丢失大量与性命有关的重要元素,促使身体多种器官系统发生病理变化而加速衰老。另外,精子和性激素是睾丸产生的,失精过度,可使脑垂体前叶功能降低,同时加重睾丸的负担,并可因"反馈作用"抑制脑垂体前叶的分泌,导致睾丸萎缩,从而加速衰老的进程。

三、房事保健的原则和方法

(一)行房卫生

注意行房卫生是防病保健的一项重要措施。男女外阴容易藏纳污垢,如细菌、真菌、病毒、衣原体等,男性要特别注意清洗包皮内垢,否则不但容易引起龟头和包皮炎症,而且很容易引起女方的疾病。大量的医学临床资料证明,很多疾病是因男女行房不注意卫生而引起的,如妇科病月经不调、闭经、慢性宫颈炎、感染性阴道炎、子宫内膜炎、阴道黏膜溃疡等;男科疾病尿潴留、急性前列腺炎、尿道滴虫病、泌尿系统感染、阳痿等。因此,男女双方都要养成晚上睡前洗涤外阴的习惯。如果条件允许,行房后,也最好清洗下,女性最好小便一次,起到冲刷外阴的作用。

(二)行房有度

人的生理需求与大自然的四时节气要相互贴合,春季万物欣欣向荣蓬勃向上,人也应和万物一样，尽量使身心保质畅达，性生活略比冬季有所增加，有助于机体代谢活动。到了夏天，天气逐渐炎热，要控制性生活次数，保持强健的体魄以适应气候，抵御各种疾病的侵害。为了适应"春夏养阳，秋冬养阴"的养生原则，到了秋冬季性生活应有所节制。应遵循"春二、夏三、秋一、冬无"的原则，即春天每月 2 次，夏天每月 3 次，秋天每月 1 次，冬天避免房事。

现代医学认为，行房次数适度的掌握，并没有一个统标准和规定的限制，宜根据性生活的个体差异，加上年龄、体质、职业等不同情况，灵活掌握，区别对待。新婚初期，或夫妻久别重逢的最初几日，可能行房次数较频，而经常在一起生活的青壮年夫妇，每周 1～2 次正常的房事不会影响身体健康。行房适度一般以第二天不感到疲劳为原则，觉得身心舒适，精神愉快，工作效率高。如果出现腰酸背痛、疲乏无力、工作效率低，说明纵欲过度，应当调整节制。对于青壮年来说，房事生活定要节制，不可放纵；对于老年人，更应以少为佳。

（三）晚婚少育

《寿世保元》："男子破阳太早，则伤其精气；女子破阴太早，则伤其血脉。"

《妇人大全良方》："合男女必当其年。男虽十六而精通，必三十而娶；女虽十四而天癸至，必二十而嫁。皆欲阴阳完实，然后交合，则交而孕，孕而育，育而为子，坚壮强寿。今未笄之女，天癸始至，已近男色，阴气早泄，未完而伤，未实而动，是以交而不孕，孕而不育，育而子脆不寿。"

古人认为早婚早育会危害男女双方健康。虽然女子 14 周岁以后、男子 16 周岁以后具有生育能力，但自身并未发育完全，过早生育不仅会影响自身的身体健康，也会造成后代发育不良。

胎孕生育必然耗伤人体大量精血。因此，产妇产后，正气未复，则不可再孕。否则，会更加耗精伤肾，引起多种疾病。不仅影响母体健康，胎儿亦多先天不足。

现代研究表明，人体骨骼的钙化过程要在 23～25 周岁才能完成。只有待全身发育成熟后，婚育才可进行，晚婚必然晚育。女性婚育的最佳时期是 21～28 岁，男性婚育的最佳时期是 24～32 岁。在这个时期生育子女可较好地避免后代智力缺陷、畸形等不良后果，从而保证下一代的聪明、健康、长寿，为家庭和社会带来益处。不仅如此，还应提倡少育。胎孕生育必然耗伤人体大量精血。因此，产妇产后，正气未复，则不可再孕。否则，会更加耗精伤肾，引起多种疾病。不仅影响母体健康，胎儿亦多先天不足。

（四）提倡独宿

《太平广记》："上士别床，中士异被，服药百裹，不如独卧。"

古代认为独卧则心神安定，耳目不染，易于控制情欲，有利房事保健。

四、房事禁忌

房事是每对夫妻之间都需要的一个正常生理需求,进行房事可以促进夫妻间的感情交流,还可以给身体带来不少的好处,但一些不良做法会对人体健康产生影响,要禁忌行事。

(一)疲劳房事

房事就是一项体力劳动,在房事过程当中会消耗一定精力和体力,当感觉身体疲劳的情况下是不能够行房事的,这种情况下既达不到高潮,而且还会损害健康,会出现房事过后过度疲劳的现象。

(二)带病房事

患病期间,人体正气全力以赴与邪气作斗争,若病中行房,必然损伤正气,加重病情,导致不良后果。例如:患眼疾(结膜炎)未愈时,切忌行房,否则视神经萎缩会引起失明。病中行房受孕,对母体健康和胎儿的发育危害更大。

病后康复阶段,精虚气扇,元气未复,极需静心休养。若行房耗精,使正气更难复元,轻者旧疾复发,重者甚或丧命。

身患传染病且具有传染性者,也应避免房事,防止传染给他人。

(三)醉莫入房

《千金要方·道林养性》:"醉不可以接房,醉饱交接,小者面(黑干)咳嗽,大者伤绝血脉损命。"

《三元延寿参赞书》:"大醉入房,气竭肝伤,丈夫则精液衰少,阳萎不起,女子则月事衰微,恶血淹留。"

古人认为醉后入房,会对人体造成危害。同时,醉酒之后有的欲火难禁,行为失控,动作粗暴,礼仪不周,醉态中彼此都会有一些超出双方可容范围的行为。导致房事不和谐,且伤肾耗精,可引起各种病变。

由于乙醇可损害精细胞和卵细胞,经常饮酒或醉酒入房,不但有害自身,还可殃及后代。妇女酒后受孕或妊娠期饮酒,可使胎儿发育不良,严重者发生各种畸形,出生后先天发育不全,智力迟钝、呆傻,健康状况不佳,甚至早夭。

(四)七情劳伤禁欲

《千金要方·房中补益》:"人有所怒,气血未定,因以交合,令人发痈疽……运行疲乏来入房,为五劳虚损,少子。"

《三元延寿参赞书》:"恐惧中入房,阴阳偏虚,发厥自汗盗汗,积而成劳。"

当人的情志发生剧烈变化时,常使气机失常,脏腑功能失调。在这种情况下,应舒畅情志,调理气血,不应借房事求得心理平衡。七情过极,再行房事,不仅易引起本身疾病,如果受孕还可影响胎儿的生长、发育。

(五)切忌强合

《三元延寿参赞书》:"强力入房则精耗,精耗则肾伤,肾伤则髓气内枯,腰痛不能俯仰……体瘦尪羸、惊悸、梦泄、遗沥、便泄、阳萎、小腹里急、面黑耳聋。"

只有在双方精神愉快、体力充沛的状态下,性生活才能完美和谐,才能无碍于身心健康。任何一方都不宜勉强。勉强房事者,不仅会给心理上带来障碍,还会引起各种疾病。

(六)房事时间禁忌

1.忌在早晨和黄昏

每天清晨和黄昏,正好是阴阳二气转换交接的时间,此时阴阳交替,最容易失调,而男女行房事就需阴阳和谐,平衡相守,故认为此时应忌行房事,否则,将因阴阳失调而招致灾祸,引发一些疾病。

2.忌天气物候变化异常时

天气物候变化与男女性生活关系非常密切。古人认为人与天地相参,与日月星辰相应,时刻都在进行信息传递,人总是在不断吸引自然之灵气为己之精气。自然界的变化会导致人之气血及脏腑功能的变化。当男女在风和日丽、气候宜人、神清气爽时行房事,情洽意美,两心交畅,有益身心。反之,在日蚀月蚀、雷电暴击、狂风大雨、山崩地裂、奇寒异热之时,天地阴阳错乱,使人心神不宁。时行房事不仅不和谐愉快,且会导致疾病。

(七)房事环境禁忌

古人认为男女性生活的环境应隐秘安静,男女交合需心气平和,情绪自然。在一些不适宜的环境中禁忌行事。

1.忌在险恶、神圣等非常之处

《妇人规·子嗣》:"如寝室交会之所,亦最当知宜忌。凡神前庙社之侧,井灶冢枢之旁,及日月火光照临、沉阴危险之地,但觉神魂不安之处,皆不可犯,倘有不谨,则夭柱残疾,飞灾横祸,及不忠不孝之流,从而出矣。验如影响,不可慎哉。"

不宜在井灶、冢枢等险恶之地,庙宇内、宫观中、宗祠里、祖堂等神圣之地行房事。不仅会遭人讥笑嘲弄,也会因心绪不宁、神魂不安而招致身心疾患。

2.忌在阴冷场所

在阴冷的场所,尤忌秋凉冬寒时在竹席上行房事。因竹子性寒冷,犯者易感寒气,将会导致阴冷寒气浸淫肌肤脏器,而患腰酸腿疼、风湿瘫痪之疾。

3.忌在易被打扰场所

在人迹活动频繁之处行房事,容易被人撞见,精神处于紧张刺激状态,影响人体健康。

(八)妇女房事禁忌

妇女具有特殊的生理特点,即指经期、孕期、产期及哺乳期,对房事有特殊要求。

1. 经期禁欲

《千金要方·房中补益》:"妇人月事未绝而与交合,令人成病。"

月经期性生活,易引起痛经、月经不调、子宫糜烂、输卵管炎、盆腔感染或宫颈癌等多种疾病,影响女方身体健康。

2. 孕期早晚阶段禁欲

《保产要录》:"则两月内,不露怒,少劳碌,禁婬欲,终身无病。"

《傅青主女科》:"大凡妇人怀妊也,赖肾水荫胎,水源不足,则水易沸腾,加之久战不已,则火为大劫,再至兴酣癫狂,精为大泄,则肾水溢涸,而龙雷相火益炽,水火两病,胎不能固而堕矣。"

妇女在怀孕期间,对房事生活必须谨慎从事,严守禁忌。尤其是妊娠前3个月和后3个月内要避免性生活。早期房事易引起流产,晚期事易引起早产和感染,影响母子健康。孕期妇女需要集中全身精血育养胎儿,房事最易耗散阴精,若不善自珍摄,则母体多病,胎儿亦难保全,故怀孕期间必须节制房事。

3. 产期百日内禁欲

《千金要方·妇人方》:"至于产后,大须将慎,危笃之至,其在于斯。勿以产时无它,乃纵心恣意,无所不犯,犯时微若秋毫,感病广于嵩岱……所以,妇人产后百日以来,极须殷勤忧畏,勿纵心犯触,及即便行一房。若有所犯,必身反强直,犹如角弓反张,名曰褥风……凡产后满百日,乃可合会,不尔至死,虚羸百病滋长,慎之。凡妇人皆患风气脐下虚冷,莫不由此早行房故也。"

孕妇产后,百脉空虚,体质虚弱,抵抗力低下,需要较长时间的补养调理,才能恢复健康。同时产褥期恶露未净,若再行房事,更伤精血,邪气乘虚而入,引起多种疾病。故产后百日内必须严戒房事。

4. 哺乳期内当节欲

在哺乳期内,喂养幼儿需要大量营养价值高的母乳。乳汁乃母体气血所化,若用劳损伤,气血生化之源不足,则乳汁质量不佳,影响婴儿的正常发育,还可引起软骨病、疳积、贫血等病。所以,孙思邈指出,"毋新房以乳儿,令儿羸瘦,交胫不行",特别是"其母遇醉及房劳喘后乳儿最剧,能杀儿也"(《千金要方·少小婴孺方上》)。因此,在哺乳期应节制房事,安和五脏,保证婴幼儿的健康成长。

五、固精强肾的方法

肾气充足,性功能旺盛,可有效地保持身心健康。强肾保健的方法种类很多,如饮食、药物、推拿按摩、针灸、气功等。根据不同情况选择相应方法保健,都可收到良好效果。

(一)叩齿咽津法

早晨醒来后,先不说话,心静神凝,摒弃杂念,全身放松,口唇微闭,心神合一,闭目,然后使上下牙齿有节奏地互相叩击,铿锵有声,次数不限。

刚开始锻炼时,可轻叩 20 次左右,随着锻炼的不断进展,可逐渐增加叩齿的次数和力度,一般以 36 次为佳。力度可根据牙齿的健康程度量力而行。此为完成 1 次叩齿。

叩击结束,要辅以"赤龙搅天池",即叩击后,用舌在腔内贴着上下牙床、牙面搅动,用力要柔和自然,先上后下,先内后外,搅动 36 次,可按摩齿龈,改善局部血液循环,加速牙龈部的营养血供。当感觉有津液(唾液)产生时,不要咽下继续搅动,等唾液渐渐增多后,以舌抵上腭部以聚集唾液,鼓腮用唾液含漱(鼓漱)数次,最后分 3 次徐徐咽下。

每次做 10 遍为佳,一天当中早、中、晚各叩齿 1 次,多做更佳。

(二)撮谷道

"撮谷道"也就是提肛运动。平躺在床上,两手贴大腿外侧,两眼微闭,全身放松,以鼻吸气,缓慢匀和;吸气时收紧肛门括约肌,腹部稍用力,稍停 2 ~ 5 秒钟,放松,缓缓呼气;呼时腹部和肛门慢慢放松。这样一紧一松,做 9 ~ 10 次。

提肛运动不仅仅可以固精益肾,提振阳气,还能够促进局部的血液循环,改善便秘,对痔疮及脱肛颇有成效。

(三)按摩下肢涌泉法

取坐位,双手搓热后,双手掌分别紧贴脚面,从趾跟处沿踝关节至三阴交线,往返摩擦 20 ~ 30 次,然后用手掌分别搓涌泉穴 100 次,摩擦时,宜意守涌泉穴,手势略有节奏感。本法有交通心肾、引火归源之功,对心肾不交引起的失眠、遗精等症都有很好的防治效果。

(四)双掌摩腰法

取坐位,两手掌贴于肾俞穴,中指正对命门穴,意守命门,双掌从上向下摩擦 40 ~ 100 次,使局部有温热感。此法有温肾摄精之效,对男子遗精、阳痿、早泄,女子虚寒带下,月经不调等,均有很好的防治作用。

(五)按摩腹股沟法

推揉法:取仰卧位,双腿自然伸直略外展,暴露出腹股沟位置;然后双手大鱼际分别放在两侧腹股沟位置,稍用力从外上推向内下,每组 20 次,推揉 3 组。

点揉法:体位同推揉法;然后用双手拇指指腹,或者示指、中指、环指并拢,分别放在两侧腹股沟位置,稍用力从外上到内下,沿着腹股沟进行点揉,时间约 3 ~ 5 分钟,以局部出现酸、麻、胀感为宜。

弹拨法：取仰卧位，双腿自然伸直，按摩一侧的腿略外展，暴露出腹股沟位置；然后用一手大拇指从外上到内下，按照同一方向弹拨腹股沟位置，时间约为3～5分钟，以局部出现酸、麻、胀感为宜。

(六)男性强身按摩法

捏睾丸：两腿自然伸直，稍分开，搓热双手，一手按于小腹(丹田穴)处，另一手拇、示指将阴茎托握于虎口，两指并拢，固定阴茎，另三指轻轻揉捏睾丸，默数81次，然后左右换手，同样默数81次。手法需轻、柔、缓、匀，要有舒适感。

提阳根：手掌面紧贴丹田，另手握阴茎和睾丸向上、下、左、右提拉各30次，然后换手再做一遍。

壮神鞭：两手掌夹持阴茎(龟头外露)逐渐加力，来回搓动100～200次，操作中不要憋气，如产生射精感时，一手持阴茎，另一手示、中二指从输精管根部点压会阴穴，同时收腹提肛(如忍大便状)，用意念控制，待射精感完全消失后，再侧卧休息。

此功法有壮阳、补肾、固精作用，最适用于中老年男性，久练能延缓衰老，益寿延年。

(七)女性保健法

取坐位或仰卧位。揉乳房：两手同时揉乳房正反方向各30～50圈，再左右与上下各揉30～50次。抓乳房：两手交叉，用手指抓拿乳房，一抓一放为1次，可做30～50次。捏乳头：两手手尖同时提住乳头，以不痛为度，捏放为1次，连续做30～50次。拉乳头：两手同时将乳头向前拉长，然后松回，一拉一松为1次，可连续做30～50次。此功法对女性有滋补肝肾、培补元气、调节功能、促进发育的功效。久练可调节内分泌，提高免疫功能和抗病能力，增强性功能，延缓衰老。

(八)疏通任督法

取半仰卧位。点神阙：一手扶小腹，另一手中指点按在神阙穴上，默数60个数，然后换手再做一次。搓尾闾：一只手扶小腹，另一手握尾闾30～50次，然后换手再重做30～50次。揉会阴：一只手或双手重迭扶在会阴部，手指按在会阴穴上，正反方向各揉按30～50次。揉小腹：双手重迭，在小腹部正反方向各揉按30～50圈。此功法有疏通经络、滋阴补肾，调节任督冲带等脉功能，对前列腺炎、泌尿系统结石、子宫疾患有良好的防治功效。

第十章

运动养生

运用传统的运动方式进行锻炼,以活动筋骨,调节气息,静心宁神来畅达经络,疏通气血,和调脏腑,达到增强体质、益寿延年的目的,这种养生方法称为运动养生,又称为传统健身术。

中医将精、气、神称为"三宝",与人体生命息息相关。运动养生则紧紧抓住了这3个环节,调意识以养神;以意领气,调呼吸以练气,以气行推动血运,周流全身;以气导形,通过形体、筋骨关节的运动,使周身经脉畅通,营养整个机体,使机体达到"阴平阳秘"的状态,从而增进机体健康,以保持旺盛的生命力。

一、运动养生概述

(一)运动养生的作用

1. 改善心肺功能

通过有效的有氧运动可以增加肺活量,使心肌收缩更有力量,从而推动加快全身气血运行,为改善各个组织器官的血液循环和提升功能状况打下良好基础。

2. 调节心理

通过有氧运动可以缓解压力,调整心态,调节情绪,让人忘掉忧愁和烦恼,消除疲劳,改善睡眠质量。

3. 促进新陈代谢

通过运动锻炼可以为各个组织器官提供更多更好的血液供应,提供更多的营养养分,促进组织器官新陈代谢,通过排汗和加快肠蠕动,可以及时地排除毒素和代谢垃圾,燃烧脂肪,减少脂肪堆积,增加血管弹性,预防、改善心脑血管疾病。从而使自己更有活力,精神饱满,神清气爽,享受轻松、健康快乐生活。

4. 提高免疫力

通过运动锻炼,可以为各个组织器官提供更多的抗体、补体、免疫球蛋白,使抵抗力、免疫力大幅度提升,同时还可以减轻局部轻度的慢性炎症,改善各个组织器官的功能状况,调理慢性疾病。

5. 延缓衰老

运动锻炼是最好的,也是最有效、最持久的美容养颜方法,它还可以防止中老年骨钙流失、强壮骨骼和肌肉,使身体更加硬朗,起到延缓衰老、益寿延年的作用。

6.良好习惯养成

坚持循序渐进、持之以恒的运动锻炼,可以纠正以前的不良做法,养成良好的生活习惯,为自己拥有一个良好的身体状况提供保障。

(二)运动养生的特点

1.以祖国医学理论为指导

无论哪一种传统的功法,都是以中医的阴阳、脏腑、气血、经络等理论为基础,以养精、练气、调神为运动的基本要点,以动形为基本锻炼形式,用阴阳理论指导运动的虚、实、动、静;用开阖升降指导运动的屈伸、俯仰;用整体观念说明运动健身中形、神、气、血、表、里的协调统一。所以,健身运动的每一招式,都与中医理论密切相关。

2.注重意守、调息和动形的协调统一

强调意念,呼吸和躯体运动的配合,即所谓意守、调息、动形的统一。意守指意念专注,调息指呼吸调节,动形指形体运动,统一是指三者之间的协调配合,要达到形神一致,意气相随,形气相感,使形体内外和谐,动静得宜,方能起到养生、健身的作用。

3.融导引、气功、武术、医理为一体

传统的运动养生法是我国劳动人民智慧的结晶。千百年来,人们在养生实践中总结出许多宝贵的经验,使运动养生不断地得到充实和发展,形成了融导引、气功、武术、医理为一体的具有中华民族特色的养生方法。源于导引气功的功法:五禽戏、八段锦等。源于武术的功法:太极拳、太极剑等。然而,无论哪种功法,运用到养生方面,则都讲求调息、意守、动形,都是以畅通气血经络、活动筋骨、和调脏腑为目的。融诸家之长为一体,则是运动养生的一大特点。

(三)运动养生的原则

1.渐进性

首先进行运动量少、动作简单的运动,循序渐进,然后进行运动量较大、动作复杂的锻炼,使机体的适应能力逐渐提高,便肌肉活动和内脏器官活动很好地协调起来,不可急于求成。

2.均衡性

选择适宜的运动项目,使全身各部分肌肉、关节、四肢、内脏(心、肺、脑等)都能得到锻炼。运动中应兼顾左右手足、胸腹与背、两耳、两眼、上下牙齿的对称运动。

3.交替性

如伸与屈,旋与转,按与摩,捏与推,散步与跑步,游泳与骑自行车等可以交替进行。最好是做到内功与外功交替进行,动静结合。

4.季节性

根据冬夏气候变化选择适合的季节性运动项目,如夏季游泳、冬季滑雪与登山。

5.持久性

运动锻炼一定要持之以恒,坚持到底。倘若三天打鱼,两天晒网,则收不到预期的效果;如果半途而废,也必将前功尽弃。

二、运动养生的流派

(一)民间健身法

这类健身法大多散见于民间,方法简便,器械简单,而活动饶有趣味性。如:运动量较小、轻松和缓的散步、郊游、荡秋千、放风筝、踢毽子、打保健球等;运动量适中的跳绳、登高、跑马、射箭、举石锁等。这些活动,在娱乐中蕴含有运动养生的内容,亦无须特别专业的指导、训练,简便易行,形式多样,是民间喜闻乐见的健身措施。我国的很多民族都有自己特色的健身活动,如拔河、龙舟竞渡、摔跤、赛马、跷板、走高跷、舞龙灯、跑旱船以及各种各样的舞蹈等。

(二)道家健身术

道家健身术其理论源于老、庄,主张以养气为主,以提高生命能力,提出了"导引""养形",强调了练气以养生的观点。具有代表性的道家健身功法,如华佗的"五禽戏"、马王堆出土的"导引图"胎息经、八段锦、太极拳等。

(三)佛家健身术

佛家健身术源于禅定修心,为保证"坐禅"的顺利进行,便需要采取一些手段,以活动筋骨、疏通血脉。于是,逐渐形成了佛家的健身功法,其具有代表性有达摩易筋经、天竺国按摩法、心意拳、罗汉十八手、少林拳、禅密功等。

(四)中国传统武术

中国武术有着悠久的历史,最早可以追溯到商周时期,具有极其广泛的群众基础。它是中国劳动人民在长期的社会实践中不断积累和丰富起来的文化遗产,是中华民族的宝贵财富。

武术是修习一门制止侵袭的高度自保技术,它在切实解决安全问题的基础上,使修习者的头脑得到应变能力的训练,简便易行,能够轻松提升人的精神和身体素质,防卫健身,精进卓越,快乐通融。上武得道,平天下;中武入喆,安身心;下武精技,防侵害。

1.少林拳系

少林拳系发源于河南的中岳嵩山少林寺。少林拳多走刚猛一路。中原人身高体壮,伟岸多力,性格憨厚,所以拳路多是大开大合,劲力迅猛,充分发挥臂长腿长的优势,放长击远,讲究"一寸长,一寸强"。中原人重心较高,因此特别注意发挥腿击的优势,主张"手打三分,脚打七分",又有"手提两扇门,全凭腿打人"之说。

目前流行于北方地区的多数拳种,如梅花、炮拳、洪(红)拳、功(弓)力、劈挂、通臂、短打、燕青(秘踪)、拦手、螳螂、七星、朝(昭)阳、关东、八极、戳脚、鹰爪,以及长拳、猴拳、苌家拳、岳氏连拳等,都被认为属于少林拳系。上述每一拳种都又分别拥有若干拳械套路和功法。

2. 武当拳系

武当拳系起源地湖北的武当山,是道教和武当派武术的发源地。武当拳以养气健身、制敌自卫为目的,其技击原则是后发制人,以静制动,以逸待劳,后发先至,乘势借力,要求斗智不斗力,尚意不尚力。在对敌时,要求化去对方的劲力,而不宜以硬对硬(贵化不贵抗);步走弧形(圈步),进以侧门(从敌方身侧抢进);动如蛇之行,劲似蚕作茧,心息相依,闪展巧取。

流传至今的武当派拳路不下60种,包括太乙五行、纯阳、太和、启蒙、六步、咫尺、光明、问津、探马、七肘、七星、两仪、指迷、鹞子、长拳、六路、八极、醉八仙、云帚、刚拳、五朵梅花、柳叶绵丝掌等。武当派的器械套路也有几十种,如六乘枪、四门枪、雁门神枪、岳家枪、龙门十三枪、一苇棍、撼山易棍、玄武棍、棍元铁棍、武当剑、八仙剑、三合刀、四门刀、戒刀、春秋大刀、雁尾单刀、虎尾鞭、连环铜、板凳拳、太极球等。武当拳派中还包含若干功法,比较著名的有活气功(类似"铁布衫"功)、和血功(重在养生)、打穴功、浑元阴阳五行手、黑砂迷魂手、红砂勾魂手、五毒断魂手、五雷闪电手等。

3. 太极拳系

太极拳的起源,武术界一直存在着争论。多数意见认为太极拳起源于河南温县陈家沟,为陈王廷所创。太极拳讲究以弱胜强,以慢胜快,以少胜多,以巧胜拙,最忌以拙力死拼滥打,最忌硬顶硬抗。它是一种蕴含着深奥哲理、充满了智慧的拳种,它集中体现了中国人的处世之道,体现了中国对人生、对宇宙的悟解,可谓中国传统文化的一种特殊表现形态。

陈王廷之后,太极拳一直在陈氏族人中传授,人称"陈氏太极拳"。直到晚清时期,太极拳才开始外传,以北京为中心,衍化出杨、武、孙、吴四大流派。

4. 形意拳系

形意拳又名心意拳或心意六合拳,与武当、太极、八卦并称内家四大拳派。但是,形意拳的风格却是硬打硬进,几如电闪雷鸣,在内家拳中独树一帜。

形意拳基本属于象形拳,它的主要套路多是摹仿一些动物的捕食及自卫动作而成,即所谓"象形而取意",如龙、虎、猴、马、鼍、鸡、鹞、燕、蛇、鸟台、鹰、熊等。山西、河北两派多用梢节(拳掌),河南派更注意发挥中节、根节的作用,多以肘膝和肩胯击敌。

形意拳也属于道家拳派,讲究内功训练,在应敌时要求以意念调动出体内的最大潜能,以意行气,以气催力,在触敌前的一瞬间发劲,而且要求肘部不得伸直,缩短了出拳距离,使得形意拳具有较强的穿透力,往往可对敌人内脏造成伤害。

5. 八卦拳系

八卦拳就是八卦掌,以掌法为主,其基本内容是八掌,合于八卦之数;在行拳时,要求以摆扣步走圆形,将八个方位全都走到,而不像一般拳术那样,或来去一条线,或走四角,所以称为"八卦掌"。

八卦掌以掌代拳,步走圆形,突破了以拳为主、步走直线的传统拳法,为中国武术开辟了一方新天地。其步法以提、踩、摆、扣为主,左右旋转,绵绵不断。八卦掌以走为上,要求意如飘旗,气似云行,滚钻争裹,动静圆撑,刚柔相济,奇正相生。好手行拳,真是行如游龙,见首不见尾;疾若飘风,见影不见形;瞻之在前,忽焉在后,常常能使对手感到头晕眼花。以此应敌,则避实击虚,手打肩撞,皆可以意为之。

八卦掌另有对练和散手,器械有刀、剑、棍、鸳鸯钺等,其步法要求与掌法相同。八卦刀又名"八盘刀",长1.4米,重2千克,其长度和重量都超过一般的单刀。

6. 峨眉拳系

峨眉拳系是指以峨眉山为中心的四川拳系,它是在中国南方地区仅次于南拳第二大拳系。

峨眉拳术是在四川地方拳术与少林武功互相交流融会的基础上形成的。在四川流传较广的僧门拳、明海拳、洪门拳、字门拳、会门拳、盘破门等。据说均源于嵩山少林寺。赵门拳、山东教等也与嵩山少林寺有渊源。但是,上述诸多拳派,多以短拳为主,"多拳少腿"与"多腿少拳"的少林风格已有明显区别,已经四川化了。

峨眉拳中有一些本地创建的拳种,例如余门拳、白眉拳、慧门拳、黄鳝拳等,器械以峨眉的枪法闻名。

7. 南拳拳系

南拳拳系以福建、广东为中心,广泛流传于长江以南地区。

南拳的基本特点是门户严密,动作紧凑,手法灵巧,重心较低,体现出以小打大、以巧打拙、以多打少、以快打慢的技击特色。闽粤一带的人体形较为瘦小,力气也相当弱些,因此特别重视下盘的稳定性,讲究步法的灵活多变,多有扭拐动作(如骑龙步、拐步、盖步等),使身体可以灵活转向。南拳的上肢动作绵密迅疾,极富变化,有时下肢不动,拳掌可连续击出数次,力求快速密集,以快取胜。在发力时,南拳大多要呼喝作声,吐气催力,以增大爆发力。南方人四肢较短,所以讲究贴身靠打,多出短拳,充分发挥"一寸短,一寸险"的优势。南拳拳系中有许多象形拳,不仅有龙、虎、豹、象、鹤、蛇、马、猴、鸡等常见的象形拳,而且有狮、彪、鱼、犬等罕见拳种。其象形拳数量之多,居全国诸大拳系之冠。

代表性拳种有洪拳、蔡李佛拳、虎鹤双形拳、咏春拳、五祖拳、太祖拳、字门拳、法门拳等。

三、气功保健

气功是一种中国传统的保健、养生、祛病的方法。是以呼吸的调整、身体活动的调整和意识的调整（调息、调身、调心）为手段，以强身健体、防病治病、健身延年、开发潜能为目的的一种身心锻炼方法。

气功是祖国医学的宝贵遗产之一。是我国古代劳动人民长期和疲劳、疾病、衰老进行斗争的实践中，逐渐摸索、总结、创造出来的一种自我身心锻炼的摄生保健方法。它不仅历史悠久，而且有着广泛的群众基础，千百年来，它对中华民族的健康、繁衍起了重要的作用。气功一词最早见于晋代许逊著的《宗教净明录气功阐微》。在晋代以前的典籍中，道家称之为"导引""吐纳""炼丹"，儒家称之为"修身""正心"，佛家称之为"参禅""止观"，医家称之为"导引""摄生"。在历代医籍中，以"导引"为名者较为普遍，而"气功"之称，则是在近代才广为应用。

（一）养生机理

气功是着眼于"精、气、神"进行锻炼的一种健身术，它通过调身、调息、调心等方法来调整精、气、神的和谐统一。调心则意念专注，排除杂念，宁静以养神；调息则呼吸均匀和缓，气道畅通，柔和以养气；调身则经络气血周流，脏腑和调，从而做到"练精化气""练气化神""练神还虚"。通过系统的锻炼，可以使"精、气、神"三者融为一体，以强化新陈代谢的活力，使精足、气充、神全、体魄健壮，生命自然会延长，推迟衰老。

从现代医学角度来看，在气功锻炼的过程中，调身以使全身的肌肉骨骼放松，有助于中枢神经系统，特别是交感神经系统紧张性的下降，因而可以诱使情绪得到改善。调息则通过呼吸的调整可以按摩内脏，促进血液循环，增进器官功能。同时，可以兴奋呼吸中枢，进一步影响和调节自主神经系统。而调心、意守以至于入静时对大脑皮质有调节作用，可以使大脑皮质细胞得到充分的休息，也能对外感性有害刺激产生保护作用。因此，炼功中出现的呼吸抑制、交感神经抑制和骨骼肌放松等，是生理上的"内稳定"，是人体内在运行最正常的时刻，可以使大脑的活动有序化，从而大大提高脑细胞的活动效率，使大脑的潜力得以发挥，更好地开发人的智慧。所以说，气功可以增强体质、防病治病、益寿延年。

（二）练功要点

气功的门派较多，然在功法上，大致可分为动、静两类。所谓静功，即在练功时要求形体不动，如坐功、卧功、站功等；所谓动功，即在练功时，形体要做各种动作进行锻炼，即通常所说"内炼一口气，外炼筋骨皮"。

1.调息、调身、调心

调息即调整呼吸，练功时要求呼吸深长、缓慢、均匀，此又称气息或练气。在自然呼吸的前提下,鼻吸、鼻呼,或鼻吸、口呼,逐渐把呼吸练得柔和、细缓、均匀、深长。

调身即调整形体,使自己的身体符合练功姿势、形态的要求,强调身体放松、自然,以使内气循经运行畅通无阻。

调心即意识训练,又称为意守或练意,指在形神松静的基础上,意守丹田的方法,进一步把心安定下来,排除杂念,以达到"入静"状态。"入"是进入,"静"是安静,"入静"就是达到对外界刺激不予理睬的清静状态。此时头脑清醒,似睡非睡,即所谓"气功态"。

2.强调身心统一、松静自然

为了达到入静,要求意念和气息必须密切配合,呼吸放松,舌抵上腭,用意念诱导气的运行。身体也要放松,姿势自然而正确,方可达到身心统一,达到"入静"。

所谓松静自然,是指在气功锻炼中必须强调身体的松弛和情绪的安静,要尽力避免紧张和解除紧张。在一种轻松自然的情况下练功则可达到神气合一,形神会一,协调整体的目的。

练习气功在短期内学习一些基础知识,掌握一些基本要领、方法是可能的,但要练得很好,则不是一下子就可以做到的,需要有一个过程。在练习过程中一般容易有两种偏向,一是急于求成,练得过多、过猛;一是松懈傲慢,放任自流。因此,练功者必须培养坚韧不拔的毅力,多下苦功,克服松懈情绪。同时,也要强调按客观规律办事,循序渐进,克服急于求成的想法。人体内部的变化是逐渐产生的,不可操之过急,要持之以恒。

(三)功法练习

1.五禽戏

五禽是指虎、鹿、熊、猿、鸟5种禽兽。所谓五禽戏,就是指模仿虎、鹿、熊、猿、鸟5种禽兽的动作,组编而成的一套锻炼身体的功法。

五禽戏属古代导引术之一,它要求意守、调息和动形谐调配合。意守可以使精神宁静,神静则可以培育真气;调息可以行气,通调经脉;动形可以强筋骨,利关节。由于是模仿5种禽兽的动作,所以,意守的部位有所不同,动作不同,所起的作用也有所区别。

(1)虎戏。即模仿虎的形象,取其神气、善用爪力和摇首摆尾、鼓荡周身的动作。要求意守命门,命门乃元阳之所居,精血之海,元气之根、水火之宅,意守此处,有益肾强腰,壮骨生髓的作用,可以通督脉、祛风邪。

(2)鹿戏。即模仿鹿的形象,取其长寿而性灵,善运尾闾,尾闾是任、督二脉通会之处,鹿戏意守尾闾,可以引气周营于身,通经络、行血脉、舒展筋骨。

(3)熊戏。即模仿熊的形象,熊体笨力大,外静而内动。要求意守中宫(脐内),以调和气血。练熊戏时,着重于内动而外静。这样,可以使头脑虚静,意气相合,真气贯通,且有健脾益胃之功效。

(4)猿戏。即模仿猿的形象,猿机警灵活,好动无定。练此戏就是要外练肢体的灵活性,内练抑制思想活动,达到思想清静,体轻身健的目的。要求意守脐中,以求形动而神静。

(5)鸟戏。又称鹤戏,即模仿鹤的形象,动作轻翔舒展。练此戏要意守气海,气海乃任脉之要穴,为生气之海;鹤戏可以调达气血,疏通经络,活动筋骨关节。

五禽戏的5种功法各有侧重,但又是一个整体,一套有系统的功法,如果经常练习而不间断,则具有养精神、调气血、益脏腑、通经络、活筋骨、利关节的作用。神静而气足,气足而生精,精足而化气动形,达到三元(精、气、神)合一,则可以收到祛病、健身的效果。

练功时,首先要全身放松,行绪要轻松乐观。轻松乐观的情绪可使气血通畅,精神振奋;全身放松可使动作不致过分僵硬、紧张。

呼吸要平静自然,用腹式呼吸,均匀和缓。吸气时,口要合闭,舌尖轻抵上腭。吸气用鼻,呼气用嘴。

要排除杂念,精神专注,根据各戏意守要求,将意志集中于意守部位,以保证意、气相随。

五禽戏动作各有不同,如熊之沉缓、猿之轻灵、虎之刚健、鹿之温驯、鹤之活泼等。练功时,应据其动作特点而进行,动作宜自然舒展,不要拘紧。

2. 太极拳

太极拳是一种意识、呼吸、动作密切结合的运动,"以意领气,以气运身",用意念指挥身体的活动,用呼吸协调动作,融武术、气功、导引于体,是"内外合"的内功拳。

重意念,使神气内敛,练太极拳要精神专注,排除杂念,将神收敛于内,而不被他事分神。神内敛则"内无思想之患"而精神得养、身心欢快;精神宁静、乐观,则百脉通畅,机体自然健旺。

调气机,以养周身。太极拳以呼吸协同动作,气沉丹田,以激发内气营运于身。

动形体,以行气血。太极拳以意领气,以气运身,内气发于丹田,通过旋腰转脊的动作带动全身,即所谓"以腰为轴""动无有不动"。气经任、督、带、冲诸经脉上行于肩、臂、肘、腕,下行于胯、膝、踝,以至于手足四末,周流全身之后,气复归于丹田,故周身肌肉、筋骨、关节、四肢百骸均得到锻炼。具有活动筋骨、疏通脉络、行气活血的功效。

练习太极拳,要始终保持神静,排除思想杂念,使头脑静下来,全神贯注,用意识指导动作。神静才能以意导气,气血才能周流。

含胸,即胸略内涵而不挺直;拔背,即指脊背的伸展。能含胸则自能拔背,使气沉于丹田。

身体宜放松,不得紧张,故上要沉肩坠肘,下要松胯松腰。肩松下垂即是沉肩;肘松而下坠即是坠肘;腰胯要松,不宜僵直板滞。体松则经脉畅达,气血周流。

太极拳要求根在于脚,发于腿,主宰于腰,形于手指,只有手、足、腰协调一致,浑然一体,方可上下相随,流畅自然。外动于形,内动于气,神为主帅,身为驱使,内外相合,则能达到意到、形到、气到的效果。

太极拳中,腰是各种动作的中轴,宜始终保持中正直立,虚实变化皆由腰转动,故腰宜松、宜正直,腰松则两腿有力,正直则重心稳固。

太极拳动作要轻柔自然,连绵不断,不得用僵硬之拙劲、宜用意不用力。动作连绵,则气流通畅;轻柔自然,则意气相合,百脉周流。

太极拳要求意、气、形的统一和协调,呼吸深长均匀十分重要,呼吸深长则动作轻柔。一般说来,吸气时,动作为合;呼气时,动作为开。呼吸均匀,气沉丹田,则必无血脉偾胀之弊。

3. 八段锦

八段锦是由八种不同动作组成的健身术,故名"八段"。因为这种健身功可以强身益寿,祛病除疾,其效果甚佳,有如展示给人们一幅绚丽多彩的锦缎,故称为"锦"。

八段锦属于古代导引法的一种,是形体活动与呼吸运动相结合的健身法。活动肢体可以舒展筋骨,疏通经络;与呼吸相合,则可行气活血、周流营卫、斡旋气机,经常练习八段锦可起到保健、防病治病的作用。

八段锦对人体的养生康复作用,从其歌诀中即可看出。例如"双手托天理三焦",即说明双手托天的动作,对调理三焦功能是有益的。两手托天,全身伸展,又伴随深呼吸,一则有助于三焦气机运化,二则对内脏亦有按摩、调节作用,起到通经脉、调气血、养脏腑的效果。同时,对腰背、骨骼也有良好作用。其他诸如"调理脾胃需单举""摇头摆尾去心火"等,均是通过宣畅气血、展舒筋骸而达到养生的目的。八段锦的每一段都有锻炼的重点,而综合起来,则是对五官、头颈、躯干、四肢、腰、腹等全身各部位进行了锻炼,对相应的内脏以及气血、经络起到了保健、调理作用,是机体全面调养的健身功法。

练功时,要自然、平稳、腹式呼吸。精神放松,注意力集中于脐。全身放松,用力轻缓,切不可用僵力。练功内容:

双手托天理三焦;左右开弓似射雕;

调理脾胃须单举;五劳七伤往后瞧;

摇头摆尾去心火;两手攀足固肾腰;

攒拳怒目增气力;背后七颠百病消。

此外,尚有一种坐式的"八段锦",为明代冷谦所编,具体内容是:

闭目冥心坐,握固静思神。

叩齿三十六,两手抱昆仑。

左右鸣天鼓,二十四度闻。

微摆撼天柱,赤龙搅水津;

鼓漱三十六,神水满口匀;一口分三咽,龙行虎自奔。

闭气搓手热,背摩后精门;尽此一口气,想火烧脐轮。

左右辘轳转,两脚放舒伸。

叉手双虚托,低头攀足频。

以候逆水至,再漱再吞津,如此三度毕,神水九次吞;咽下汩汩响,百脉自调匀。

4.易筋经

"易"指移动、活动;"筋",泛指肌肉、筋骨;"经",指常道、规范。顾名思义,"易筋经"就是活动肌肉、筋骨,使全身经络、气血通畅,从而增进健康、祛病延年的一种传统健身法。

易筋经同样是一种意念、呼吸、动作紧密结合的一种功法,尤其重视意念的锻炼,活动中要求排除杂念,通过意识的专注,力求达到"动随意行,意随气行",以用意念调节肌肉、筋骨的紧张力(即指形体不动而肌肉紧张的"暗使劲")。其独特的"伸筋拔骨"运动形式,可使肌肉、筋骨在动势柔、缓、轻、慢的活动中,得到有意识的神、拉、收、伸,长期练功,会使肌肉、韧带富有弹性,收缩和舒张能力增强,从而使其营养得到改善。同时,使全身经络、气血通畅,五脏六腑调和,精力充沛,生命力旺盛。当然,必须长期锻炼才能收到内则五脏敷华,外则肌肤润泽,容颜光彩,耳目聪明,老当益壮的功效。

练功要领:

精神清静,意守丹田。

舌抵上腭,呼吸匀缓,用腹式呼吸。

松静结合,柔刚相济,身体自然放松,动随意行,意随气行,不要紧张僵硬。

用力时应使肌肉逐渐收缩,达到紧张状态,然后,缓缓放松。

5.六字诀

六字诀,即六字诀养生法,是我国古代流传下来的一种养生方法,为吐纳法。它的最大特点是:强化人体内部的组织功能,通过呼吸导引,充分诱发和调动脏腑的潜在能力来抵抗疾病的侵袭,防止随着人年龄的增长而出现的过早衰老。

六字诀是一种吐纳法。它是通过呬、呵、呼、嘘、吹、嘻6个字的不同发音口型,唇齿喉舌的用力不同,以牵动不同的脏腑经络气血的运行。以呵字治心气,以呼字治脾气,以呬字治肺气,以嘘字治肝气,以吹字治肾气,以嘻字治胆气。此六字诀,分主五脏六腑。

预备式:两足开立,与肩同宽,头正颈直,含胸拔背,松腰松胯,双膝微屈,全身放松,呼吸自然。

呼吸法:顺腹式呼吸,先呼后吸,呼所时读字,同时提肛缩肾,体重移至足跟。

调息:每个字读6遍后,调息1次,以稍事休息,恢复自然。

第十一章

娱乐养生

娱乐养生是指通过轻松愉快、活泼多样的娱乐活动,在美好的生活气氛和高雅的情趣之中,使人们舒畅情志,怡养心神,增加智慧,动筋骨,活气血,锻炼身体,增强体质,寓养生于娱乐之中,从而达到养神健形、益寿延年的目的。例如琴棋书画、花木鸟鱼、旅游观光、艺术欣赏等。

一、娱乐养生概述

(一)娱乐养生的作用

1. 调养心神

用于养生的各种娱乐活动,其内容健康,情趣高雅,生动活泼,在轻松愉快的环境和气氛中,给人以美的享受。情志畅达,赏心悦目,则百脉疏通,气血调和;情趣高雅则可益智养心,故具有怡养神情之作用。

2. 强身健体

通过亲身参加娱乐活动,比如弹琴、唱歌、跳舞、栽花种草、作书绘画、旅游等,能起到活动筋骨、锻炼身体的作用。用娱乐活动来调节情绪和生理功能,往往能起到许多药物治疗所起不到的良好作用。北宋欧阳修曾患"两手中指拘挛",医生告诉他应多运动手指,并认为"弹琴可为",他通过弹琴训练,使手指的疾病痊愈。

3. 提高社会适应能力

现代社会,人们生活节奏快,往往过于紧张,人与人之间沟通较少,而许多娱乐活动(跳舞、合唱、打球等)都需要集体参与共同完成,多参加集体组织的参观、旅游等活动,能提高自己的社会适应能力。

(二)娱乐养生的注意事项

1. 因人而宜

根据不同的年龄、职业、生活环境、文化修养、性格、气质,选择不同的娱乐形式,才能达到良好的养生作用。

2. 保持轻松愉快的心情

只求调养身心,切勿争强好胜,勿做力不从心的活动,以免伤害身体。

3.和谐适度

不可沉迷不返,"乐不思蜀"。娱乐太过,就成为《素问·上古天真论》所谓"务快其心,逆于生乐",背离养生之道的行为。于身体非但无益,而且有害。

二、音乐养生

音乐养生是指人们聆听音乐,在相应的音乐环境中,使人的精神状态、脏腑功能、阴阳气血等内环境得到改善,达到调养身心、保持健康的养生方法。

音乐可以欣赏,也可自娱,包括唱歌与演奏乐曲。欣赏音乐可以使人情绪改变,而弹拨或唱歌则不仅可以调节情志、怡养心神,还可直接宣泄情绪。

(一)音乐养生的作用

1.抒发情感,调节情志

音乐用其特殊的语言形式,满足了人们宣泄情绪,表达愿望的需求,而情感的适当抒发对人的健康十分有利。

音乐不仅可以表达情感,还能通过其旋律的起伏和节奏的强弱调节人的情志。

《寿世全书》:"声音感人之道,其效力速于训话与身教……况丝竹能陶冶性情,讴歌能发抒抑郁,故无论男女,当职业余之时,或安弦操漫,或铁板铜琶,或引吭高歌,或曼声徐度,于身心二者,交有裨益。"

音乐使人的感情得以宣泄,情绪得以抒发,因而令人消愁解闷,心绪安宁,胸襟开阔,乐观豁达。正如音乐家冼星海所说:"音乐,是人生最大的快乐;音乐,是生活中的一股清泉;音乐,是陶冶性情的熔炉。"

2.调和血脉,怡养五脏

《乐记》:"音乐者,流通血脉,动荡精神,以和正心也。"

音乐通过调节情志,使人欢悦,故而令周身脉道通畅,气血调达。古人认为五声音阶中的宫、商、角、徵、羽五音,分别对五脏有不同的调节作用。宫音悠扬谐和,助脾健运,旺盛食欲;商者铿锵肃劲,善制躁怒,使人安宁;角音条畅平和,善消忧郁,助人入眠;徵音抑扬咏越,通调血脉,抖擞精神;羽音柔和透彻,发人遐思,启迪心灵。说明音乐确能起到和血脉,谐调五脏功能的作用。

3.动形健身

音乐不仅可以通过听赏而令人心情舒畅,气血和调,演奏不同的乐器或伴随优美的乐曲而翩翩起舞可使人动形健身。吹、拉、弹、拨各种不同的乐器,可以心、手并用,既舒发情感,也活动肢体,而且,手指的活动还可以健脑益智。在音乐旋律的境界中,舒展身体,轻歌漫舞,使人情动形动,畅情志而动筋骨,从而达到动形健身的目的。

现代医学研究表明,音乐的活动中枢在大脑皮质右侧颞叶。轻松、欢快的音乐能促使人体分泌一些有益于健康的激素、酶、乙酰胆碱等活性物质,从而调节血流量和兴奋神经细胞,音乐还可以改善人的神经系统、心血管系统、内分泌系统和消化系统的功能。

(二)音乐养生的注意事项

1. 根据不同场景有针对性地选择

如进餐时,听轻松活泼的乐曲较为适宜,有促进消化吸收的作用;临睡前,听缓慢悠扬的乐曲,有利于入睡;工间休息时,听欢乐、明快的乐曲,有利于解除疲劳等。

2. 结合自己身体情况进行选择

如老年人、体弱者及心脏病患者,宜选择慢节奏的乐曲;年青人宜选择强节奏的乐曲等。

3. 要根据个人爱好选择

无论民族乐、管弦乐,还是地方戏曲,同样都能起到调节情志的作用。应以个人喜好为原则进行选择。

4. 要注意情绪的变化

练习、演奏乐曲,要在心闲气静之时,方能达到养生健身的目的。情绪波动,忧伤恼怒之时,以暂不弹奏为宜。

(三)中国传统乐器的分类

乐器按照各自使用的物质材料分为八种类别:即金(钟、镈、铙)、石(磬)、丝(琴、瑟)、竹(箫、篪)、匏(笙、竽)、土(埙、缶)、革(鼗、雷鼓)、木(柷、敔),称为八音。乐器按照演奏方式分为4类:吹、拉、弹、唱。

1. 古琴

古琴,中国最古老的弹拨乐器,有三千多年的历史,被誉为琴棋书画四艺之首,在古代是地位最崇高的乐器。代表作品有《广陵散》《平沙落雁》《梅花三弄》等。

2. 古筝

古筝又名汉筝、秦筝、瑶筝、鸾筝,是中国汉民族传统乐器中的筝乐器,属于弹拨乐器。它是中国独特的、重要的民族乐器之一。它的音色优美、音域宽广、演奏技巧丰富,具有相当强的表现力,因此至今仍深受广大人民群众的喜爱。代表作品有《渔舟唱晚》《高山流水》《汉宫秋月》等。

3. 琵琶

琵琶是一种弹拨乐器,在中国历史悠久,是中国的经典乐器。琵琶发声十分特殊,它的泛音在古今中外的各类乐器中居首位,不但音量大,而且音质清脆明亮。代表作品有《十面埋伏》《霸王卸甲》《汉将军令》《夕阳箫鼓》《昭君出塞》《汉宫秋月》《阳春白雪》《春江花月夜》等。

4. 唢呐

唢呐的音色明亮,音量大,管身木制,呈圆锥形,俗称喇叭。唢呐发音高亢、嘹亮,过去多在民间的吹歌会、秧歌会、鼓乐班和地方曲艺、戏曲的伴奏中应用。经过许多年的发展,唢呐的演奏技巧不断丰富,表现力不断提高,已成为一件具有特色的独奏乐器,并用于民族乐队合奏或戏曲、歌舞伴奏。代表作品有《全家福》《百鸟朝凤》《抬花轿》等。

5.箫

箫一般分为琴箫、洞箫和南箫。皆为单管、竖吹,是一种非常古老的汉族吹奏乐器。箫历史悠久,音色圆润轻柔,幽静典雅,适于独奏和重奏。它一般由竹子制成,吹孔在上端。按"音孔"数量区分为六孔箫和八孔箫,而八孔箫为现代改进的产物。琴箫最细,声音音量小,音色清亮,适合室内,比较文气;洞箫适中,比较温雅细腻;南箫管径较粗,声音可醇厚亦可如洪钟。代表作品有《春江花月夜》《渔樵问答》等。

6.编钟

编钟是汉族古代大型打击乐器,兴起于夏朝,盛于春秋战国直至秦汉。中国是制造和使用乐钟最早的国家。在中国古代,编钟是上层社会专用的乐器,是等级和权力的象征。编钟音色清脆明亮,悠扬动听,能奏出歌唱一样的旋律,又有歌钟之称。

7.二胡

二胡是唐代由西域胡人传过来的弦乐器,来自北方的奚部落,因此又称"胡琴"。后来,胡琴发展出了二胡、中胡、京胡、坠胡、板胡等十几个品种,二胡就是其中比较重要的一种。是一种中国传统拉弦乐器。二胡音色近乎跟人声一样,具有歌唱性、诉说感。名曲有《二泉映月》《良宵》《听松》《赛马》《葡萄熟了》等。

8.马头琴

马头琴是一种两弦的弦乐器,有梯形的琴身和雕刻成马头形状的琴柄,为蒙古族人民喜爱的乐器。蒙古语称"潮尔"。琴身木制,长约一米,有两根弦,共鸣箱呈梯形,声音圆润,低回宛转,音量较弱。代表作品有《万马奔腾》《蒙古小调》《黑骏马》等。

9.鼓

鼓为群音之首。在远古时期,鼓主要是作为祭祀的器具,人类认为鼓能够通天。在狩猎征战活动中,鼓都被广泛地应用。鼓作为乐器是从周代开始。从原始的陶鼓、土鼓、皮鼓、铜鼓,一直发展到种类繁多的现代鼓,鼓是人们喜爱和广泛应用的乐器之一。中国鼓类乐器的品种非常多,其中有腰鼓、大鼓、同鼓、花盆鼓等。

(四)音乐生物钟

中央音乐学院教师赵世民设计了一套《音乐养生生物钟》,用音乐来调节人体生物钟,以达到健康养生的目的。

6:00 晨叫醒音乐:斯美塔那《沃尔塔瓦河》11′41″;

6:12 补水音乐:施特劳斯《蓝色多瑙河》3′50″;

6:16 排毒音乐:柴可夫斯基《天鹅湖》《三只大天鹅舞曲》1′31″(可反复几次);

6:26 梳头音乐:巴赫《勃兰登堡协奏曲》4′39″;

　　6:31 叩齿音乐:拉威尔《波莱罗》5′02″;

　　6:36 搓脸音乐:英国民谣《绿袖子》2′24″;

　　6:39 提肛音乐:维瓦尔第《四季·春》3′18″;

　　6:43 踩石子音乐:柴可夫斯基《天鹅湖》《四小天鹅舞曲》1′29″(可反复几次)

　　6:48 唱巫音乐:舒伯特《圣母颂》4′52″(可反复几次);

　　7:40 早餐音乐:贝多芬《田园》交响曲33′45″;

　　10:00 工间眠保健音乐:柴可夫斯基《胡桃夹子》里的《儿童进行曲》2′22″(可反复几次);

　　12:30 午间冥想音乐:格里格《培尔金特》16′49″(可反复几次);

　　18:00 晚餐音乐:莫扎特《第四十交响曲》38′39″;

　　21:30 泡脚音乐:柏辽兹《幻想交响曲》34′05″;

　　22:00 助眠音乐:肖邦《夜曲》25′25″。

(五)音乐疗法

　　音乐疗法主要由曲调的节奏、旋律、响度、声音等因素对人体的生理、心理两方面的调节作用。在心理方面,它通过艺术感染力影响人们的情绪和行为,以情导理,以调摄情志。在生理方面,音乐通过发出连续的声波振动,作用于人体,使各器官节奏协调一致。这种协调一致是利于身心健康的,音响对感觉器官和感觉神经起作用,从而影响肌肉、血管、神经、脏器的活动,协调人体各器官的活动。

　　1.开郁方

　　本方乐曲节奏明快,旋律流畅,情调欢乐,优美动听,具有开畅胸怀、舒解郁闷之功效。如《流水》《桃叶歌》《百鸟行》《步步高》。

　　2.安神方

　　本方节奏缓慢、旋律婉转,曲调低吟悠然,清幽和谐,可用于情绪紧张、急躁易烦者。如《梅花三弄》《二泉吟》《春江花月夜》《江南好》。

　　3.激昂方

　　本方节奏鲜明有力,旋律高亢激昂,曲调雄壮。可用于低沉消极、悲观失望的情绪。如《满江红》《国际歌》《松花江上》《黄河大合唱》《义勇军进行曲》。

　　4.制怒方

　　本方节奏缓慢,旋律低沉,曲调低沉悲凉,可用于精神病、狂躁症者。如《小胡筋》《葬花》《汉宫秋月》。

　　5.小儿增智方

　　张景岳认为"乐者通神明",妥善行之,自能增智。常用的有《赛马》《春风杨柳》《新疆之春》《小桃红》。

6. 中老年增智方

老年人多喜欢听幼时和年轻时熟悉的乐曲。如《南泥湾》《八月桂花》《解放区的天是明朗的天》《浏阳河》《生产大合唱》。

三、弈棋养生

我国棋类有很多,如围棋、象棋、军棋等,雅俗共赏,变化万千,趣味无穷。弈棋之时,精神专一,意守棋局,杂念皆消,神情有弛有张。古人就有"善弈者长寿"之说,弈棋不仅是紧张激烈的智力竞赛,更是有利身心、延年益寿的娱乐活动。

(一)养生机理

1. 养性益智

下棋是一种静中有动、外静内动的活动,需要凝神静气、全神贯注,神凝则心气平静,专注则杂念全消。而棋局的变化,可以锻炼人的应变能力,既是一种休息、消遣,也是一种益智养性的活动。

2. 锻炼思维

下棋是一种有趣味有意义的脑力活动,棋盘上瞬息万变的形势,要求对弈者全力以赴,开动脑筋,以应不测。两军对垒,这是智力的角逐;行兵布阵,是思维的较量。经常下棋,能锻炼思维,保持智力聪慧不衰。

3. 身心舒畅

与棋友会棋,磋商技艺,能增进朋友之间的往来,特别是中老年人,下棋作为一种活动,也可使人精神愉快,有所寄托,使身心舒畅。

(二)注意事项

下棋固然是有益的活动,但不掌握适度,以致废寝忘食,反而有损于健康,故而应注意以下几点。

1. 饭后不宜立即弈棋

饭后应稍事休息,以便食物消化吸收。若饭后即面对棋局,必然会使大脑紧张,减少消化道的供血,导致消化不良和肠胃病。

2. 不要时间过长

下棋不注意适度,会使下肢静脉血液回流不畅,出现下肢麻木、疼痛等症。故应适当活动,不应久坐。

3. 不要情绪波动

过分紧张、激动,对老年人十分有害,往往可诱发中风、心绞痛,应以探讨技艺为出发点和目的,不争强好胜,不计较得失,才能心平气和。

4. 不要挑灯夜战

老年人生理功能减退,容易疲劳,且不易恢复,若夜间休息减少,身体抵抗力下降,容易发生疾病。

四、书画养生

书指书法,画指绘画,中国书画是具有浓郁民族特色的艺术表现形式,也是养生的有效手段之一。

以书画进行养生、治病,有两方面的内容:一是习书作画,二是书画欣赏。习书作画是指自己动手,或练字或作画,融学习、健身及艺术欣赏于一体。书画欣赏是指对古今名家的书画碑帖艺术珍品的欣赏,在艺术美的享受之中,达到养生键身的目的。

《老老恒言·消遣》:"笔墨挥洒,最是乐事……法书名画,古人手迹所有,即古人精神所寄,窗明几净,展玩一过,……审其佳妙,到心领神会处,尽有默默自得之趣味在。"

经常练字的人都有这样的感觉,随着自己在书法上的长进和增高,体力、精力也有很大的增益。

(一)养生机理

1. 调血气,通经脉

习书作画要有正确的姿势。头部端正,两肩平齐,胸张背直,两脚平放,这样才能提全身之力。宋代陆游有"一笑玩笔砚,病体为之轻"之名句。写字作画必须集中精力,心正气和,灵活自若地运用手、腕、肘、臂,从而调动全身的气和力。这样,很自然地通融全身血气,身体内气血畅达,五脏和谐,百脉疏通,使体内各部分功能得到调整,使大脑神经兴奋和抑制得到平衡,促进血液循环和新陈代谢,精力自然旺盛。

2. 静心宁神

书画活动可以使心理达到平衡。唐代大书法家欧阳询认为:"莹神静虚,端己正容,秉笔思生,临池志逸。"作画习书必须用意念控制手中之笔,"用心不杂,乃是入神要路"。绝虑凝神,志趣高雅,便能以"静"制"动"。这样,使人消除紧张变得遇事沉着。

学然后知不足,知不足乃能立志进取,购买书法理论,碑刻字帖,参观书展、观摩欣赏,苦练作画习书之功,才能提高鉴别能力,也才能真正掌握功夫。进取总使人欣慰,一旦有所长进,便会自得其乐,心情愉快。

中国书画,是两种不同的艺术表现形式,书法重在字的间架结构变幻及笔力、气势;而中国画则重在丹青调配,浓淡布局。但其本质都在于追求意、气、神,讲究章法、布局。调意指意境,气指气势,神指神态。讲意境,即要求静息凝神,精神专注,杂念全消,一意于构思之中。讲气势,是要求全神贯注,气运于笔端,令作品在笔墨挥洒之间一气呵成。讲神态,是指意境、气势的集中表现。

习书作画及观赏玩味能够令人增加情趣,陶冶情操,并在练习书画之时,使身体经常处于内意外力的"气功状态",使人神形统一,并能令人静思凝神,心气内敛,这也是排除不良因素干扰的一个重要方面。且习书作画不仅意在心中,还须力在笔端,这又锻炼了筋骨,使气血流通。

总之,书画的健身养性之理在于增加情趣,身心兼娱,意气相合,神形统一。

(二)注意事项

练习书法或作画,也十分强调情绪好坏。情绪的好坏直接影响字画作品的效果。唐代著名书法家孙过庭曾说:"一时而书,有乖有合,合则流媚,乖则雕疏。"精神愉快,心有所悟,雅兴勃发,自然就能在作书画时尽兴发挥自己所长。反之,情绪不舒,即便写字作画,往往也未必成优良之作,更谈不上于身体有益。要作书画,就要注意自己的心情,若情绪不良,不必勉强。

1.劳累

劳累之时或病后体虚,不必强打精神,本已气虚,再耗气伤身,会加重身体负担,不易恢复。

2.心情不佳

大怒、惊恐或心情不舒时,不宜立刻写字作画,气机不畅,心情难静,此时一则不会写出好字绘出好画,二则也伤身体。

3.饭后

饭后不宜马上写字作画。饭后伏案,会使食物壅滞胃肠,不利于食物的消化吸收。

4.忌急于求成

"功到自然成",不可操之过急,要持之以恒,坚持练习。

五、旅游养生

旅游是娱乐养生的内容之一。历代养生家多提倡远足郊游,而道家、佛家的庵、观、寺、庙也多建立在环山抱水,风景幽美之处,以得山水之清气,修身养性。旅游不仅可以一览大好河山之壮丽景色,而且还能借以舒展情怀,心胸开阔,锻炼身体,增长见识,是一种有益于身心调养的活动。

《寿亲养老新书·古今嘉言》:"余家深山中,每春夏之交,苍藓盈阶,落花满径,门无剥啄,松影参差,禽声上下……从容步山径,抚松竹,与麛犊共偃息于长林丰草间。坐弄流泉,漱齿濯足。"

古人非常推崇远足郊游活动,特别是文人墨客,游山玩水之间,佳句诗作乃生。北宋大文学家苏轼在游览了西湖之后,写出了"水光潋滟晴方好,山色空蒙雨亦奇,欲把西湖比西子,淡妆浓抹总相宜"的优美诗句。

（一）养生机理

旅游是一种有益于身心的综合运动,不仅可以欣赏自然美景,又可锻炼身体,更可以开阔眼界,拓展知识,可谓一举多得。

1. 领略自然风光,呼吸新鲜空气

当人们投身于大自然,深山密林,江河湖海,溪泉潭瀑,田园花草,不禁耳目为之一新,呼吸到大自然的新鲜空气,神情为之一爽。

新鲜空气主要指空气中的负氧离子含量高。研究表明,负氧离子含量小于 25 个/m³,人就会头痛、恶心、晕眩、疲劳;而含量大于 1 万个/m³,人就会因代谢活跃,心情舒畅,精力充沛,食欲增加;大于 10 万个以上/m³,就可用来治疗某些疾病。可见,空气是否清新对人的健康很重要。而负氧离子的多少,因环境不同有很大差异。城市街道、尤其繁华地段负氧离子很少,但乡村、山地阴离子则较多,海边、瀑布等地含量最多。经常能够去空气新鲜的地方游玩,对人的身体会有好处。既可预防疾病,保持身体健康,又能对某些疾病起到良好的康复治疗作用。

2. 陶冶性情,增长知识

当身处海边山顶瞭望自然风光时,那广阔无垠的原野,苍翠幽深的丛山峻岭,变幻莫测的云雾,奔腾不息的江河大海,广阔的天地,使人神清气爽,不良情绪立即烟消云散。诗人、音乐家、书画家可以从中找到艺术创造的灵感。旅游途中了解不同的风土人情和不同的地理环境,既饱眼福,又广见闻。不但可以陶冶性情,还能增长知识,开阔眼界。既有修身养性的作用,又能提高文化和鉴赏水平。我国著名的旅游胜地,如西安的秦兵马俑、苏州的怡园、杭州的西湖、山东的孔庙和碑林、敦煌的石窟等,均能使人在参观旅游之时学到许多我国传统文化知识。若能去国外旅游,还能知晓许多异国情调的文化。

3. 锻炼体魄

在远足跋山涉水的过程中,不仅领略了风光美景,同时也活动了身体筋骨关节,锻炼了旅行者的体魄。使人气血流通,利关节而养筋骨,畅神志而益五脏。对于年老体弱者,不必求快求远,可缓步而行,时辍时行;对体胖者,旅行是减轻体重的好方法。

国内外许多学者研究认为,运动脚趾也像运动手指一样,有助于大脑健康,甚至有人认为脚掌为人体的"第二心脏"。脚趾活动的减少已成了腰痛等系列"文明病"的病因,因此要保持身体健康,就应多远足郊游。

4. 获得精神享受

心理学家认为,人的需要有 5 个基本层次。除生理需要、安全需要,在人群中的地位需要,以及自尊自爱和被人尊敬的需要,还有自我实现或个人发展的需要。现代人在获得了相当充分的物质享受的基础上,越来越追求美好的精神享受。旅游可以满足人们征服未知世界的精神追求。

（二）旅游健身原则及注意事项

1.要考虑到季节

春季天地气清,万物以荣,春芽初萌,自然生发之气始生,逢春季应顺应自然之生机,踏青便是一项有益活动。夏季天气炎热,暑热之气难耐,此时若去海滨或森林,则可避暑养气。若旅游外出,也应择时而往,避免太阳直射,尤避长时间在阳光下暴露。傍晚时分,泛舟湖上,观赏荷花,能使人顿感凉爽。秋高气爽的季节,是旅游的最佳时候。无论登山临水,还是游览古迹,均不失为最使人惬意的黄金季节。冬季,雨雪偏多,一般不宜远游,但近处踏雪赏梅,观冰山玉树,看满天飞絮,也颇有情趣。

2.要根据人的体质不同选择旅游项目

一般地讲,多血质者应去名山大川,直抒胸怀;胆汁质者则游亭台楼榭,静静心境;抑郁质而黏液质则应以观今古奇观和起落较大的险景胜地为上,改善抑郁多愁之心境,这样因人而异,更能起到理想的效果。

应提高文化和鉴赏水平:如果文化素养太差,鉴赏水平会受到影响,有时还会直接破坏旅游兴致。很多古代文化中的奥秘,只有深入其中,才能体会其绝妙。游风景名胜,从某种角度说,是在看一部历史。鉴赏水平提高了,就能深谙风景名胜的内在美,从而使旅游获得最佳的养生效果。

3.注意安全

要特别注意安全,避免发生意外。

六、养花养生

自古以来,鲜花以其颜色、馨香、风采和风格,赢得了人们的喜爱。鲜花不仅能美化环境,净化空气,而且有益于人们的身心健康,还是人类生活中不可缺少的物质资源。

（一）养生机理

花木不仅在于其形、色美化环境,使人心情舒畅,其香能令人心醉神往,而且种植花木还能促使人不断学习有关知识,掌握新技术,更可以活动筋骨,丰富生活情趣,调畅情志,活动筋骨,具有神、形兼养之功。

清代养生学家曹慈山,七十五岁以后,仍学而不厌,无书不读,吟诗作赋,写字画画,奏乐鼓琴,著书立说,栽花植木,兴趣十分广泛。据《嘉善县志》载:他在院内累土为山,广植花木,以奉其母。并把他的养生经验写进《养生随笔》:"院中植花木数十本,不求名种异卉,四时不绝便佳","阶前大缸贮水,养金鱼数尾",并要求"事事不妨亲身之"。

科学家研究证明,每日到园林或绿色地带活动,可使耐力增加15%,使消除疲劳的时间缩短80%,在绿色的花园里,皮肤温度可降低1~2℃,脉搏每分钟可减少4~8次,呼吸慢而均匀,血流减慢,紧张的神经可以松弛下来,嗅觉、听觉和思维活动的灵敏性得到增强。

据研究发现,树叶可吸收声波,减低噪声;树叶的光合作用又可净化空气;夏天树叶还可蒸发水分,既增加空气湿度,又吸收热量;绿色还可调节神经的疲劳,保护视网膜,同时还有缓和神经紧张、使人安静的功能。现代人的生活,无不受噪声灰尘所染,如若能培养养花的爱好,在庭院或阳台种些树木,养植草坪,盆栽花草,户外的体力劳动,既可调剂生活、美化环境,又能学到一些科学技术知识,提高艺术文化的素养,增添家庭乐趣。

鲜花不仅以它的颜色令人赏心悦目,更主要的是,在花的香味中,含有一种既能净化空气又能杀菌灭毒的物质——芳香油。当芳香油的气味和人的鼻腔内的嗅觉细胞接触时,立即通过嗅觉神经传递到大脑皮质,使人产生"沁人心脾"的快感。令人气顺意畅,血脉调和。据研究,不同的花朵,能产生不同质芳香油。如萝卜花、南瓜花、百合花的香味,可治疗糖尿病;天竺花香味可镇静神经、促进睡眠,并有良好的健脑作用;豆蔻花的香能治胃病;苏合花香对高血压、冠心病很有疗效。另据研究发现,有些花,如文竹、仙人掌、秋海棠、天竺葵等还可以分泌出植物杀菌素,使某些细菌致死。还有些花草的气味具有驱散苍蝇、蛾子、蚊虫的作用。

(二)养花健身的原则

1.因室养花

室内养花,应根据居室条件,不可培养太多。如果窗台上摆满花草,影响阳光照射,会使人得不到必要的室内阳光。

2.注意观察,随时更换

有些花草分泌的香精油会引起一些人头痛,使患有支气管哮喘的患者发病,产生的花粉会对花粉过敏的人造成过敏,遇有上述情况发生,应立刻移至户外或更换别种花卉。还有些花如天竺葵、金盏花、报春花等不可用手去触摸,以免患过敏性皮炎或湿疹。

七、垂钓养生

垂钓作为一种户外活动,不仅能锻炼身体,而且修身养性,有益健康。

(一)养生机理

1.锻炼身体

钓鱼往往要远足水边,才能寻到垂钓的好地方。不论是步行,还是骑车前往,这本身就是一种身体锻炼,行至途中,已想到鱼儿上钩,此番情趣,使人周身轻松。

2.陶冶情趣

垂钓的环境多处于群山环抱、绿林深处或秀水清溪之地,这种环境使人摆脱城市的喧闹及空气污染,令人安静,悠然自得。

3.练意养神

垂钓时身体极度放松,这是形松体静,但另一方面,思想必须集中。若思绪纷杂,即使有鱼也难钓到。钓鱼时应脑、手、眼配合,静、意、动相助,眼、脑专注于浮标,形体虽静,而内气实动,这种动静结合,使一小部分神经活动,而大部分脑神经得到充分休息。对提高视觉力和头脑灵敏性均有好处。

4.磨炼意志

钓鱼需耐心和细心。稳坐钓鱼船的稳字,就是一个很好的概括。钓鱼不可性急,不求收获,但求意境。若一味追求钓到大鱼,反而心躁性浮,于健康不利。应将钓鱼视为磨炼意志、克服急躁情绪的手段,培养稳重的性格。

(二)垂钓的注意事项

1.不宜人群

风湿症患者应舍此活动,因近水可使病情加重,身体不适。

2.注意安全

不要坐在潮湿处,以免染病。

3.时间适度

要注意时间不可过长,不应太专注于此,更不应未钓到鱼而垂头丧气,这样,就破坏了垂钓的良好初衷。最好多人结伴,与野游、野炊等活动结合,更为有趣。

第十二章

浴身保健

东汉许慎的《说文解字》：沐，专指洗头发；浴，专指洗身体；洗，专指洗脚；澡，专指洗手。现在泛称为"沐浴"。浴身保健是指利用水、日光、空气、泥沙等有形的或无形的天然物理因素，来沐浴锻炼以防病健身的方法。

根据浴身的方式方法不同，通过沐浴，可分别起到发汗解表、祛风除湿、行气活血、舒筋活络、调和阴阳、振奋精神等作用。现代医学认为，沐浴可促进机体体温调节，改善血液循环和神经系统的功能状态，加速各组织器官的新陈代谢。

浴身的分类方法有多种。如以介质的形态论，可分为有形、无形两类，前者如各种水浴、泥沙浴，其中水浴据其内容成分的不同又可分为淡水浴、海水浴、矿泉浴、药浴等，据水温差异还能分为冷水浴、热水浴、蒸气浴等；后者则指日光浴、空气浴、森林浴和花香浴等有质而无形的沐浴。按照作用于人体不同部位，可分为全身浴、半身浴和局部浴。按浴身的作用方式，可分为擦浴、浸浴、淋浴、湿敷等。

一、中国传统沐浴文化

(一) 儒家沐浴文化

中国古代儒家非常讲究沐浴，并把沐浴提升到文明高度，把它看成是一种礼节。在儒家文化思想被视为正统思想的时期，沐浴被确定为礼仪规则："沐浴而朝，斋戒沐浴以祀上帝。"儒家把沐浴与礼节、法律等融为一体，把沐浴看成是人类文明的重要标志。儒家经典《礼记·儒行》中说道："儒有澡身而浴德。"也就是说，洗澡不光是身体的洗浴，更重要的是灵魂的洗礼。据史料记载，早在商周时期，最高统治者的法典中就规定了在登基、继位、祭奠、开元等重大活动中，都要戒斋三日、沐浴更衣，表明洗浴对官宦仪容仪表的重要性，也表达了人对天、地的敬重之意。

(二) 佛家沐浴文化

佛教的洗浴文化贯穿于佛陀的出世、佛陀的证悟乃至佛陀弘法的一生。佛教的洗浴文化是佛教戒律、威仪、行持的一种表现，是佛教文化的重要组成部分。佛教洗浴的如法仪规有发愿、诵咒加持、如法洗浴 3 个部分。佛陀曾说过，我观娑婆世界、五浊恶世，无有一物清净，水亦如是。佛陀悲悯众生，特赐咒加持，方得清净。

（三）道家沐浴文化

《沐浴身心经》上说："沐浴内净者，虚心无垢，外净者，身垢尽除。"道教的沐浴不仅要求人们洗去身上的污垢，即洗身，更要求人们洗去心灵的污垢，也就是洗心。身上的污垢容易洗去，心灵的污垢怎么洗呢？《常清静经》上说："常能遣其欲而心自静，澄其心而神自清。"我们把心中的各种不良欲望除去就是洗心。经过澄心遣欲的修炼，自身心灵光明朗耀，元神内守，身心清静。这样在参加宗教活动时才能与神沟通，从而禳灾灾消、祈福福至，有求必应。

沐浴有时也叫"香汤沐浴"，即是在洗澡水里加上"五香"，五香都有自己的特殊作用。《沐浴身心经》上说："五香者，一者白芷，能去三尸；二者桃皮，能辟邪气；三者柏叶，能降真仙；四者零陵，能集灵圣；五者青木香，能消秽召真。"

二、冷水浴

让健康锻炼者和某些疾病的患者，浸入水温低于 25 ℃的水中，或施行擦浴、淋浴，使身体接受寒冷水温作用的方法，称为冷水浴。

（一）作用机理

冷水浴对机体的影响可分为 3 个阶段：第一阶段，皮肤接触冷水，外周毛细血管收缩，血液流向深层血管，皮肤颜色变白。第二阶段，外周血管扩张，内脏血液反流向体表血管，皮肤发红，此阶段持续的时间长短，与水温、气温、人体对寒冷的耐受能力等因素有关。第三阶段，外周血管再度收缩，皮肤苍白，口唇发绀，身体寒战，出现"鸡皮"现象。冷水浴应在出现第三阶段前结束，这样在冷水浴过程中，周身血管都可受到缩张的锻炼。因此，人们又把冷水浴称为"血管体操"，它对增强体质、延年益寿、防治疾病有多方面的良好作用。

（二）养生意义

1. 能增强心血管系统的功能，防止动脉硬化

长期坚持冷水浴锻炼，可增强血管的弹性和韧性，提高心肌的收缩和舒张功能。同时，又能减少胆固醇在血管壁沉积，有助于预防动脉硬化以及高血压、冠心病等症的发生。

2. 能增强中枢神经系统功能

中枢神经系统调控周身血管的舒缩运动。机体遇到冷水刺激，大脑立刻兴奋起来，调动全身各器官组织加强活动抵御寒冷。因此，长期坚持冷水浴锻炼，通过神经反射和大脑作用，可使中枢神经系统功能增强，减缓脑细胞的衰老和死亡。实践证明，冷水浴锻炼对神经衰弱、头痛、失眠都有良好防治作用。

3. 加强呼吸器官的功能,提高抗寒能力

人受到冷水刺激,会不由自主吸一口气,然后呼吸暂停数秒,再深呼气,随后恢复均匀的深长呼吸。这就吸入更多的氧气,呼出更多的二氧化碳。同时,深长呼吸使腹压增大,呼吸肌作用加强,形成呼吸体操。从而加强整个呼吸器官的功能,增强人体对外界气温变化的适应能力,可预防感冒、扁桃体炎、支气管炎等多种疾病。

4. 增强消化器官功能

冷水刺激可增强胃肠蠕动,提高消化功能。同时,冷水刺激使人体换热增加,身体为适应生理需要,则需多吸收营养,促进产热,从而使整个消化系统功能增强,令人食欲旺盛。

5. 使皮肤保持健美

冷水浴不仅对皮肤起到清洁作用,在擦洗冲淋时,皮肤肌肉受到机械磨擦,可促进皮质分泌,使之变得柔润光滑而富弹性,皱纹减少,保持健美,也不易感染皮肤病。

(三)浴身方法

1. 浴面

将面部浸入冷水中,用鼻呼气,呼毕抬头吸气,如此反复 5~10 次;用毛巾蘸冷水摩擦脸、耳和颈项部,洗后用干毛巾擦干;再用手掌擦面、颈部,直至发红发热。

2. 擦身

擦身是冷水浴与按摩配合进行的锻炼。擦身的顺序为:脸→颈→上肢→背→脚→腹→下肢。摩擦四肢时,沿向心方向,即从肢端开始,以助静脉反流。手法由轻到重,时间因人而异,以皮肤发红、温热为度。

3. 淋浴

开始先用冷水淋湿手足,再用湿毛巾摩擦胸背部,然后在喷头下冲淋,同时用毛巾擦洗。时间根据水温、气温及个人身体情况灵活掌握。一般为 3~5 分钟,在寒战期前结束。淋毕,宜用干浴巾擦干全身,使身体感到清爽、温暖、舒适。

4. 浴足

两脚浸入冷水中,用手或脚相互摩擦,每次 1~2 分钟,然后用干毛巾拭干擦红。还可用手指按摩涌泉穴各 30 次左右。

5. 浸浴

浸浴指把身体浸入冷水中。应严格根据个人的耐受性来调节水温,开始可略高,逐步降低,直至所需温度。水中停留时间一般为 0.5~2.0 分钟。出浴后用干浴巾将皮肤擦至微红,以锻炼后感到精神振作、温暖舒适、眠食俱佳为宜。

6. 冬泳

须经系统的室内冷水浴锻炼后,机体防寒冷有较强适应能力,体质强壮者,方可考虑室外冬泳锻炼。泳前要做好难备活动,一般时间不宜过长。

（四）应用原则和禁忌

1. 从温到凉

从温水开始（34～36 ℃），逐步下降至16～18 ℃，再至自来水自然温度，最后降至不低于4 ℃。这样循序渐进，以使身体有个逐渐适应过程。

2. 从夏到冬

冷水浴应先从夏天开始，中间不要间断，一直坚持到冬天。

3. 从局部到全身

可先做面浴、足浴然后再做擦浴，最后到淋浴、浸浴。

4. 宜早不宜晚

冷水浴锻炼应在早上进行，以振奋精神，如睡前冷水浴，会刺激大脑过度兴奋，影响睡眠。

5. 时间宜短

足浴浸泡不超过2分钟；擦浴也不要过重过猛和时间过长；淋浴最初不超过30秒，逐步延长，暖季不超过5分钟，寒季不超过2分钟。如时间过长，反而对健康不利。

6. 浴前准备

擦浴、淋浴前，要先活动肢体各关节，用手擦皮肤使身体发暖不觉寒冷后，再施淋浴。淋浴前，还可用手先捧冷水拍打胸背，适应后再淋冲。

7. 浴后擦干

先用湿毛巾再用干浴巾迅速把身体擦干，直至皮肤发红、温暖，赶快穿衣，以免受凉。

8. 不适宜人群

冷水浴适应范围较广，但有些病的患者不宜进行冷水浴，如患有严重心脏病、高血压、癫痫、胃炎等患者；有开放性肺结核、病毒性肝炎或其他严重肝、肺疾患者；患急性、亚急性传染病，尚未康复者。此外，月经期和孕产期妇女；酒后、空腹、饱食、强劳动或剧烈运动后，都不宜进行冷水浴锻炼。

三、热水浴

根据浴水温度的高低，可再细分为温水浴和热水浴。水温在36～38 ℃之间者称温水浴；38 ℃以上者叫热水浴；热水浴与冷水交替施行则称为冷热水交替浴。

（一）作用机理

1. 清洁皮肤

温热水浴可消除皮肤上的油垢，保持汗腺、毛孔通畅，提高皮肤的代谢功能和抗病能力。实验证明，一次热水浴能消除皮肤上数千万亿个微生物，故有人称之为"消毒的温床"。

2. 活血通络

由于水温和冲洗时的水压和机械按摩作用,可调节改善神经系统的兴奋性,扩张体表血管,加速血液循环;促进新陈代谢,有利于代谢产物的排出;降低肌肉强力,减轻痉挛,从而增强机体的抵抗力和健康水平。

3. 振奋精神,松弛紧张

水温不同,沐浴的作用也略有差异。热水对人体起刺激作用,入浴后血压升高,心跳加快,交感神经兴奋,使人产生要活动的欲望;温水对皮肤刺激较小,新陈代谢等生理作用也进行缓慢,心脏负荷较轻,副交感神经兴奋,起到镇静、催眠作用。

(二)浴身方法

热水浴方法很多。可在盆中洗、池内浸泡,更多的则采取淋浴方式,可施行全身沐浴,也可用局部浴,如面浴、足浴,以及湿热敷裹等。使用时,可根据需要、习惯、身体状况及现实条件灵活选择。

(三)应用原则及宜忌

1. 水温适宜

沐浴水温在 40~45 ℃时有发汗镇痛作用;在 37~39 ℃时,有利于消除疲劳;低于人体的温度,高于皮肤的温度,即 33~36 ℃,则利于去垢止痒。

沐浴的水温可根据习惯和身体情况而定。不可太热,因水温太热则腠理开泄,蒸迫汗液,伤人津气;如长时间在热水中浸泡,会使全身体表血管扩张,心脑血流量减少,发生缺氧,引起大脑缺血甚至晕厥。

2. 浴次适当

浴身的次数无统一标准。一般来说,皮脂腺分泌旺盛者可适当增加次数;瘦人可少点;夏天每天至少洗 1 次;春秋季每周 1 次即可;冬季 10 天 1 次;强体力劳动后出汗较多,要随时洗澡;从事某种可能污染皮肤的作业时,下班后均应洗澡;老年人洗澡不要过频。

3. 浴处宜暖而忌风

浴室温度应保持在 20~25 ℃;注意通风,但须避免直吹冷风。

4. 饥、饱不浴

吃饭前后 30 分钟内不宜沐浴。因洗澡时,内脏的血液集中到体表,胃肠道的血液供应减少,同时胃酸分泌降低,使消化能力减弱,饥饿时洗澡会引起低血糖,尤应注意。

5. 少用肥皂

人的皮肤为皮脂腺分泌的脂肪所滋润、保护,如洗掉这层薄薄的油脂,皮肤即干燥易裂和脱屑。尤其老年人皮脂腺萎缩,用碱性大的肥皂,会使皮肤更干燥,降低皮肤的保护作用,使细菌得以滋生。

6. 预防"晕澡"

热水浴时,出现头晕、恶心、胸闷、心悸、口渴、出汗、四肢无力,甚至晕倒在地,称为"晕澡",多见于老年、体弱者。预防方法是精神放松,不要有紧迫感;入浴缓慢,不要一下子把身体全都泡入水中;浴时如感头晕不适,应停止洗浴,躺在空气新鲜处,注意保暖;体弱者浴前可喝杯糖盐水,防止出汗过多;年老及有心、肺、脑疾患者不宜单独洗浴,应有人陪同,入浴时间也不宜过久。

7. 特殊人群

患传染病、皮肤损伤、经期妇女,不宜盆浴,以免感染或交叉传染,以淋浴或擦浴为宜。

四、蒸气浴

蒸气浴是指在一间具有特殊结构的房屋里将蒸气加热,人在弥漫的蒸气里沐浴。

古典蒸气浴,是在浴室内将壁炉或地炉上放几块特制的石头加热,然后熄灭炉火,往石头上泼水产生蒸气,当温度、湿度达到一定标准,即可入浴。现代蒸气浴则是由恒温控制电加热器将石头加热。

国外把蒸气浴一般称作"桑拿浴(sauna)"。不同国家的沐浴方式也有所区别,较著名的有芬兰浴、罗马浴、土耳其浴、俄罗斯浴、伊朗浴和日本浴等。根据浴室空气温度和相对湿度的差异,可概括为干热蒸气浴和湿热蒸气浴两种。

干热蒸气浴,如芬兰浴、罗马浴、浴室内气温较高,达 80 ~ 110 ℃,相对湿度较低,约为 20% ~ 40%。

湿热蒸气浴,浴室气温为 40 ~ 50 ℃,相对湿度较高,甚至可达 100%,俄罗斯浴、日本浴属此类型。

(一)作用机理

中医学认为,蒸气浴时,人处于湿热空气的蒸腾中,腠理、口鼻同时感受,外至肌肤,内及脏腑,都得濡养,既可开发阳气,振奋气机,又能滋阴润燥,利水消肿。经常沐浴有调和营卫,镇静安神之功效。

现代医学研究证实,蒸气浴对人体的作用因素是高温及空气湿度和冷空气或冷水刺激的双重影响。它能促进机体新陈代谢,加快血液循环、改善呼吸功能和心血管系统功能,有利于消除疲劳和损伤组织的修复,对神经系统功能起调节作用。

(二)浴身方法

蒸气浴的施行方法和程序与一般沐浴不同,其风格独特。大致分为以下几个步骤。

1. 准备

就浴者脱衣后进入淋浴室,用温水、肥皂洗净全身并擦干或用热风吹干。

2. 入浴

进入蒸气浴室后,根据个人体质及耐受程度,在一室四壁不同高度的木栅板上平卧或就坐,可不断变换体位以均匀受热,还可用树枝烫软后拍打身体,以产生机械刺激和周围空气流通。历时 7～15 分钟。

3. 降温

待全身发热后,走出蒸气浴室,进入降温室,用 14～20 ℃的冷水冲淋或浸泡 2～3 分钟,也可在户外用冷空气降温,或在江河湖水中游泳。

4. 反复

出浴后经过一定时间降温,在还未出现寒冷感觉时即擦干身体,休息 10 分钟后,再进入蒸气浴室,停留一段时间后,又离开蒸气室降温。如此反复升、降温 2～5 次。

(三)应用原则及宜忌

蒸气浴时,宜根据个人具体情况选定适当温度、湿度和停留时间。健康人在干热蒸气浴(气温 80～90 ℃,气湿 20%～40%)室内,平均耐受时间为 17 分钟左右;在湿热蒸气浴(40～50 ℃,气湿 80%～100%)室内,一次最多可停留 19 分钟。

降温时所用冷水温度及持续时间因人而异,原则上不应出现寒战或不适感。最好以温热水浴足结束沐浴。浴后休息半小时以上,同时喝些淡盐水或果汁补充体内水分和电解质。

每次就浴包括休息需 1.5～2.5 小时,一般每周 1 次。

蒸气浴的注意事项与冷、热水浴大致相同。少年儿童入浴时间不宜过长,以 10 分钟为度;运动员训练及赛前 1～2 天不应做蒸气浴,而应在运动后进行。

蒸气浴的禁忌证:急性炎症、传染病、高血压、重症动脉硬化、糖尿病并发酮症酸中毒、甲亢、慢性酒精中毒、癫痫、肾功能衰竭、恶性肿瘤、有出血倾向者等忌用。

五、矿泉浴

矿泉浴是指应用一定温度、压力和不同成分的矿泉水沐浴。

矿泉水有冷热两种,冷泉常属饮用,热泉多入浴,由于沐浴的矿泉水多有一定的温度,故矿泉浴又称为温泉浴。我国 2000 年前成书的《山海经》中已有温泉的记载,古书中称温泉为汤泉、沸泉。矿泉不同于井水和一般泉水,它是一种由地壳深层自然流出或钻孔涌出地表的水体,含有一定的气体成分。明代李时珍曾将我国的矿泉水分为硫黄泉、朱砂泉、矾石泉等不同性质的泉,记述了它们的治病方法。矿泉水是具有医疗价值的地下水,由于它含有一定量的矿物质,或含有某种气体,或具有较高的温度,或者兼而有之,作用于人体,能起到一定的保健疗病作用。

（一）矿泉的分类

1. 按化学组成分类

（1）普通泉。又称单纯温泉、淡泉。水温多在 34 ℃以上，水中所含矿物质很少，每升水中所含矿物质总量低于 1 g，其他少数微量元素、气体成分均未达到医疗指标。此种温泉国外称之为单纯温泉，主要是从矿泉温度的角度出发而命名的，而我国淡泉，主要是从其所含的成分多少而来。此类温泉在我国的分布较为广泛。其泉水所含的化学物质很少，仅其温度比普通水高，但其医疗作用又是一般的水所不能比拟的。

（2）碳酸泉。是指在每升泉水中碳酸气的含量超过 1 g 以上的泉水。又据温度的不同，分为低温碳酸泉和高温碳酸泉。碳酸泉主要是由于地下深部岩石受高热的作用，进行分解，产生了二氧化碳，其中大部分二氧化碳溶于很深的地下水中，随温泉而流出。二氧化碳的含量与泉水的温度有关，低温矿泉要比高温矿泉高。碳酸泉有很高的医疗价值，并且分布很广，在我国的云南、广东、辽宁、吉林、新疆等地均有分布。

（3）重碳酸盐泉。是指每升水中含重碳酸盐 1000 mg 以上，其阴离子主要是重碳酸离子，阳离子主要是钠、镁、钙等；其结合物主要是重碳酸钙、重碳酸钠、重碳酸镁等盐类。此种泉水既可饮用亦可浴用，对皮肤及胃肠道疾病有较好的疗效，如昆明的安宁温泉。

（4）放射性氡泉。是指在每升泉水中氡气的含量在 3 mg 以上的温泉。氡由放射性元素铀-镭系蜕变过程中产生的蜕变物，是一种惰性气体，本身亦具有放射性，它的质量比空气重，易溶于水，也溶于空气、油、脂肪中。氡气在水中的溶解度和水的温度有一定的关系，水温越高溶于水中的氡气越少，氡气自身不断的蜕变，放出具有高生物学作用的三种射线，这三种射线都具有不同程度的穿透力和电离能力，其电离能力在穿透机体组织的过程中能形成带电的离子，具有医疗作用。

（5）硫化氢泉。是指在每升泉水中总硫量的含量在 10 mg 以上的温泉。其中，硫化氢达到每升低于 50 mg 为弱硫化氢泉；每升为 50 ~ 100 mg，为中浓度硫化氢泉；若每升达 100 ~ 250 mg 为高浓度硫化氢泉；每升高于 250 mg 以上则为极高浓度硫化氢泉。硫化氢主要是由于来自海洋沉积岩石中的硫酸盐受到生物的分解作用而形成，或者是某些岩石受热而分解产生的，具有臭鸡蛋的气味，极其难闻，具有医疗作用。

（6）硫酸盐泉。是指每升泉水中总固体成分大于 1 g，其主要化学成分是硫酸根离子和阳离子（钠、钙、镁等）结合盐类的矿泉。这类温泉多出现在火山地区。饮用此泉水有致泻作用，主要用于浴疗。

（7）氯化物泉。是指在每升泉水中所含氯化物的总固体成分在 1 g 以上，由氯离子和钠、钙、镁等阳离子组成的矿泉。此泉在我国东南沿海地区分布较多，广东沿海几乎全是这类温泉。

（8）硫黄泉。指水中含有硫黄成分的泉水，一般每升含量在 1 mg 以上。云南腾冲的硫黄沸泉和台湾省的北投温泉是我国最著名的硫黄温泉。

（9）其他温泉。除此之外，若泉水中含有砷，并且每升泉水中的含量在 0.7 mg 以上即为砷泉；若含有碘，含量在每升中 5 mg 以上即为碘泉；若含有溴，其含量在每升泉水中 25 mg 以上为溴泉；若每升泉水中含有铁 10 mg 以上为铁泉，等等。可见，温泉的化学成分是区别于一般地下水的标志，同时，也是浴疗的最基本物质，也是不同温泉具有浴疗特殊作用的基础。

2. 按温度不同分类

矿泉的温度是矿泉浴保健治疗作用的重要因素之一，根据温度可分为六类：即冷矿泉，水温低于 25 ℃；低温矿泉，水温为 25～33 ℃；不感温或微温矿泉，水温为 34～36 ℃；温矿泉，水温为 37～38 ℃；热矿泉，水温为 38～42 ℃；高热矿泉，水温高于 43 ℃。

3. 按渗透压不同分类

按渗透压不同可分为 3 类：即低渗泉，可溶性固体在（1～8）g/L 者；等渗泉，可溶性固体在（8～10）g/L 者；高渗泉，可溶性固体在 10 g/L 以上者。

4. 按酸碱度不同分类

根据泉源处 pH 值，可分为 6 类：即强酸性泉，pH<2；酸性泉，pH 为 2～4；弱酸性泉，pH 为 4～6；中性泉，pH 为 7～7.5；弱碱性泉，pH 为 7.5～8.5；碱性泉，pH 大于 8.5。

（二）作用机理

1. 氡温泉

人们在氡泉浸浴时，氡气能直接作用于皮肤，吸入呼吸道，并通过其本身蜕变产生的射线经电离和辐射进入人体。人们在氡温泉沐浴，吸入少量氡气时，能使周围神经兴奋性升高；吸入大量氡气时，就会降低周围神经兴奋性，有增强睡眠、减轻疼痛的作用。氡气附着于皮肤上，具有特殊的反应，刚开始时，会使血管痉挛、皮肤变白，毛细血管开放数目减少并收缩，皮肤的淤血现象减轻；一定时间以后就血管扩张，对血压就有调整作用。氡气蜕变，对人体少量辐射时，对酶、碳水化合物、氮、脂肪的代谢增强；同时促使心跳变缓，脉搏减慢，增强心搏出量和输出量，能缓解心血管障碍。在氡温泉沐浴还能使人体的免疫功能先抑制而后增强，对内分泌功能和妇女的卵巢功能、月经周期都有很好的影响。

总之，氡的作用比较柔合，人体接受起来比较容易，不但具有消炎、镇静、止痛、脱敏等作用，而且对人们机体的健康成长、优生遗传、预防疾病、康复治疗都有很重要的意义。但是长时间、大量的呼吸氡气，对人体有害，要引起重视。

2. 碳酸温泉

人在碳酸泉中浸浴，碳酸气以小气泡的形式，附着在人体的皮肤表面，形成一层碳酸气薄膜，并不断与新的小气泡进行交换，所以，感觉温暖、舒适和很轻微的刺激感。在碳酸泉浸浴时人的不感温度，比在一般水中浸浴低 2 ℃左右，碳酸气经皮肤进入体内，刺激毛细血管扩张，引起皮肤充血，使内脏血液流向体表，从而减轻了心脏的负担；同时又能增强静脉张力，促进静脉血液向心脏回流，对心脏是一种锻炼，还有力地促进了血液循环。

碳酸泉浸浴时,二氧化碳气从呼吸进入肺部,使呼吸变慢变深,并从肺部排出,增强了肺的气体代谢,有助于机体的酸碱平衡。饮用碳酸泉水时,能刺激胃黏膜充血,增强血液循环,促进胃液中游离盐酸的分泌,所以能增进食欲和消化功能。饮用碳酸泉水还能增加肾脏水分的排出,有利尿作用。但饮用过多时,会刺激神经系统。

3. 硫化氢温泉

硫化氢温泉可以通过浸浴、饮用和呼吸进入人体。在硫化氢温泉浸浴时,先在人体的皮肤上形成硫化碱,刺激皮肤的血液循环和营养代谢,促进皮肤软化和角质溶解,改善硫代谢及硫基作用,能减轻炎症,并能增强免疫功能。

硫化氢温泉浸浴,有双向调节血压的作用,还能改善冠状动脉功能不全,对轻型冠心病有一定的疗效。吸入硫化氢,刺激迷走神经,使呼吸变慢变深,对代谢功能有双向调节作用,还能使血糖下降;能刺激、兴奋中枢和周围神经系统,促进损伤的神经系统再生;能刺激、激活结缔组织,对消炎和关节腔渗出物的吸收有很好效果;吸入和浸浴,能增强肾脏功能,促进有害物质的排泄。

4. 铁温泉

铁是血红蛋白的重要组成成分,铁泉既可沐浴又可饮用。人在铁泉浸浴,铁的阳离子可透过皮肤被机体吸收,对皮肤和黏膜有收敛作用,能消炎、止痛,特别是硫酸铁泉的作用更为显著。

5. 碘温泉

人们在含碘的温泉中浸浴,碘离子能透过皮肤被机体所吸收,饮用碘温泉水,碘可被胃肠吸收。进入人体的碘多数都会积存在甲状腺、脑垂体、肾上腺和卵巢中,这对治疗甲状腺、垂体和卵巢的疾病,有令人满意的疗效。

碘进入人体被吸收利用,能提高机体的免疫功能、促进渗出物的吸收,有软化伤瘢、促进皮肤再生的功效。同时,还能降低血清磷脂,对防治动脉硬化和高血压有一定的作用。

6. 溴温泉

含溴的温泉,溴的阴离子大多存在于开采油田时打出的热水井中。溴温泉可供浸浴、饮用和吸入而被人体利用,因为溴是人体所需的微量元素之一,是构成生命组织的重要物质。溴大多数存在于血液中,以及垂体前叶。

溴进入人体被利用后,能抑制中枢神经系统,有镇静、止痛等作用,对神经官能症、自主神经紊乱、神经痛和高血压等疾病有较好的疗效。

7. 砷温泉

砷被人体吸收后,能刺激、兴奋骨髓的造血功能。据有关实验证明,砷虽然不是直接参加和构成造血的一种物质,但是能增强铁的造血功能和作用。砷还有增进皮肤弹性的作用,能治疗一些皮肤的疾病,并能对出现瘢痕的皮肤组织有一定的修复作用。同时,还能治疗呼吸道的慢性炎症。砷也是有毒物质,浸浴时应该注意。

8. 硅酸温泉

人们浸浴时,硅酸盐类附着于皮肤表面,对皮肤和皮肤黏膜有洗涤清洁作用,洗浴的人会感觉到好像在身上涂抹了香皂一样,十分润滑和舒畅。

9. 重碳酸盐温泉

浸浴时,重碳酸盐温泉水能软化、清洁皮肤,增强皮肤水分蒸发和温度的散发,故浴后,人们有润滑和清凉感。在重碳酸钙温泉水中浸浴时,因钙有轻度收敛和干燥皮肤的功能,所以,对创伤和慢性湿疹、溃疡有很好的治疗作用。

10. 硫酸盐温泉

浸浴时,由于盐类对皮肤的刺激,能引起毛细血管的扩张,增强全身的新陈代谢,对一些皮肤病有一定的疗效。

11. 氯化物温泉

浴时,氯化钠或氯化钙、氯化镁等盐类都能刺激皮肤微细血管的扩张,使皮肤充血潮红、软化角质、增加炎症渗出物的吸收和局部组织的再生;同时,这些盐类附着于人体皮肤表面,能防止体内的水分蒸发,浴后减少体温散失,故使人们沐浴后能较长时间感到温暖;氯化物温泉,有"神经镇痛剂"之称,这是因为氯化物温泉浸浴,能降低神经系统的兴奋性,对神经痛有较好的疗效。

中等浓度的氯化钠温泉(含量在每升5 g以上),其渗透压接近生理食盐水的水平,如果在36～38 ℃温度的泉水中浸浴,对创伤、痔疮和皮肤病都有较好的治疗效果。

(三)浴身方法

矿泉浴方法很多,较常用的方法有浸浴、直喷浴、运动浴3种。

1. 半身浸浴

浴者坐在浴池或浴盆里,上身背部用浴巾覆盖以免受冻,本浴法具有兴奋、强壮和镇静作用。

兴奋性半身浴:温度可从38～39 ℃开始,随着机体的适应程度,每浴1～2次把矿泉水温度降低0.5～1 ℃。在沐浴中用力摩擦皮肤同时向背部浇水,整个过程可持续3～5分钟,浴后擦干皮肤防止受冻。本法可用于健康者和健康状况较好的神经衰弱及抑郁症患者。

强壮性半身浴:此浴法与兴奋性半身浴相似,皮肤摩擦可不必强烈用力,水温可从38～39 ℃开始,逐渐降低到35～36 ℃。这种浴法适用于体质较弱或久病初愈恢复期的人。

镇静性半身浴:这种浴法的水温可从38～39 ℃开始,随着治疗次数增加和个体的耐受性,把水温略降2～3 ℃,沐浴时,安静地浸泡在矿泉水中10～15分钟,这种方法具有镇静作用,适用于神经兴奋性高的人。

2. 全身浸浴

沐浴者安静仰卧浸泡在浴盆或浴池里,水面不超过乳头水平,以免影响呼吸和心脏功能。全身浸浴根据水温不同又可分为下列几种。

凉水浸浴:水温在 33~36 ℃左右,8~10 分钟,这种浸浴有解热及强壮作用,常用于健康疗养锻炼。

温水浸浴:水温 37~38 ℃左右,15~20 分钟或 30 分钟,这种浸浴具有镇静、催眠、缓解血管痉挛作用,对冠心病、高血压、关节炎等有良好保健作用。

热水浸浴:水温在 39~42 ℃,5~30 分钟,这种浴法对神经兴奋作用,能促进全身新陈代谢,但对心脏血管负担较大。这种热矿泉浴对皮肤病和关节炎等有较好效果,老年人和心血管功能不全者应用时须慎重,浴后适当休息补充饮料。

3. 直喷浴

设有专门设备,患者立于距操纵台 2~3 米处,术者持水枪,用 1~3 个大气压,38~42 ℃的热水喷射全身或局部,每次 3~5 分钟,本法多用于治疗腰部疾患。

4. 运动浴

浴者在类似游泳池的大浴池内,做各种医疗体操动作。如弯腰、行走、下蹲、举臂、抬腿等,每次 20~25 分钟,每日 1 次。本法多作康复功能锻炼用。

（四）应用原则及宜忌

1. 矿泉的选择

矿泉所含化学成分差异颇大,沐浴时,应在医生指导下有所选择,不能盲目使用,否则往往适得其反。如硫黄泉对治疗皮肤病有效,但神经衰弱者浴后会加重失眠。

2. 矿泉浴的温度

适宜温度为 38~40 ℃,但因泉质和使用目的不同,亦有所区别,如碳酸泉、碱泉、硫化泉温度般在 37~38 ℃,或更低一点,否则因有效气体挥发而失效。

3. 矿泉浴的时间与疗程

一般矿泉浴每次 15~20 分钟,以浴后感觉舒适为度。如浴中脉搏超过 120 次/分,或浴后很疲倦,则应停浴。每个疗程为 20~30 次,可每日 1 次,亦可连续沐浴 2~3 次休息 1 天。两个疗程间应休息 7~10 天,不得连续沐浴,以免产生耐受性,影响效果。

4. 注意事项

矿泉浴的一般注意事项同冷、热水浴,但需注意可能出现的矿泉浴反应。矿泉浴初始数日,往往出现全身不适或病情加重现象,称为矿泉浴反应,分全身和局部两种情况。全身症状可表现为疲劳、失眠、心慌、眩晕、吐泻、癫痫、全身皮疹、上呼吸道感染等;局部反应为患处疼痛、肿胀、活动受限。如反应轻微,可继续治疗,如持续时间较长或症状严重,则应停止沐浴。

另外,在一天内入浴次数过多、入浴时间过长、浴温过高或疗程过长,可能有碍健康,或降低矿泉浴的效果。

5. 不适宜人群

凡属一切急性发热性疾病、急性传染病、活动性结核病、恶性肿瘤、出血性疾病、严重心肾疾患、高血压、动脉硬化者,以及妇女在经期、孕产期,均不宜施行温泉浴。

六、药浴

药浴,是指在浴水中加入药物的煎汤或浸液,或直接用中药蒸气沐浴全身或熏洗患病部位的健身防病方法。

药浴的使用在我国由来已久。据载,自周朝开始就流行香汤浴即用佩兰煎汤洁身。宋明期间,香汤浴传入民间,出现了专供人们洗芳香浴的"香水行",且形成一定的习俗。如春节这天用五香汤(兰香、荆芥头、零陵香、白檀香、木香)沐浴,浴后令人遍体馨香,精神振奋;春季二月二日取枸杞煎汤沐浴,"令人肌肤光泽、不老不病";夏天用五枝汤(桂枝、槐技、桃枝、柳枝、麻枝)洗浴,可疏风气、驱瘴毒、滋血脉。及至清代,药浴不仅作为健身益寿的方法,而且广泛用于治疗和康复疾病。

(一)作用机理

药浴时,除水本身的理化作用(主要是温热作用)外,主要是药物对人体的影响。药物作用于全身肌表、局部、患处,并经吸收,循行经络血脉,内达脏腑,由表及里,因而产生效应。药浴洗浴,可起到疏通经络、活血化淤、驱风散寒、清热解毒、消肿止痛、调整阴阳、协调脏腑、通行气血、濡养全身等养生功效。现代药理也证实,药浴后能提高血液中某些免疫球蛋白的含量,增强肌肤的弹性和活力。

(二)药浴种类

1. 浸浴

将药物用纱布包好,加清水约 10 倍,浸泡 20 分钟,煎煮 30 分钟,将药液倒入浴水内,即可浸浴。一剂药可用 2~3 次,每次浸浴 20 分钟,每日 1 次。可全身浸浴也用局部泡洗。

2. 熏蒸

将药物置纱布袋中,放入较大容器中煎煮,用煎煮时产生的热气熏蒸局部;或用蒸气室作全身浴疗。

通常,趁药液温度高、多蒸气时,先熏蒸后淋洗,当一度降至能浸浴(一般为 37~42 ℃)时,再浸浴。

3. 烫敷

将药物分别放入两个纱布袋中,上笼屉或蒸锅内蒸透,趁热交替放在局部烫贴,可加上按摩,效果更好。每次 20~30 分钟,每日 1~2 次,2~3 周为 1 疗程。多用于治疗与康复。

(三) 药浴举例

药浴的中药配方有多种,因病、因人而异。用白檀、木香等药材制成香汤沐浴,具有解毒止痒、振奋精神的功效,且能产生解痉、降压、抗菌效果。用枸杞煎汤沐浴,可使肌肤光滑,防病抗衰老,还有消炎去肿的作用。用菖蒲、菊花、艾叶制汤沐浴,则有明目、醒脑、消热、解暑之效,并可预防皮肤病。

1. 健发美容方

本方为清宫慈禧太后用。零陵香 30 g,玫瑰花、辛夷各 15 g,细辛、公丁香、山柰各 10 g,白芷 90 g,檀香 20 g,甘草 12 g。共研细末,用苏合油 10 g 拌匀入汤浴头,可预防脱发和白发,使秀发常年乌黑亮泽。

2. 护肤美容方

绿豆、百合、冰片各 10 g,滑石、白附子、白芷、白檀香、松香各 30 g,研末入汤温浴,可使容颜和体肤白润细腻。

3. 食醋熏蒸方

按 3 ~ 5 mL/m³ 计算,取食醋置锅内,加入 2 ~ 3 倍的水,加热蒸发,使蒸气弥漫空间,人在室内,每日 1 次,连续 3 ~ 5 天,防治流感有效;亦可将食醋兑水置搪瓷杯内加热,用鼻呼吸其热汽,每次 15 分钟,连续 2 ~ 3 次,防治感冒效果亦佳。

4. 醋水浴

在浴水中加入少量食用醋,搅匀后按常规洗浴,能加快受热扩张的皮肤毛孔收缩,浴后周身舒适,并可使头发柔软光泽

5. 人丹浴

在浴水中放入一定数量(成年人一般 20 ~ 30 粒,儿童减半)的人丹,待溶解后充分搅匀,再按常规洗浴,可使人皮肤沁凉、神志舒畅,有消暑提神之功效。

6. 盐水浴

在浴水中加入适量食盐,待溶化后按常规洗浴,不但对神经系统有镇静作用,而且还能使皮肤有弹性,促进皮肤健康。

7. 菊花浴

将适量菊花煎汁去渣后加入浴水中,15 分钟后按常规洗浴,能解暑、明目、清热、醒脑,最适宜脑力劳动者采用。

8. 艾叶浴

浴取新鲜艾叶片 30 ~ 50 g,在澡盆中用沸水冲泡 5 ~ 10 分钟,取出艾叶加水调至适宜水温即可沐浴。艾叶浴对毛囊炎、湿疹有一定疗效。

七、其他浴身方法介绍

(一)泥浴

泥浴系指用海泥、湖泥等泥类物质敷于身体,或在特制的泥浆里浸泡,以达健身祛病目的的方法。

传统泥浴利用天然泥土,如白土、黄土、灶心土、田泥、井底泥等;现代医疗泥浴多采用淤泥,内含丰富矿物质和微量放射性物质。

泥浴一般选择夏季。脱衣,将泥糊涂于体表,躺在沙滩上;亦可在泥浆中浸泡 20 ~ 30 分钟。

泥浴的保健医疗作用,是淤泥中含有各种盐类,对皮肤起到杀菌、消毒作用;泥内的有机物、胶体物质,呈"离子"状况透过皮肤进入体内发挥作用;泥土与皮肤摩擦,在日光照射下,有明显温热作用和按摩功效,可促进血液循环,改善新陈代谢和组织细胞的营养。

各种皮肤感染、开放性损伤及患有严重器质性病变者,妇女经、孕产期,均不宜进行泥浴。

(二)砂浴

砂浴系指将全身或身体局部埋入砂中,利用其温热和机械按摩等作用,以达健康祛病的一种方法。

医用砂是清洁的干海砂、河砂或沙漠砂,其中不应混有小石块、贝壳等杂质。

砂浴作用于人体,表现为热疗、磁疗和日光浴的综合效应。它可促进血液循环,增强新陈代谢,有明显排汗作用;有利于渗出液的吸收和瘢痕的软化;还可加快胃肠蠕动和骨组织的生长,能引起全身或局部的变化。

理想的砂浴时间为:夏季,每天傍晚 16 ~ 19 时。埋砂时脱衣,戴上墨镜,将肢体埋入 0.1 ~ 0.2 米厚的砂层,每次 0.5 ~ 1.5 小时,稍后用清水冲洗干净,并在萌凉处休息 20 ~ 30 分钟,一般 10 天为 1 个疗程。

砂浴虽好,但非人人适宜。患有较严重器质性病变、急性炎症、有出血倾向者、妇女月经期、孕期、儿童、年老体质极度虚弱者,不宜进行砂浴。

(三)空气浴

空气浴系指裸体或半裸体直接接触空气,利用其理化特性,以健身防病的一种方法。

空气浴主要利用空气的气温、气湿、气流及所含化学成分对人体的综合作用。其气温是主要因素之一。空气浴时,气温通常低于体温,对机体形成寒冷刺激,引起大脑皮质、体温调节中枢、血管运动中枢等发生一系列变化,使皮肤血管收缩,排汗减少,代谢增加,从而提高机休的抗病能力。另外,新鲜空气中含有大量负离子,能调节中枢神经系统功能,刺激造血功能,促进新陈代谢,增强肺功能和机体免疫力。

空气浴方法简单易行,可进行专门锻炼,也可与运动、劳动相结合,一般从夏季开风,尽量少穿衣裤,清晨到空气新鲜的公园、水边,做一些简单的体育活动,如慢跑、打拳等。时间根据体温和个体素质决定,以不出现寒战为度。

大风、大雾或天气骤变如寒流时,不要勉强锻炼;急性炎症及肾病患者不宜进行空气浴。

(四)日光浴

日光浴系指通过晒太阳以健身治病的一种方法,我国古代又称"晒疗"。射到地面上的太阳光中,含1%的中、长波紫外线,40%的可见光和59%的红外线。日光浴实际上是同时做空气浴和上述3种光级的照射治疗。紫外线可杀菌、消炎、止痛、脱敏,防治小儿佝偻病和白癜风,促进组织再生,增强机体免疫力等;红外线主要是温热效应,它使皮温升高,血管扩张、代谢增强,还能消炎止痛;可见光由红、橙、黄、绿、青、蓝、紫七种单色光组成,通常所见,是其混合成的白光。可见光照射人体时,通过视觉和皮肤感受器,作用于中枢神经,再通过反射、调整各组织器官的功能,产生不同作用。如红光令人兴奋,绿光使人镇静,柔和的粉光可降血压,紫光和蓝光有抑制作用等。

日光浴的时间,夏季在8~10时、下午15~17时。其余三季最好在上午9~12时。日光浴的地点可选择空气清洁的海滨、公园、阳台。

日光浴的方法通常有两种:一种是专门进行日光浴锻炼,另一种是结合劳动锻炼。

日光浴时,只穿内衣裤,使皮肤直接感受阳光,可采取卧位或坐位,并不断变换体位,以均匀采光。日照时间不宜过久,每次15分钟或遵医嘱。否则对健康有害,如致皮肤癌。

日光浴不易在沥青马路上进行;浴时注意保护皮肤,可涂油膏;保护头部和眼睛,如戴草帽及遮阳镜;空腹、饱食、疲劳时不宜进行日光浴。

凡患严重心脏病、高血压、浸润性肺结核、甲亢、有出血倾向者,不宜进行日光浴。

(五)森林浴

森林浴系指在树林中裸露肢体,或减少穿衣服,配合适当劳动,呼吸林木散发出的物质和新鲜空气以锻炼身体的方法。森林浴实际上是空气浴、草木芳香浴以及旅游的综合效应。

森林中很多树木可散发出有强大杀菌作用的芳香性物质,可杀死空气中的病菌和微生物。

如新鲜的白桦树叶内注入结核分枝杆菌,几分钟后杆菌全部死亡。柏树、雪松、樟树、白皮松等均具很强杀菌能力。另外,森林中的空气不仅芳香、清新,且富含负离子。能增强肺功能,改善心肌营养,促进新陈代谢。森林中绿荫满目,景色优美,鸟语花香,可改善人的精神状态,使人愉悦、放松,可充分调动人体潜能,有益于健康长寿。

森林浴时,可适当增加些活动量,如散步、慢跑、做体操,以求多吸进些新鲜空气和草木花香,加速体内代谢产物的排泄,充分发挥森林浴的作用。

(六)海水浴

海水浴系指在天然海水中浸泡、冲洗或游泳的一种健身防病方法。

海水浴对机体的作用包括 3 个方面。首先温度作用是海水浴的基本作用。海水温度与体温的差异越大,对机体的刺激作用越强(机体反应过程同冷水浴)。其次,海水中含多种盐类,可附着于皮肤,刺激神经末梢,使毛细血管轻度充血,对改善皮肤血液循环和代谢过程有良好作用,尚可提高网状内皮系统功能。再有,海水的压力,流动时的冲击力、游泳动作受到的阻力,构成海水浴的机械作用,它可改善体内血液循环,提高心、肺功能。由于海水浓度高,浮力大,有助于肢体活动,可加速运动功能障碍的恢复。

海水浴的时间一般在每年 7～9 月份,上午 9～11 时,下午 15～17 时为宜;每次 20～60 分钟,以不觉十分疲劳为度。浴前要充分活动肢体,浴后最好用淡水冲洗身体。

患重度动脉硬化、高血压、脑血管意外、活动性肺结核、肝硬化、肾炎及妇女月经期,不宜海水浴。

第十三章

食疗养生

食疗养生又称食治，是在中医理论指导下利用食物的特性来调节机体功能，使其获得健康或愈疾防病的一种养生方法。食疗使用的都是我们日常生活中常见的食物，通过准确搭配及精心制作而发挥其天然功效，通过长期的日积月累，激发机体自我痊愈的能力，从而获得由内而外的自然健康。

食疗在我国有着悠久的应用历史，早在一千四百多年前，《千金要方》一书就有"食治篇"，后又有《食疗本草》等饮食疗法专著相继问世。

食疗的作用和药疗基本一致，主要体现在扶正与祛邪两方面。孙思邈在《千金要方·食治篇》中所说："食能祛邪而安脏腑，悦神，爽志，以资气血。"他同时还指出药疗与食疗的不同之处："药性刚烈，犹若御兵。""若能用食平疴，适性遣疾者，可谓良工。"他还引用扁鹊语："为医者当须先洞晓病源，知其所犯，以食治之，食疗不愈，然后命药。"

近年来，中医食疗成果已有不少被现代科学所证实，被更多的人所接受，如应用芹菜防治高血压病；应用燕麦防治高血脂症；应用红枣防治贫血症；应用木耳防治眼底动脉出血症以及用百合、马齿苋、苦瓜等防治细菌和病毒性感染疾患等，取得了一定的成绩。

一、食物的性能

食物的性能，古代简称为"食性""食气""食味"等，和药物性能一致，也包括气（性）味归经、升浮沉降、补泻等内容。

（一）食物的"性"

食物"气"或"性"与药性"四气"或"四性"说相一致，指食物具有的寒、热、温、凉4种特性，又称四性。寒凉和温热是两种对立的食性，而寒与凉、热与温之间只是程度的不同。另外还有平性，即食性平和。一般寒凉类食物多具清热、解毒、泻火、凉血、滋阴等作用，主治各种热症。温热类食物多具温中、散寒、助阳、补火等作用，主治各种寒证。

常见的食物中平性食物居多，温热性次之，寒凉性更次之。

（二）食物的"味"

食物的"味"，即是指食物的主要味道，仍概括为"五味"，即酸（涩）、苦、甘（淡）、辛、咸。五味的作用与药物"味"的作用相一致。

1. 辛味

具有发散、行气、活血等作用,如姜、葱、蒜、辣椒、胡椒等。此外,芳香性食物也归纳为辛味。芳香性食物一般具有醒脾开胃、行气化湿、化浊辟秽、爽神开窍、走窜等作用,以水果、蔬菜居多,如橘、柑、佛手、芫荽、香椿、茴香等食物。

2. 甘味

具有补益和缓解疼痛、痉挛等作用,如蜂蜜、饴糖、桂圆肉、米面食品等。此外,还有淡味,中医将之归于甘味范围,有渗利小便、祛除湿气等作用,如西瓜、冬瓜、茯苓、黄花菜、薏米等。

3. 酸味

具有敛汗、涩精、止泻、缩小便的作用,如乌梅、山楂、石榴、柿子等。

4. 苦味

具有清热、泻火、燥湿、解毒、降气等作用,如苦瓜、苦杏仁、橘皮、百合等。

5. 咸味

具有泻下、软坚散结和补益阴血等作用,如盐、海带、紫菜、海虾、海蟹、海蜇、龟肉等。

不同于药物"味"的作用方面,尚有:辛味食物(如辣椒、胡椒),苦味食物(如苦瓜),有健脾作用;咸味食物(如鱼、虾、蟹),尚有补肾、养血分作用。各种食物所具有的味可以是一种,也可以兼有几种,这表明了食物作用的多样性。至于五味的阴阳属性,则辛甘属阳,酸苦咸属阴。

(三)食物的归经

食物的"归经"也是食物性能的一个主要方面,归经显示某种食物对人体某些脏腑、经络、部位等的突出作用,它表明食物的重点选择性。实际上这是古人对食物作用选择性的认识,是食物作用的内在规律。中医还认为,食物的归经与"味"有一定的联系。

1. 肺经

辛味食物归肺经,用辛味发散性食物(如葱、姜、芫荽等)治疗表证、肺气不宣咳嗽症状。

2. 脾经

甘味食物归脾经,用甘味补虚性食物(如红枣、蜂王浆、山药等)治疗贫血、体弱症状。

3. 肝经

酸味食物归肝经,用酸味食物(如乌梅、山楂等)治疗肝胆脏腑等方面疾患。

4. 心经

苦味食物归心经,用苦味食物(如苦瓜、绿茶等)治疗心火上炎或移热小肠证。

5. 肾经

咸味食物归肾经,用咸味食物(如甲鱼、昆布、海藻等)治疗肝肾不足、消耗性疾患(如甲亢、糖尿病等疾患)。

（四）食物的升降沉浮

食物的升降浮沉性能与食物的气与味有密切关系。食物的气味性质与其阴阳属性决定食物作用趋向。一般来说,质地轻薄、食性温热、食味辛甘淡的食物,其属性为阳,多具有升浮的作用趋向(如姜、蒜、花椒等),具有发散、宣通开窍等功效,如香菜、薄荷能解表而治疗感冒,菊花、绿茶能清利头目而治疗头痛;反之,质地沉实,食性寒凉,食味酸苦咸的食物,其属性为阴,多具有沉降的作用趋向(如杏仁、梅子、莲子、冬瓜等),具有清热、平喘、止咳、利尿、敛汗、止泻、补益等功效,如西瓜清热而治热病烦渴、冬瓜利尿而治小便不通、乌梅收敛而止泻痢等。

（五）食物的补泻

食物性能的"补"与"泻"概念,一般是泛指食物的补虚与泻实两方面作用,这也是食物的两大特性。补性食物一般分别具有补气、助阳、滋阴、养血、生津、填精等功效;泻性食物一般分别具有解表、散热、开窍、辟秽(防疫)、清热、泻火、燥湿、利尿、祛痰、祛风湿、泻下、解毒、行气、散风、活血化瘀、凉血等功效。

二、食疗的作用

（一）预防作用

身体早衰和疾病发生的根本原因就在于人体自身;人体正气旺盛,又能避免邪气的侵袭,就会保持健康状态,反之则发生疾病。一切有利于维护正气、抗御邪气的措施都能预防疾病;一切损害正气、助长邪气的因素都能引起疾病,从而导致早衰和死亡。

合理安排饮食可保证机体的营养,使五脏功能旺盛、气血充实,恰如《内经》所言:"正气存内,邪不可干。"现代研究证明,人体如缺乏某些食物成分,就会导致疾病。如缺少蛋白质和碳水化合物就会引起肝功能障碍;缺乏某种维生素就会引起夜盲症、脚气病、口腔炎、坏血病、软骨症等;缺乏某些微量元素,如缺少钙质会引起佝偻病,缺乏磷质会引起神经衰弱,缺乏碘会引起甲状腺肿,缺乏铁质会引起贫血,缺少锌和钼则会引起身体发育不良等。而通过食物的全面配合,或有针对性地增加上述食物成分就会预防和治疗这些疾病。中医学早在一千多年以前,就有用动物肝脏预防夜盲症,用海带预防甲状腺肿大,用谷皮、麦麸预防脚气病,用水果和蔬菜预防坏血病等记载。

除了从整体观出发的饮食全面调理和有针对性地加强某些营养食物来预防疾病外,中医学还发挥某些食物的特异性作用,直接用于某些疾病的预防。如用葱白、生姜、豆豉、芫荽等可预防感冒;用甜菜汁或樱桃汁可预防麻疹;用鲜白萝卜、鲜橄榄煎服可预防白喉;用大蒜可预防癌症;用绿豆汤预防中暑;用荔枝可预防口腔炎、胃炎引起的口臭症状;用胡萝卜粥可预防头晕等。

一些食物的预防作用得到了现代研究证实,如大蒜能杀菌和抑制病毒,故可防治呼吸道感染和肠道传染病等；苦瓜、芦笋、马齿苋等有防癌抗癌作用，用于癌症治疗；生山楂、红茶、燕麦能够降低血脂，故可预防动脉硬化；玉米粉粥预防心血管病；用薏苡粥预防癌症等。

(二)滋养作用

中医学认识饮食对人体的滋养作用是从整体观出发的。它认为各种不同的食品分别可以入某脏某经，从而滋养脏腑、经脉、气血，乃至四肢、骨骼、皮毛等。饮食进入人体，通过胃的吸收，脾的运化，然后输布全身，成为水谷精微，而滋养人体。这种后天的水谷精微和先天的真气结合，形成人体的正气，维护正常的生命活动和抗御邪气(致病因素)。此外还形成维持机体生命的基本物质"精"。"精"藏于五脏，是脏腑功能活动和思维、意识活动，即"神"的基础。"气、精、神"为人体之三宝，生命之所系。而它们都离不开饮食的滋养。

常用的食补方法，有平补法、清补法、温补法、峻补法4种。

1. 平补法

平补法有两种意义，一种是应用不热不寒、性质平和的食物。如多数的粮食、水果、蔬菜和部分禽、蛋、肉、乳类食物，如粳米、玉米、扁豆、白菜、鹌鹑、猪肉、牛奶等。一种是应用既能补气又能补阴或既能补阳又能补阴的食物。如山药、蜂蜜既补脾肺之气又补脾肺之阴，枸杞子既补肾阴又补肾阳等，这些食物适用于普通人保健。

2. 清补法

清补法是应用补而不滋腻碍胃、性质平和或偏寒凉的食物，有时也以泻实性食物祛除实证，如清胃热，通利二便，加强消化吸收，推陈而致新，以泻中求补等。常用的清补食物有萝卜、冬瓜、西瓜、小米、苹果、梨、黄花菜等，以水果、蔬菜居多。

3. 温补法

温补法是应用温热性食物进行补益的方法。适用于阳虚或气阳亏损，如肢冷、畏寒、乏力、疲倦、小便清长而频或水肿等症患者，也常作为普通人的冬令进补食物。如核桃仁、大枣、龙眼肉、猪肝、狗肉、鸡肉、鳝鱼、海虾等。

4. 峻补法

峻补法是应用补益作用较强，显效较快的食物来达到急需补益的目的。此法的运用，应注意体质、季节、病情等情况，需做到既达到补益目的，而又无偏差。常用的峻补食物有羊肉、狗肉、鹿肉、鹿胎、鹿尾、鹿肾、甲鱼、鳟鱼、黄花鱼、巴鱼等。

(三)延缓衰老作用

中医理论认为，生、长、壮、老、已是人类生命的自然规律。生命的最终衰亡是不可避免的。但是注重养生保健，及时消除病因，使机体功能协调，就能延缓衰老，实现"延年益寿"。

中医在应用饮食调理进行抗衰防老方面,除因时、因地、因人、因病之不同,做到辨证用膳,虚则补之,实则泻之外,还常注意对肺、脾、肾三脏的调理。认为这三脏在生命过程中,特别在机体与自然界的物质交换、新陈代谢过程中,起着极为重要的作用。早在两千年前,古人就认识到,肺"司呼吸""天气通于肺",脾为"水谷之海""气血生化之源",肾为机体的"先天之本",因为"肾藏精""受五脏六腑之精而藏之"。临床实际表明,肺、脾、肾三脏的实质性亏损,以及其功能的衰退,常导致若干老年性疾患,如肺虚或肺肾两虚所致的咳喘,脾肺两虚的痰饮喘咳,脾或脾肺双虚的气短、倦怠、消化不良、营养障碍,肾虚腰酸腿疼、小便失常、水肿、低热、消瘦以及出现健忘、牙齿松动、须发早白或脱落等未老先衰的征象。

(四)治疗作用

食物与药物都有治疗疾病的作用。但食物每人每天都要吃,较药物与人们的关系更为密切,所以历代医家都主张"药疗"不如"食疗"。在治疗过程中,先以食疗,后以药疗。只有食疗不能取效时,才以药疗。

《太平圣惠方》:"夫食能排邪而安脏腑,清神爽志以资气血,若能用食平病,适情遣疾者,可谓上工矣。"

1. 补益脏腑

人体各种组织、器官和整体的功能低下是导致疾病的重要原因。中医学把这种病理状态称为"正气虚",其所引起的病证称为虚证。根据虚证所反映的症状和病机的不同,还可分为肝虚、心虚、脾虚、肺虚、肾虚以及气虚、血虚等。主要表现如心悸气短、全身乏力、食欲缺乏、食入不化、咳嗽虚喘、腰膝酸软等。

中医主张体质虚弱或慢性虚证患者可用血肉有情之品来滋补。如鸡汤可用于虚劳,当归羊肉汤可用于产后血虚,牛乳饮用于病愈后调理,胎盘粉用于补肾强身,猪骨髓用于补脑益智,动物脏器用于滋补相应的脏腑等。

米面果菜等也有改善人体功能、补益脏腑气血的作用。如粳米可补脾、和胃、清肺;荔枝甘温能益血,益人颜色,身体虚弱、病后津伤都可用它来滋养调摄;花生能健脾和胃,滋养调气,营养不良、乳汁缺乏皆可用以补虚益气;黑芝麻有补血、生津、润肠、乌发的作用;银耳有益气生津等作用,可用于肺脾两虚、津亏阴虚体弱之人等。

2. 泻实祛邪

外部致病因素侵袭人体,或内部功能的紊乱和亢进,皆可使人发生疾病。如果病邪较盛,中医称为"邪气实",其证候则称为"实证"。同时又有正气虚弱的表现,则是"虚实错杂"。此时既要针对病情进行全面的调理,又要直接去除病因,即所谓"祛邪安脏"。如大蒜治痢疾,山楂消食积,鳗鱼治肺痨,薏米祛湿,藕汁治咳血,赤豆治水肿,猪胰治消渴,蜂蜜润燥等。

3. 调整阴阳

人体的生理功能只有在和谐协调的情况下，才能得以维持，从而处于健康状态，免受病邪的侵袭。生活中，饮食得当则可起到维持阴阳调和的作用。另外，对因为阴阳失调所导致的疾病状态，利用饮食的性味也可进行调节。根据阴阳失调的不同情况，可有扶阳抑阴、育阴潜阳、阴阳双补等很多方法。如阳虚的人可用温补，选牛肉、羊肉、狗肉、干姜等甘温、辛热类食品补助阳气；而阴虚的人当用清补，选百合、淡菜、甲鱼、海参、银耳等甘凉、咸寒类食品养阴生津。

在日常生活中，偏热的体质或热性疾病，可选用性质属寒的食品。瓜果、蔬菜中性寒者偏多，如梨汁、藕汁、橘汁等，可用于清热、止渴、生津；西瓜、茶水等，可清热、利尿；萝卜、甘草可治外感喉痛；荸荠、荆芥能清热、解毒；赤小豆、白扁豆可清热除湿等。

偏寒的体质或寒性疾病，可选用性质属热的食品。调味品中性热者偏多，如辣椒、生姜能通阳健胃；胡椒、茴香可治胃寒疼痛；小茴香和石榴皮煎服可用于治疗痢疾；葱白和生姜煎服可用于治疗风寒外感；大茴香炒焦研末，红糖调和，黄酒冲服可用于治疗疝气疼痛等。

三、饮食的配伍与禁忌

在生活和临床中单独应用一种食物来保持营养或进补或治疗的情况是很少的。人们为了增强食物的效用和可食性，常常把不同的食物搭配起来应用。这种搭配关系，称为食物的配伍。根据食药同理、同用的原理，食物的配伍，基本依照药物配伍的"七情"理论。

(一)七情

1. 单行

单行指用单味食物烹制。

2. 相须配伍

相须配伍指同类食物相互配伍使用，起到相互加强的功效。如百合炖秋梨，百合与梨共奏清肺热、养肺阴之功效。雪羹汤中的荸荠与海蜇共奏清热化痰之功效等。

3. 相使配伍

相使配伍指一类食物为主，另一类食物为辅，使主要食物功效得以加强。如五加皮酒，辛散活血的酒，加强了五加皮祛风湿的功效；如姜糖饮，温中和胃的红糖，增强了生姜温中散寒的功效。

4. 相畏配伍

相畏配伍指一种食物的不良作用能被另一种食物减轻或消除。如扁豆中植物血凝素的不良作用能被蒜减轻或消除。某些鱼类的不良作用，如引起腹泻、皮疹等，能被生姜减轻或清除。

5. 相杀配伍

相杀配伍指一种食物能减轻或消除另一种食物的不良作用。如上例,蒜能减轻扁豆中植物血凝素的不良作用。实际上,相畏和相杀是同一配伍关系从不同角度的两种说法。

6. 相恶配伍

相恶配伍指一种食物能减弱另一种食物的功效。如萝卜减弱补气类食物(如鹌鹑、燕窝、山药、山鸡等)的功效。

7. 相反配伍

相反配伍指两种食物合用,可能产生不良作用,形成了食物的配伍禁忌。据前人的经验,食物的配伍禁忌比药物的配伍禁忌(十八反、十九畏)还多。如柿子忌茶、白薯忌鸡蛋、葱忌蜂蜜等。但对食物禁忌的经验,目前尚缺少科学实验的结论,有待今后加以重视和研究。

(二)协同治疗

1. 升降并举

升浮性质食物和沉降性质食物并用。以防止升降过偏之弊。如葱豉汤中加食盐,以防止葱、豉过于辛温发散之性。

2. 散收同用

补益类食物常调以发散性食物,以防止滋腻之性。如芫爆里脊中的芫荽,可防止猪肉滋腻碍胃之性。

3. 寒热并调

寒热并调即寒凉性质食物和温热性质食物并用,以防止寒、热过偏之弊。如炒苦瓜佐以少量辛热的辣椒,可防止苦瓜苦寒过偏之性。

4. 攻补兼施

攻补兼施即泻实祛邪性质食物和补虚扶正性质食物并用,以防止攻邪而伤正之偏。如薏苡粥中添加红枣,即可防止薏苡仁清热利湿过偏之性。

(三)饮食应用禁忌

《金匮要略·禽兽鱼虫禁忌并治第二十四》:"所食之味,有与病相宜,有与身为害,若得宜则补体,害则成疾。"

相宜食味治病养病,谓之食养或食疗。而不相宜食品则禁之,谓之食禁或食忌,俗称"禁口"或叫"忌口"。

1. 病患饮食禁忌

中医在患者的饮食禁忌方面积累了很多经验,并有系统的理论指导。根据中医文献记载,古代医家把患病期间所忌食的食物高度概括为以下几大类。

(1)生冷。冷饮、冷食、大量的生蔬菜和水果等,为脾胃虚寒腹泻患者所忌。

(2)黏滑。糯米、大麦、小麦等所制的米面食品等,为脾虚纳呆或外感初起患者所忌。

(3)油腻。荤油、肥肉、油煎炸食品、乳制品(奶、酥、酪)等,为脾湿或痰湿患者所忌。

(4)腥膻。海鱼、无鳞鱼(平鱼、巴鱼、带鱼、比目鱼等)、虾、蟹、海味(干贝、淡菜、鲍鱼干等)、羊肉、狗肉、鹿肉等,为风热证、痰热证、斑疹疮疡患者所忌。

(5)辛辣。葱、姜、蒜、辣椒、花椒、韭菜、酒、烟等,为内热证患者所忌。

(6)发物。指能引起旧疾复发、新病增重的食物,除上述腥、膻、辛辣等食物外,尚有一些特殊的食物,如荞麦、豆芽、鹅肉、鸡头、鸭头、猪头、驴头肉等,为哮喘、动风、皮肤等病患者所忌。

2. 病证宜忌

临床上常见的寒证宜忌的原则为益气温中、散寒健脾。宜食温性热性食物,忌用寒凉、生冷食物。

热证宜忌的原则为清热、生津、养阴。宜食寒凉平性食物,忌食温燥伤阴食物。

虚证中,阳虚者宜温补,忌用寒凉,阴虚者宜滋补,清淡,忌用温热,一般虚证患者忌吃耗气损津、腻滞难化的食物。阳虚患者不宜过食生冷瓜果、冷性及性偏寒凉的菜肴食物。阴虚患者则不宜吃一切辛辣刺激性食物,如酒、葱、大蒜、辣椒、生姜之类。由于虚证患者多数有脾胃功能的减退,难以消化吸收,因此不宜吃肥腻、油煎、质粗坚硬的食物,应采用清淡而富有营养的食物为宜。

实证是指邪气亢盛所产生的病症,如热证、寒证中都有实证,但在虚证中也有正虚邪实情况。饮食宜忌也要具体情况具体分析标本兼治,或者急则治其标,缓则治其本,抓住主要矛盾才能更好地配合药物治疗。常见实证如水肿忌盐、消渴忌糖,是最具针对性的食治措施。

3. 服药禁忌

古代文献记载的服药禁忌有甘草、黄连、桔梗、乌梅忌猪肉;薄荷忌鳖肉;茯苓忌醋;鳖忌苋菜;鸡肉忌黄鳝;蜜忌葱;天冬忌鲤鱼;白术忌大蒜、桃、李;人参恶黑豆,忌山楂、萝卜、茶叶;土茯苓忌茶等。

4. 孕期和产后饮食禁忌

孕期和产后,母体处于特殊生理阶段,饮食调养有着重要意义。妊娠期,母体脏腑经络之血注于冲任经脉,以养胎元。此期母体多表现阴虚阳亢状态,因此应避免食用辛辣、腥膻之品,以免耗伤阴血而影响胎元,可进食甘平、甘凉补益之品。

孕早期宜食清淡易消化饮食,对妊娠恶阻孕妇应避免进食油腻之品,可食用健脾、和胃、理气之类食物。

孕中期胎儿生长发育较快,宜加强滋补。

妊娠后期由于胎儿逐渐长大,影响母体气机升降,易产生气滞现象,故应少食胀气和涩肠类食物如荞麦、高粱、番薯、芋头等,为防止或减轻水肿,应采用少盐或低盐饮食。

孕妇产后,瘀血内停,不宜进食酸涩收敛类食物,如乌梅、莲子、芡实、柿子、南瓜等,以免不利恶露排出;亦不宜进食辛辣发散和渗利小便类食物,以防加重产后气血虚弱。

孕期饮食禁忌,是指怀孕期间孕妇应忌食或尽量避免食用对胎儿不利的饮食物,又称"忌食养胎"。

(1)活血类食物。活血类食物能活血通经、下血堕胎,故孕期应忌食。这一类食物主要有桃仁、山楂、蟹爪等。

(2)滑利类食物。能通利下焦,克伐肾气,使胎失所系,导致胎动不安或滑胎,故应避免食用。这一类食物主要有冬葵叶、苋菜、马齿苋、茄子、荸荠、山慈菇、薏苡仁等。

(3)大辛大热类食物。此类食物不仅能助生胎热,令子多疾,并可助阳动火,旺盛血行,损伤胎元,故孕期避免食用或忌用。这一类食物主要有肉桂、干姜、花椒、胡椒、辣椒,以及生姜、大蒜、羊肉、雀肉、鳗鲡鱼等。

(4)酒类饮料。特别是烈性白酒,为纯阳之物,能助火生热,消胎气,影响胎儿生长发育,甚则导致胎儿畸形,故孕期应忌酒类饮料。

(5)其他有关食物。如昆布、麦芽、槐花、鳖肉等,因昆布能软坚化结、麦芽能催生落胎、槐花能堕胎等,故孕妇也应忌食。

四、解表类食物

(一)辛温解表类

紫苏叶

【基原】为唇形科植物紫苏的叶,或带嫩枝。

【性味归经】辛,温。入肺、脾经。

【功效】发表散寒,理气和中,行气安胎,解鱼蟹毒。

【应用】

1. 风寒感冒:紫苏叶10 g,生姜10 g,红糖20 g,沸水冲泡饮。

2. 咳逆短气:紫苏叶30 g,人参10 g,共研末,煮汤饮。(《圣济总录》)

3. 妊娠恶阻,胎动不安:单用或配伍应用。

4. 食鱼蟹中毒,腹痛吐泻:可单用煮汤,或配伍生姜、白芷同用。

【使用注意】

气虚多汗者不宜食用;本品芳香,不宜久煮,可冲泡饮或煮汤。

生姜

【基原】为姜科植物姜的新鲜根茎。

【性味归经】辛,温。入脾、胃、肺经。

【功效】发表散寒,健脾止呕,解毒。

【应用】

1. 风寒感冒:生姜 6 g,紫苏叶 30 g,水煎顿服。(《本草汇言》)

2. 呕吐不止:生姜汁 1 汤匙,和醋少许,空腹服之。(《食医心境》)

【使用注意】

阴虚内热,血热妄行者忌服。

葱白

【基原】为百合科植物葱的鳞茎。

【性味归经】辛,温。入肺、胃经。

【功效】发汗解表,散寒通阳。

【应用】

1. 风寒感冒:葱白头与豆豉合煎。(《补缺肘后方》葱豉汤)

2. 脱阳:葱白五根细切,捣烂,酒 500 mL,煮至 200 mL,分 3 次服。(《华佗危病方》)

3. 治胃痛,胃酸过多,消化不良:大葱头 4 个,赤糖 200 g。将葱头捣烂,混入赤糖,放在盘里用锅蒸熟。每日 3 次,每次一汤匙。(《中草药新医疗法资料选编》)

【使用注意】

表虚多汗者忌服。

芫荽

【基原】为伞形科植物芫荽的带根全草。

【性味归经】辛,温。入肺、脾经。

【功效】发汗透疹,消食下气,清热,利尿。

【应用】

1. 小儿痘疹令速出:芫荽 150 g,水煎服。(《圣惠方》)

2. 小肠积热,小便不通:葵根一大握,芫荽 60 g,滑石 30 g(为末)。上三味,将二味细锉,以水二升,煎取一升,入滑石末,温分三服。亦治血淋。(《圣济总录》葵根饮)

【使用注意】

痧疹已透,或虽未透出而热毒壅滞,非风寒外束者忌服。本品多食耗伤气血,气虚及有胃溃疡者则不宜多食。

荆芥

【基原】唇形科荆芥属植物荆芥的地上部分。

【性味归经】辛,微温。归肺、肝经。

【功效】解表散风,透疹。用于感冒,头痛,麻疹,风疹,疮疡初起。炒炭治便血,崩漏,产后血晕。

【应用】

1. 外感发热、头痛;痈肿;流感:荆芥10 g,绿茶3 g。用250 mL开水冲泡10分钟后饮用,冲饮至味淡。(《本草纲目》)

2. 腹急冷痛;寒湿带下淋漓:白芷5 g,荆芥3 g,藁本3 g,绿茶3 g。用250 mL开水冲泡10分钟后饮用,冲饮至味淡。(《传统药茶方》)

3. 老人中风,口面㖞偏,大小便秘涩,烦热:荆芥1把(切),青粱米4合(淘),薄荷叶半握(切),豉(淡豆豉)5合(绵裹)。以水煮取荆芥汁,下米及诸味煮作粥,入少盐醋,空心食之。常服佳。

【使用注意】

表虚自汗、阴虚头痛者忌服。

（二）辛凉解表类

桑叶

【基原】为桑科植物桑的叶。

【性味归经】甘、苦,寒。入肺、肝经。

【功效】疏风清热,清肝明目。

【应用】

1. 风热感冒:本品轻清凉散以疏风热,可单用煮水代茶饮,或配伍菊花等同用。

2. 风热眩晕、目赤肿痛、多泪:可配伍菊花、枸杞子、黑芝麻等同用。

3. 肝阴不足,眼目昏花:桑麻膏,取桑叶研末、黑芝麻研末,加入适量白蜜熬膏,空腹时用盐汤、临睡时用温酒调食。

【使用注意】

诸养生不忌。

菊花

【基原】为菊科植物菊的头状花序。因产地、花色、加工方法的不同,又有白菊花、黄菊花、杭菊花、滁菊花等不同。

【性味归经】辛、甘、苦,微寒。归肺、肝经。

【功效】疏风清热,平肝息风,清肝明目,清热解毒。

【应用】

风热感冒及温病初起,发热头痛:可配伍桑叶同用;或用菊花粥,以粳米煮粥近熟,再入菊花略煮,调以白糖进食。

【使用注意】

清热宜用黄菊花,养生宜用白菊花。

薄荷

【基原】为唇形科植物薄荷的全草或叶。

【性味归经】辛,凉。归肺、肝经。

【功效】疏散风热,清利头目,利咽止痛,宣散透疹。

【应用】

1.风热感冒及温病初起:薄荷研细末,加入蜂蜜或白砂糖,制丸食,善清风热,名为薄荷糖。(《简便单方》)

2.风热咽喉肿痛:可配伍桔梗等同用。或用薄荷甘草汤,薄荷、甘草适量,煮汤代茶饮,为口齿咽喉圣药。(《调疾饮食辨》)

3.麻疹初期,疹透不畅以及风疹瘙痒:可配伍荆芥等同用。

此外,还可用于肝郁气滞,胸闷胁胀,血痢。

【使用注意】

有表虚自汗及阴虚血燥者不宜食用。

淡豆豉

【基原】为大豆经加工而成。

【性味归经】苦,寒。归肺、胃经。

【功效】解表、除烦、宣郁、调中。

【应用】

1.用于感冒风寒或风热,多配伍应用。

2.用于胃脘胀闷、食欲缺乏以及断乳后乳胀。可单用煮汤食。

3.用于伤寒暴下及滞痢腹痛。常用豉薤汤:豆豉、薤白,煮汤食。

【使用注意】

诸养生不忌。

（三）常用食物配方

五汁饮

【配方】

梨 1000 g,鲜藕 500 g,鲜芦根 100 g,鲜麦冬 500 g,荸荠 500 g。

【制法】

洗净的鲜芦根、梨去皮核,荸荠去皮,鲜藕去节和鲜麦冬切碎或剪碎,以洁净的纱布绞挤取汁。

【效用】

不拘量,冷饮或温饮,每日数次。适用于外感热病、口渴、咽干、烦躁等症。

姜糖苏叶饮

【配方】

生姜 6 g,紫苏叶 3 g,红糖适量,沸水适量。

【制法】

生姜切丝,苏叶捻碎和红糖放入瓷杯中,以沸水冲泡,温浸片刻。

【效用】

趁热频频饮用,适用治风寒感冒、胃寒型呕逆、泄泻、腹胀疼痛及因吃鱼虾所致的轻微食物中毒症状。

桑菊薄竹饮

【配方】

桑叶 10 g,菊花 10 g,苦竹叶 30 g,白茅根 30 g,薄荷 6 g。

【制法】

上项原料洗净,放入茶壶内,用沸水冲泡温浸 30 分钟。

【效用】

代茶频饮,可治疗外感或内热所致的目赤,头痛,发热,喉痛等症。

五、清热类饮食

（一）清热泻火类

茭白

【基原】为禾本科植物菰的花茎,经茭白黑粉刺激而形成的纺锤形肥大的菌瘿。

【性味归经】甘,寒。入肺、脾经。

【功效】清热除烦,催乳。

【应用】

1. 产后无乳:葵白 15 ~ 30 g,通草 9 g,猪脚煮食。(《湖南药物志》)

2. 便秘心胸烦热,高血压:鲜葵白 60 g,加旱芹菜 30 g,水煎服。(《食物与治病》)

【使用注意】

脾胃虚冷作泻者忌食。

香椿叶

【基原】为楝科植物香椿的嫩芽。

【性味归经】苦,平。入肝、胃、肾经。

【功效】清热化湿,解毒。

【应用】

1. 唇上生疔:取本品嫩叶,捣烂,和酒服之。(《岭南采药录》)

2. 赤白痢疾:香椿叶 100 ~ 200 g,加水煎服。(《福建民间草药》)

【使用注意】

慢性病者不宜食用。

香蕉

【基原】为芭蕉科植物甘蕉的果实。

【性味归经】甘,寒。入脾、胃经。

【功效】清热,润肠,解毒,止痛。

【应用】

1. 痔疮及便后出血:香蕉 2 个,不去皮,炖熟,连皮食之。(《岭南采药录》)

2. 牙痛:香蕉 2 枚,煎热汁 1 碗,含漱。(《经验方》)

临床发现,糖尿病患者摄入香蕉中的糖类后,尿糖较进食别的糖类为低。香蕉中果糖与葡萄糖之比为 1:1,这一天然组成,对治疗脂肪痢是合适的,也适用于中毒性消化不良。香蕉质润性软,适合于老年人、习惯性便秘、高血压、冠心病者经常食用。

【使用注意】

进食过多,会导致胃肠功能障碍。

粟米

【基原】为禾本科植物粟的种仁。

【性味归经】甘、咸,凉。入脾、胃、肾经。

【功效】健脾和胃。

【应用】

1. 脾胃虚弱,食不消化,呕逆反胃:粟米半升,捣如粉,水和丸如梧子,煮令熟,点少盐,空腹和汁吞下。(《食医心镜》)

2. 胃热消渴:粟米煮饭。(《食医心镜》)

【使用注意】

粟米不宜与杏仁同食,食则令人呕吐腹泻。

茶叶

【基原】为山茶科植物茶的叶。

【性味归经】苦、甘,凉。入心、肺、胃经。

【功效】生津止渴,清热解毒,祛湿利尿,消食止泻,清心提神。

【应用】

1. 霍乱后烦躁卧不安:干姜(炮为末)6 g,好茶末3 g。上二味,以水一盏,先煎茶末令熟,即调干姜末服之。(《圣济总录》姜茶散)

2. 热毒下痢:好茶500 g(炙),捣末,浓煎一、二盏服。久患痢者亦宜服之。(《食疗本草》)

3. 血痢:盐水梅(除核研)1 枚,合腊茶加醋汤沃,服之。(《圣济总录》)

以清明前后嫩叶初发时为佳,以后采摘时间愈迟品质愈次。由于加工不同可分绿茶、红茶等。绿茶能清心神,涤热,肃肺胃。红茶能温脾胃,畅中焦。

【使用注意】

失眠者忌服。

水芹

【基原】为伞形科植物水芹的茎。

【性味归经】甘、辛,凉。入肺、胃经。

【功效】清热利水,止血止带。

【应用】

1. 小便淋痛:水芹菜白根者,去叶捣汁,井水和服。(《圣惠方》)

2. 小便出血:水芹捣汁,日服六、七合。(《圣惠方》)

3. 小儿发热:水芹菜、大麦芽、车前子,水煎服。(《滇南本草》)

4. 白带:水芹12 g,景天6 g,水煎服。(《湖南药物志》)

【使用注意】

脾胃虚弱,大便溏薄不宜多食。

茄子

【基原】为茄科植物茄的果实。

【性味归经】甘,凉。入脾、胃、大肠经。

【功效】清热,消肿利尿,健脾和胃。

【应用】

1. 肠风便血:经霜茄连蒂,烧存性,研末,每日空腹温酒送服,或茄子煨熟,酒渍,暖酒空心分服。(《圣济总录》茄子酒)

2. 小便不利,水肿:茄子晒干研粉,开水送服 0.6 g,每日 3 次。(《食物与治病》)

3. 黄疸肝炎:紫茄数斤同米煮饭,连食数日。(《食物与治病》)

4. 脘闷酸胀,食欲缺乏:茄子 300 g,香菜 5 g,蒜片 5 g,酱油、食油、盐少许,先将茄子煸炒后,加入调味料,最后放上香菜末。(《传统膳食宜忌》)

【使用注意】

茄子性寒,食时往往配以温热的葱、姜、蒜、香菜等。体质虚冷之人,慢性腹泻者不宜多食。

藕

【基原】为睡莲科植物莲的肥大根茎。

【性味归经】甘,寒。入心、脾、胃经。

【功效】清热润肺,凉血行瘀。熟用,健脾开胃,止泻固精。

【应用】

1. 上焦痰热:藕汁、梨汁各半盏,和服。(《简便单方》)

2. 红白痢:藕 500 g,捣汁和蜜糖,隔水炖成膏服。

3. 霍乱吐不止,兼渴:生藕 30 g,生姜 0.3 g,研绞取汁,分三服,不拘时。(《圣济总录》姜藕饮)

4. 肺、胃出血:藕 250 g,侧柏叶 60 g,捣汁,冷开水冲服。(《食物与治病》)

5. 脾虚泄泻:嫩藕 120 g,煮烂熟,稻米 500 g,蒸熟与藕泥拌匀制糕,上撒白糖少许。(《士材三书》)

市耳

【基原】为木耳科植物木耳的子实体。

【性味归经】甘,平。入胃、大肠经。

【功效】凉血止血,和血养荣,止泻痢。

【应用】

1. 血痢日夜不止,腹中疼痛,心神烦闷:黑木耳 30 g,水两大盏,煮木耳令熟,先以盐醋食木耳尽,后服其汁,日三服。(《圣惠方》)

2. 内外痔:木耳 3~6 g,柿饼 30 g,同煮烂。(《食物与治病》)

3. 新久泄痢:干木耳 30 g(炒),鹿角胶 7.5 g(炒),为末。每服 9 g,温酒调下,日二次。(《御药院方》)

4. 贫血:黑木耳 30 g,红枣 30 枚,煮熟服食,加红糖调味。(《家庭食疗手册》)

【使用注意】

大便不实者忌服。

(二)清热生津类

西瓜

【基原】为葫芦科植物西瓜的果实。

【性味归经】味甘性寒,入心、胃、膀胱经。

【功效】清热解暑,除烦止渴,利小便。

【应用】

1. 暑热病热盛津伤:西瓜剖开,取汁 1 碗,徐徐饮之。(《本草汇言》)

或用三皮饮:西瓜皮、冬瓜皮、黄瓜皮煮水,加糖、乌梅少许,以清暑利尿解渴。

2. 口疮、咽喉炎:西瓜霜,西瓜汁加适量芒硝重结晶而成。

3. 肾炎、水肿:西瓜掏空,纳入蒜,用泥封好后,烘烤至熟。

【使用注意】

西瓜甘寒,若素体脾胃虚寒,大便溏泄者,少食为佳。

西红柿

【基原】为茄科植物西红柿的果实。

【性味归经】甘酸,微寒。入肝、脾、胃经。

【功效】生津止渴,凉血平肝。

【应用】

1. 热病口渴:凉拌西红柿或直接食用。

2. 高血压、眼底出血(动脉硬化造成):每日晨起空腹生吃 1 个。

甘蔗

【基原】为禾科植物甘蔗的茎秆。

【性味归经】甘,寒。入肺、胃经。

【功效】清热生津,下气润燥,和胃降逆。

【应用】

1. 虚热咳嗽、口干涕唾:甘蔗汁一升半,青粱米四合。煮粥,日食二次,极润心肺。(《本草纲目》)

2. 发热口干、小便涩:甘蔗去皮尽令吃之,咽汁,若口痛,捣取汁服之。(《外台秘要》)

3. 反胃、朝食暮吐、暮食朝吐:甘蔗汁七升,生姜汁一升,二味相和,分为三服。(《梅师集验方》)

【使用注意】

脾胃虚寒者慎服。

橄榄

【基原】为橄榄科植物橄榄的果实。

【性味归经】甘、涩、酸,平。入肺、胃经。

【功效】清肺,利咽,生津,解毒,止咳。

【应用】

1. 时行风火喉痛,喉间红肿:鲜橄榄、鲜莱菔,水煎服。(《王氏医案》青龙白虎汤)

2. 河鲀鱼诸毒,诸鱼骨哽:橄榄捣汁或煎浓汁饮服。(《随息居饮食谱》)

3. 预防白喉、上呼吸道感染、流感:鲜萝卜(白色为好)60 g,鲜橄榄2~5个,开水泡服或水煎代茶。(《饮食治疗指南》)

4. 百日咳:生橄榄20粒,炖冰糖作3次服。(《饮食治疗指南》)

【使用注意】

凡热性咳嗽者,待热稍退后才能用本品。

豆腐

【基原】豆腐为豆浆用盐或石膏点后,凝成豆腐花,再用布包裹,滤去部分水分,即成。

【性味归经】甘,凉。入脾、胃、大肠经。

【功效】生津润燥,清热解毒,催乳。

【应用】

1. 下痢:醋煎白豆腐食之。(《普济方》)

2. 小儿夏季发热不退,口渴饮水多:豆腐500 g,黄瓜250 g,煮汤代茶饮。(《食物与治病》)

3. 小儿麻疹出齐后清热用:豆腐250 g,鲫鱼2条,煮汤饮。(《食物与治病》)

4. 产后乳少:豆腐500 g,炒王不留行20 g,煮汤。喝汤吃豆腐。(《食物与治病》)

【使用注意】

疖疮病患者忌食。

(三) 清热解毒类

绿豆

【基原】豆科植物绿豆种子。秋后种子成熟时采收,洗净晒干备用。

【性味归经】甘,凉,入心、胃经。

【功效】清热解毒,清暑利水。

【应用】

1. 暑热:下锅加水,大火一滚,取汤停冷,色碧食之。如多滚则色浊,不堪食矣。(《遵生八笺》)绿豆加丝瓜花煮水,清暑力更强。

2. 消渴,小便如常:2 L 绿豆淘净后,水煮烂并将其研细,早晚各服 1 小盏。

3. 解毒:绿豆为主,配黑大豆、赤小豆。

【使用注意】

脾胃虚寒滑泄者忌食。

苦瓜

【基原】为葫芦科攀援植物苦瓜的果实。我国各地均有栽培,秋季采取近成熟的果实,破成两半,去瓤洗净鲜用。

【性味归经】苦,寒。入心、脾、胃经。

【功效】清暑涤热,明目,解毒。

【应用】

1. 中暑发热:苦瓜茶,用鲜苦瓜 1 个,截断去瓤,纳入茶叶,接合后,悬挂通风处,阴干后研末,代茶饮。

2. 小儿痢疾:小苦瓜数条,捣烂取汁,和蜜适量,热服 1~2 次,取其清热解毒之力。

3. 目赤疼痛:苦瓜散,苦瓜去瓤,晒干研末,每次服 5 g,灯心草煎汤送服。源于《滇南本草》,焙干防其过于寒凉。

【使用注意】

胃寒体虚者慎用。

苋菜

【基原】为苋科植物苋的茎叶。

【性味归经】甘,凉。入大、小肠经。

【功效】清热利尿,透疹。

【应用】

1. 产前后赤白痢:紫菜一握,取汁去滓,粳米三合煮粥,空心食之。(《本草纲目》)

2. 麻疹不透:红苋菜 30 g,水煎服。(《食物与治病》)

3. 尿道炎、膀胱炎、小便涩痛:带子及根的苋菜适量,生甘草 9 g,水煎服。(《家庭食疗手册》)

【使用注意】

慢性腹泻、脾弱便溏者慎服。

黄瓜

【基原】为葫芦科植物黄瓜的果实。

【性味归经】甘,寒。入胃、小肠经。

【功效】清热止渴,利水解毒。

【应用】

1. 小儿热痢:嫩黄瓜加蜜食,10 余枚可愈。(《海上名方》)

2. 四肢浮肿:老黄瓜皮 30 g,加水 2 碗,煎至 1 碗。每日 2 ~ 3 次,连续服用;或黄瓜 1 个破开,以醋煮一半,水煎一半,至烂,合并一处,空心食下。(《千金翼方》)

【使用注意】

黄瓜性寒凉,胃寒者多食易腹痛;老年慢性支气管炎患者发作期忌食。

马齿苋

【基原】为马齿苋科植物马齿苋的全草。

【性味归经】酸,寒。入大肠、肝、脾经。

【功效】清热祛湿,散血消肿,利尿通淋。

【应用】

1. 肠炎痢疾:鲜马齿苋 250 g,洗净水煮去渣,加入淘净大米 500 g,继续煮成粥,每日食用 2 次。(《圣惠方》)

2. 尿血:鲜马齿苋 60 ~ 120 g,车前草 7 株,水煎服。(《家庭食疗手册》)

3. 尿道炎:马齿苋 60 g,生甘草 6 g,水煎服,每日 1 剂,连续服用。(《家庭食疗手册》)

4. 小便热淋:马齿苋汁服之。(《圣惠方》)

【使用注意】

脾虚便秘者及孕妇禁食,忌与鳖同食。

（四）常用食物配方

金银花露

【配方】

鲜金银花 250 g,水适量。

【制法】

金银花置蒸馏瓶中,加水适量,依法蒸馏,取得蒸馏液 1000 mL 为止。

【效用】

冷饮或温饮,每次 30～50 mL,口服。有清热、解毒、消暑之功。用于暑温口渴、热毒疮疖等症。

西瓜西红柿汁

【配方】

西瓜肉 500 g,西红柿 300 g,方糖 10 g。

【制法】

西瓜肉去子榨汁,西红柿去皮去籽榨汁,两汁合并,加方糖乃成。

【效用】

西瓜西红柿汁清凉可口,酸甜适中,西瓜、西红柿合用,清热、祛暑、利尿、生津之功尤强。适用于暑热烦渴、心悸大汗、尿赤涩痛、津亏消渴等症。饮酒过量、酒精中毒之人也可服用。

荷叶糯米粥

【配方】

鲜嫩荷叶 100 g,糯米 100 g,砂糖 50 g。

【制法】

洗净荷叶入清水适量,上火烧开 15 分钟后,捞出荷叶,将洗净糯米放入煮粥,再放砂糖,凉后食用。

【效用】

荷叶糯米粥,汤绿米白,甜香味美,有清暑利湿、解热宽中之功。适用于暑湿泄泻、口渴心烦、眩晕或饮食停滞、腹胀纳呆、肢体乏力之人。

清蒸茶鲫鱼

【配方】

鲫鱼 1 条,绿茶 20 g。

【制法】

鲫鱼去除内脏,保留鱼鳞,冲洗干净,茶叶装入鱼腹内,用纸包裹鱼,放入盘中。上笼锅蒸至熟透即成。

【效用】

本品有清热生津、补虚止渴功效。适用于消渴多饮。

六、补气类饮食

(一)补气类食物

马铃薯

【基原】为茄科植物马铃薯的块茎。

【性味归经】甘,平。入胃、大肠经。

【功效】益气健脾,调中和胃。

【应用】

1. 病后脾胃虚寒,气短乏力:牛腹筋 150 g,马铃薯 100 g,酱油 15 g,糖 5 g,葱、姜各 2.5 g,文火煮烂,至肉、土豆都酥而入味。(《传统膳食宜忌》)

2. 胃及十二指肠溃疡疼痛和习惯性便秘:未发芽的新鲜马铃薯,洗净切碎后,加开水捣烂,用纱布包绞汁,每天早晨空腹下一两匙,酌加蜂蜜同服,连续 15～20 天。服药期间忌食刺激性食物。(《常见疾病手册》)

【使用注意】

马铃薯发芽后不能直接服用,防止中毒。脾胃虚寒易腹泻者应少食。

香菇

【基原】为侧耳科植物香蕈的干燥子实体(菌盖及柄)。

【性味归经】甘,平。入胃经。

【功效】益胃气,托痘疹,止血。

【应用】

1. 胃痉,反胃呕吐:焙干为末,饭前糖水送下。(《家庭食疗手册》)

2. 功能性子宫出血:焙干研末,每服 3 g,温水下,日服 2 次。(《家庭食疗手册》)

3. 小儿痘疹干瘪,体虚难出:香菇 6～9 g,水煎服。(《家庭食疗手册》)

鳝鱼

【基原】为鳝科动物黄鳝的肉或全体。

【性味归经】甘,温。入肝、脾、肾经。

【功效】祛虚损,除风湿,强筋骨,止痔血。

【应用】

1. 足痿无力:鳝鱼加金针菜共煮。(《山民方食》)

2. 内痔出血:鳝鱼煮食。(《便民食疗》)

【使用注意】

凡病属虚热者不宜食。

泥鳅

【基原】为鳅科动物泥鳅的肉或全体。

【性味归经】甘,平。入脾、肺经。

【功效】补中气,祛湿邪,清热,壮阳。

【应用】

1. 黄疸湿热,小便不利:泥鳅炖豆腐食。(《泉州本草》)

2. 肝炎:泥鳅焙干,碾粉,每日 3 次,每次 10 g。(《杏林春满集》)

【使用注意】

本品补而能清,诸病不忌。

刀鱼

【基原】为鳀科动物鲚鱼的肉。

【性味归经】甘,温。

【功效】补气活血,泻火解毒,健脾开胃。

【应用】

1. 体虚无力:鲚鱼肉、鱼子加调料煮食。(《随息居饮食谱》)

2. 食少腹胀:鲚鱼共姜、葱煮食。(《金峨山房药录》)

【使用注意】

有湿病疮疥忌食。

桂鱼

【基原】为鮨科鳜鱼属鳜鱼的肉。

【性味归经】甘,平。入脾、胃经。

【功效】补气血,益脾胃,化骨刺。

【应用】

1. 虚劳体弱:桂鱼煮食。(《随息居饮食谱》)

2.骨刺鲠喉：桂鱼胆阴干，用其末酒化温呷，吐之即已。(《千金方》)

本品为虚劳食疗要品，肺结核患者宜食之。

【使用注意】

患寒湿患者不可食。

粳米

【基原】为禾本科植物稻(粳稻)的种仁。

【性味归经】甘，平。入脾、胃经。

【功效】补中益气，健脾和胃，除烦渴。

【应用】

1.婴儿吐奶(脾胃虚弱)：粳米炒焦，水煎服汁。(《常见病验方研究参考资料》)

2.霍乱狂闷，烦渴，吐泻无度：淡竹沥一合(约 20 mL)，粳米一合(约 20 g)，炒黄，以水同研，去滓取汁。上二味，和匀顿服之。(《圣济总录》)

【使用注意】

粳米营养丰富，并大多存在于谷皮中，故平时不宜多食细粮，以免由于谷皮的丢失，而减少无机盐和维生素的摄入。

鸡肉

【基原】为雉科动物家鸡的肉。

【性味归经】甘，温。入脾、胃经。

【功效】温中，益气，补精，添髓，降逆。

【应用】

1.中风湿痹，五缓六急，骨中疼痛，不能踏地：乌雌鸡 1 只煮熟，以豉汁、姜、椒、葱、酱调作羹，空心食之。(《圣惠方》乌雌鸡羹)

2.肾虚耳聋：乌雄鸡 1 只，治净，以无灰酒 3000 mL，煮熟，乘热食之，三、五只效。(《本草纲目》)

【使用注意】

凡实证、邪毒未清者不宜食。

鹅肉

【基原】为鸭科动物鹅的肉。

【性味归经】甘，平。入脾、肺经。

【功效】益气补虚，和胃止渴。

【应用】

1. 中气不足,消瘦乏力,食少:鹅1只去毛杂,黄芪、党参、淮山药各30 g,共煮熟后食之。(《家庭食疗手册》)

2. 气阴不足,口干思饮,乏力,气短,咳嗽,纳少等:鹅肉250 g,瘦猪肉250 g,淮山药30 g,北沙参15 g,玉竹15 g,共煮食用。(《补药和补品》)

【使用注意】

湿热内蕴者勿食。

鹌鹑

【基原】为雉科动物鹌鹑的肉或全体。

【性味归经】甘,平。

【功效】健脾消积,滋补肝肾。

【应用】

1. 小儿疳疾:鹌鹑10只,洗净,加少量油盐蒸熟,早晚各吃1次,连吃5日。(《家庭食疗手册》)

2. 肝肾阴虚,腰膝酸痛:鹌鹑1只,枸杞子30 g,杜仲9 g,水煮去药,食肉喝汤。(《补药与补品》)

3. 泄痢:鹌鹑肉、小豆、生姜煮食。(《嘉佑本草》)

【使用注意】

当外感、痰热未清时不食。

(二) 常用食物配方

人参粥

【原料】

白米50～100 g,人参10 g。

【制法】

将人参切成小块,用清水浸泡40分钟,放入砂锅(铝锅)内,武火煮开后,改用文火熬约2小时,再将米洗净放入参汤中煮成粥。

【服法】

早晚各服1次,常服有效。

【功效】

补中益气健脾。

【应用】

因脾胃气虚、运化失职所致的饮食不香,腹胀便溏,稍食寒凉则脘腹不适,甚至腹泻者。

【注意事项】

忌铁器,服粥期间忌食萝卜和茶。

补虚正气粥

【原料】

炙黄芪 20 g,党参 10 g,粳米 100 g,白糖适量。

【制法】

将黄芪、党参切片,用清水浸泡 40 分钟,按水煮提取法,提取黄芪、党参浓缩液 30 mL。粳米洗净煮粥,粥将成时加入党参、黄芪浓缩液,稍煮片刻即可。

【服法】

早晚各服 1 次,服时可酌加白糖。

【功效】

补正气,疗虚损,抗衰老。

【应用】

内伤劳倦,年老体弱,久病身瘦,心慌气短,体虚自汗,脾虚久泄,食欲缺乏等症。

【注意事项】

连服 3~5 天后,须间隔 2~3 天再服。服粥期间忌食萝卜和茶叶。

人参莲肉汤

【原料】

人参 10 g,莲子 10 枚,冰糖 30 g。

【制法】

将人参、莲子(去心)放入碗中,加洁净水适量泡发,再加入冰糖。将盛药物的碗置于蒸锅内,隔水蒸炖 1 小时。人参可反复使用 3 次,次日再加莲子、冰糖和水适量,如前法蒸炖。

【服法】

吃莲肉,喝汤,第 3 次时,同人参一起吃下。早晚各食 1 次。

【功效】

补气益脾。

【应用】

病后体弱,气虚自汗,食少倦怠,脾虚泄泻等症。

【注意事项】

忌铁器,忌食萝卜和茶。

黄芪汽锅鸡

【原料】

嫩母鸡 1 只,黄芪 30 g,精盐 5 g,料酒 15 g,葱、姜各 10 g,味精、胡椒适量。

【制法】

鸡宰杀后,去毛、爪、内脏,洗净后先入沸水锅内焯致皮伸,再用凉水冲洗,滤干水待用。黄芪洗净,切成 6~7 厘米长的段,每段剖成两半,纳入鸡腹内。葱、姜洗净后切好待用。将鸡放入汽锅内,加入葱段、姜片、料酒、清水、盐,用棉纸封口,上屉用武火蒸致沸后约 2 小时,出屉,捡出葱、姜,把黄芪从鸡腹内取出,码放在鸡上,加胡椒粉调味即可食。

【服法】

可佐餐食用。

【功效】

益气升阳,养血补虚。

【应用】

脾胃食少,气虚乏力,易感冒,血虚眩晕及中气下陷致脱肛、久泻、子宫脱垂等症。亦可作病后体弱及营养不良、贫血、肾炎、脏器下垂患者的保健食品。无病常食,能强身健体,预防感冒。

七、补血类饮食

(一)补血类食物

胡萝卜

【基原】为伞形科植物胡萝卜的根。

【性味归经】甘,平。入肺、脾经。

【功效】健脾化滞,润燥明目。

【应用】

1. 小儿消化不良:胡萝卜 250 g,加盐 3 g 煮烂,去渣取汁,每日 3 次服完,连服 2 天。(《家庭食疗手册》)

2. 夜盲症,角膜干燥症:胡萝卜 6 根,水煎服,或用胡萝卜每次 3 根,用凉开水洗净,生食,连续 10 天;或胡萝卜与猪肝同炒食。(《家庭食疗手册》)

【使用注意】

过食胡萝卜会引起黄皮病,全身皮肤黄染,与胡萝卜素有关。停食 2~3 个月会自行消退。患者不宜生食。

葡萄

【基原】为葡萄科植物葡萄的果实。

【性味归经】甘、酸,平。入肺、脾、肾经。

【功效】补气血,强筋骨,利小便,安胎,除烦止渴。

【应用】

1. 发热口渴:生葡萄捣滤取汁,以瓦器熬稠,入熟蜜少许,同收,点汤饮。(《居家必用事类全集》)

2. 血小板减少或粒细胞减少症:饮服葡萄酒 10 ~ 15 g,每日 2 ~ 3 次。(《饮食治疗指南》)

3. 胎气上逆(孕妇胸胀满、喘急、坐卧不安):葡萄 30 g,煎汤饮服,每日 2 次。(《家庭食疗手册》)

【使用注意】

多食令人烦闷眼暗,故不能多食。

龙眼肉

【基原】为无患子科植物龙眼的假种皮。

【性味归经】甘,温。入心、脾经。

【功效】益心脾,补气血,安神,健脾止泻,利尿消肿。

【应用】

1. 脾虚泄泻:龙眼干 14 粒,生姜 3 斤,煎汤服。(《泉州本草》)

2. 妇人产后浮肿:龙眼干、生姜、大枣,煎汤服。(《泉州本草》)

3. 思虑过度,劳伤心脾,虚烦不眠:龙眼干 15 g,粳米 60 g,莲子 10 g,芡实 15 g,加水煮粥,并加白糖少许。(《食疗粥谱》)

4. 贫血,神经衰弱,心悸怔忡,自汗盗汗:龙眼肉 4 ~ 6 枚和莲子、芡实等,加水炖汤于睡前服。(《食物中药与便方》)

【使用注意】

内有痰火及湿滞停饮者忌服。

荔枝

【基原】为无患子科植物荔枝的果实。

【性味归经】甘、酸,温。入脾、肝经。

【功效】生津益血,健脾止泻,温中理气,降逆。

【应用】

1. 脾虚久泻:荔枝干果 7 个,大枣 5 个,水煎服。(《食物中药与便方》)

2. 老人五更泻:荔枝干 5 粒,春米 1 把,合煮粥食,连服 3 次;酌加山药或莲子同煮更佳。(《泉州本草》)

3. 呃逆不止:荔枝 7 个,连皮核烧存性,为末,白汤调下。(《医方摘要》)

4. 妇女虚弱,崩漏贫血:荔枝干果 30 g,水煎服。(《食物中药与便方》)

5. 气虚胃寒:荔枝肉 5 枚,煮酒 1 小杯,屡服有效。(《饮食治疗指南》)

【使用注意】

阴虚火旺者慎服。

落花生

【基原】为豆科植物落花生种子。

【性味归经】甘,平。入脾、肺经。

【功效】润肺,和胃,止咳,利尿,下乳。

【应用】

1. 久咳,秋燥,小儿百日咳:花生(去嘴尖)文火煎汤调服。(《杏林医学》)

2. 脾胃失调,营养不良:花生仁 30 g,糯米 60 g,红枣 30 g,加冰糖少许,煮粥食用。(《食疗粥谱》)

3. 乳汁少:花生米 90 g,猪脚 1 条(用前腿),共炖服。(《陆川本草》)

4. 血小板减少性紫癜:以生花生米 150 g,或炒花生米 180 g,每日分 3 次服完,连服 1 周。若血小板计数仍低,可继续服用。(《饮食治疗指南》)

【使用注意】

体寒湿滞及肠滑便泄者不宜服。霉花生有致癌作用,不宜食。

牛肉

【基原】为牛科动物黄牛或水牛的肉。

【性味归经】甘,平。入脾、胃经。

【功效】补脾胃,益气血,强筋骨。

【应用】

1. 虚弱少气,脾虚等证:黄牛肉 500 g,糯米 60 g,白萝卜 60 g,葱、姜、味精、盐少许,加水煮粥。(《食疗粥谱》)

2. 大病后极度羸瘦:牛肉胶冻 500 g,茯苓 120 g,炖融,空腹伴酒服用,每次 9～12 g。(《本经逢原》)

乌贼

【基原】为乌贼科动物无针乌贼或金乌贼的肉。

【性味归经】咸,平。入肝、肾经。

【功效】养血滋阴,通经,制酸。

【应用】

1. 贫血头晕,经闭:乌贼肉60 g,鹌鹑蛋2只,煮食。(《曲池妇科》)

2. 妇女经闭:乌贼鱼合桃仁(12 g左右)煮食。(《陆川本草》)

3. 胃痛泛酸:乌贼蛋5只,海螵蛸9 g,同煮。(《金峨山房药录》)

带鱼

【基原】为带鱼科动物带鱼的肉。

【性味归经】甘,温。入胃经。

【功效】养肝补血,和中开胃,消瘿瘤。

【应用】

1. 肝炎:鲜带鱼蒸熟后,取其上层油食之。(《金峨山房药录》)

2. 瘿瘤:铁砂90 g,置清水中一宿,滤取其汁,煮带鱼食之。

【使用注意】

带鱼古称发物,过敏体质者自应慎用。

(二)常用食物配方

当归羊肉汤

【原料】

当归15 g,黄芪25 g,党参25 g,羊肉500 g,葱、姜、料酒、味精各适量。

【制法】

羊肉洗净,当归、黄芪、党参装入纱布袋内,扎好口,与葱、姜、盐、料酒一起放入锅内,加水适量。置武火烧沸,再用文火煨炖,直至羊肉熟烂即成。食用时可酌加味精。

【服法】

吃肉和汤。可早晚各食1次。

【功效】

养血补虚。

【应用】

血虚及病后、产后体弱,脘腹冷痛,血虚宫冷崩漏及各种贫血。

【注意事项】

外感发热、咽喉肿痛、牙痛者不宜食用。

归参山药猪腰

【原料】

当归 10 g,党参 10 g,山药 10 g,猪腰 500 g,酱油、醋、姜丝、蒜末、香油适量。

【制法】

将猪腰切开,剔去筋膜、肾盂,洗净,当归、党参、山药装入纱布袋内,扎紧口,同放入锅内,加水适量,清炖至猪腰熟透,捞出猪腰,冷却后,切成薄片,放在盘子里。拌入酱油、醋、姜丝、蒜末、香油即可。

【服法】

可佐餐食用。

【功效】

养血,益气,补肾。

【应用】

气血亏损兼肾虚的心悸、气短、腰膝酸痛、失眠等症。

糯米阿胶粥

【原料】

阿胶 30 g,糯米 60 g,红糖少许。

【制法】

先用糯米煮粥,待粥将熟时,放入捣碎的阿胶,边煮边搅匀,稍煮两三沸即可。

【服法】

晨起空腹食用。

【功效】

养血补虚,止血安胎。

【应用】

用于血虚引起的妇女月经过少,胎动不安及虚劳咳嗽,久咳咯血,或吐血、衄血、大便出血。

【注意事项】

本粥应间断服用,连续服食易致胸满气闷。脾胃虚弱、阳气不足者不宜食用。

龙眼酸枣仁粥

【原料】

龙眼肉 10 g,炒枣仁 10 g,芡实 12 g。

【制法】

炒枣仁捣碎,用纱布袋装。芡实加水 500 mL,煮半小时后加入龙眼肉和炒枣仁,再煮半小时。取出枣仁,加适量白糖,滤出汁液。

【服法】

不拘时间,随时饮用,并吃龙眼肉及芡实。

【功效】

养血安神,益肾固精。

【应用】

凡因心阴血虚、虚火内扰不能下济肾阴,出现心悸、怔忡、神倦、遗精等症者,皆可服用。

蜜饯姜枣龙眼

【原料】

龙眼肉 250 g,大枣 250 g,蜂蜜 250 g,姜汁适量。

【制法】

将龙眼肉、大枣洗净,放入锅内,加水适量,置武火上烧沸,改用文火煮至七成熟时,加入姜汁和蜂蜜,搅匀,煮熟。起锅待冷,装入瓶内,封口即成。

【服法】

日服 3 次,每次吃龙眼肉、大枣各 6 ~ 8 粒。

【功效】

健脾益胃,滋补心血。

【应用】

脾虚血亏所致的食欲缺乏、面色萎黄、心悸怔忡等症。

八、补阳类饮食

(一)补阳类食物

核桃仁

【基原】为胡桃科植物胡桃的种仁。

【性味归经】甘,温。入肾、肺经。

【功效】补肾固精,温肺定喘,润肠,排石。

【应用】

1. 肾虚腰痛:核桃仁 60 g,切细,注以热酒,另加红糖调服。(《饮食治疗指南》)

2. 肺肾不足气喘:核桃肉、人参各 6 g,水煎服。(《饮食治疗指南》)

3. 肠燥便秘:核桃肉 4~5 枚,于睡前拌少许蜜糖服食。(《中药学》)

4. 尿路结石:核桃仁 120 g,冰糖 120 g,以香油炸酥核桃仁,共研为细末,每次用 30~60 g,日服 2~3 次,用温开水送下。(《饮食治疗指南》)

【使用注意】

痰火积热,阴虚火旺而致咳喘、泄泻便溏者不宜食用。

刀豆

【基原】为豆科植物刀豆、洋刀豆嫩的种子和果壳。

【性味归经】甘,温。入肺、脾、肾经。

【功效】温中下气,益肾补元。

【应用】

1. 气滞呃逆,脘闷不适:刀豆取老而绽者,每次 6~9 g,开水下。(《医级》刀豆散)

2. 肾虚腰痛:刀豆子 2 粒,包于猪腰子内,外裹叶,烧熬食。(《重庆草药》)

【使用注意】

胃热盛者慎服。

韭菜

【基原】为百合科植物韭菜的叶。

【性味归经】辛,温。入肝、胃、肾经。

【功效】温阳下气,宣痹止痛,散血,降脂。

【应用】

1. 反胃:韭菜汁 60 g,牛乳 1 盏。上用生姜汁 15 g,和匀,温服。(《丹溪心法》)

2. 吐血、呕血、衄血、淋血、尿血及一切血证:韭菜捣汁,生地黄浸韭菜汁内,烈日下晒干,以生地黄黑烂,菜汁干为度;入石臼内,捣数千下,如烂膏无渣者,为丸,弹子大。每早晚各服二丸,白萝卜汤化下。(《方脉正宗》)

3. 胸痹急痛:生韭菜捣汁服之。(《食疗本草》)

【使用注意】

阴虚内热及疮疡、目疾患者均忌食。

羊肉

【基原】牛科动物山羊或绵羊的肉。

【性味归经】甘,温。入脾、肾经。

【功效】益气补虚,温中暖下。

【应用】

1. 肾阳不足:白羊肉 250 g,去脂膜,切,以蒜同食之,三日一度。(《食医心镜》)

2. 五劳七伤虚冷:肥羊肉一腿,密盖煮烂,食汤及肉。(《本草纲目》)

3. 反胃,朝食夜吐,夜食朝吐:羊肉,去脂膜,作脯,以好蒜、韭空腹任意多少食之。(《必效方》)

【使用注意】

凡外感时邪或内有宿热者忌服。

狗肉

【基原】为犬科动物狗的肉。

【性味归经】咸,温。入脾、胃、肾经。

【功效】补中益气,温肾助阳,理气利水。

【应用】

1. 脾胃冷弱,肠中积冷,胀满刺痛:肥狗肉半斤,以米、盐、豉等煮粥,频吃一二顿。(《食医心镜》)

2. 气水臌胀浮肿:狗肉 500 g,细切,和米煮粥,空腹吃,作羹吃亦佳。(《食医心镜》)

3. 老年体弱,腰痛足冷:腊月取狗肉煮食。(《家庭食疗手册》)

【使用注意】

热病后忌服。

鹿肉

【基原】鹿科动物梅花鹿或马鹿的肉。

【性味归经】甘,温。

【功效】补五脏,调血脉,壮阳,下乳汁。

【应用】

1. 产后无乳:鹿肉 125 g,洗切,用水 3 碗煮,入五味,任意食之。(《寿亲养老新书》)

2. 气血亏虚:鹿肉 90 g,黄芪 30 g,大枣 30 g,共煮食用。(《寿亲养老新书》)

【使用注意】

鹿肉温性,故阳盛或阴虚有热者不宜食。炎热季节宜少食,寒冬时食最宜。

鳝鱼

【基原】为鳝科动物黄鳝肉或全体。

【性味归经】甘,温。入肝、脾、肾经。

【功效】祛虚损,除风湿,强筋骨,止痔血。

【应用】

1. 足痿无力:鳝鱼加金针菜共煮。(《山民方食》)

2. 内痔出血:鳝鱼煮食。(《便民食疗》)

【使用注意】

凡病属虚热者不宜食。

(二) 常用食物配方

韭菜粥

【原料】

新鲜韭菜 30 ~ 60 g,或韭菜籽 5 ~ 10 g,粳米 60 g,细盐少许。

【制法】

取新鲜韭菜,洗净切细(或韭菜籽研细末)。先煮粳米为粥,待粥沸后,加入韭菜或韭菜籽细末、精盐,同煮成稀粥。

【服法】

早晚各食 1 次。

【功效】

补肾壮阳,固精止遗,健脾暖胃。

【应用】

脾肾阳虚所致的腹中冷痛,泄泻或便秘,虚寒久痢,噎膈反胃,阳痿早泄,遗精白浊,小便频数,小儿遗尿,妇女白带过多,腰膝酸软,痛经崩漏。

【注意事项】

新鲜韭菜或韭菜籽煮粥,现煮现吃,隔日的不要吃。阴虚身热、身有疮疡、患眼疾者忌食。夏季不宜食。

苁蓉羊肉粥

【原料】

肉苁蓉 10 ~ 15 g,精羊肉 60 g,粳米 60 g,细盐少许,葱白 2 茎,生姜 3 片。

【制法】

分别将肉苁蓉、羊肉洗净后切细,先用沙锅煎肉苁蓉,取汁去渣,入羊肉、粳米同煮,待煮沸后加入细盐、葱白、生姜,煮为稀粥。

【服法】

早晚各食 1 次。

【功效】

补肾助阳,健脾益胃,润肠通便。

【应用】

肾阳虚衰所致的阳痿遗精,早泄,女子不孕,腰膝冷痛,小便频数,夜间多尿以及素体虚弱,劳倦内伤,恶寒怕冷,四肢欠温,脾胃虚寒及老人阳虚便秘。

【注意事项】

本品属温热性药粥,适于冬季服食,以 5～7 天为 1 疗程。大便溏薄、性功能亢进者以及夏季不宜服用。

核桃仁炒韭菜

【原料】

核桃仁 60 g,韭菜白 250 g,麻油 30 g,食盐 1.5 g。

【制法】

将核桃仁先用沸水焯约 2 分钟,捞出后撕去表皮,冲洗干净,滤干水装于碗内,韭菜白择洗后,切成 3 厘米长的段待用。炒锅烧热后,倒入麻油,油热时下入核桃仁翻炒至色黄,再下韭菜白一起翻炒至熟,起锅时撒入食盐,炒匀后装盘即成。

【服法】

佐餐用。

【功效】

补肾壮阳,温固肾气。

【应用】

肾阳不足之阳痿、乏力、腰膝酸痛,肾气不固之遗精、带下、小便频数以及便秘等。

壮阳狗肉汤

【原料】

附片 15 g,菟丝子 10 g,狗肉 250 g,食盐、味精、生姜、葱各适量。

【制法】

狗肉洗净,整块放入开水锅内汆透,捞入凉水内洗净血沫,切成 1 寸长的方块,将葱切好备用。将狗肉放入锅内,同姜片煸炒,加入料酒后倒入锅内,同时将菟丝子、附片用纱布袋装好扎紧,与食盐、葱一起放入锅内,加清汤适量,用武火烧沸,文火煨炖,待肉熟烂后即成。服时可加味精。

【服法】

吃肉喝汤,可作佐餐食用。

【功效】

温肾助阳,补益精髓。

【应用】

阳气衰微,精神不振,腰膝酸软等。

【注意事项】

阴虚者不宜服用。

九、滋阴类饮食

(一)滋阴类食物

银耳

【基原】银耳科植物银耳的子实体。

【性味归经】甘、淡,平。入肺、胃、肾经。

【功效】滋阴润肺。

【应用】

1.肺阴虚,咳嗽:银耳 6 g,竹笋 6 g,淫羊藿 3 g。先将银耳及竹笋用冷水发胀,取出,加水 1 小碗及冰糖、猪油适量调和,最后取淫羊藿稍加碎截,置碗中共蒸,服时去淫羊藿、竹笋,银耳连汤内服。(《贵州民间方药集》)

2.虚劳咳嗽,痰中带血,阴虚口渴:干银耳 6 g,糯米 100 g,冰糖 10 g,加水煮粥食用。(《食疗粥谱》)

【使用注意】

风寒咳嗽、湿热生痰和外感口干者忌用。

白菜

【基原】为十字花科植物白菜及其变种山东大白菜、浙江黄芽菜的叶球。

【性味归经】甘,平。入胃、肠、肝、肾、膀胱经。

【功效】清热除烦,通利肠胃,利尿。

【应用】

1.发热口渴,大小便不利:白菜用开水煮汤食。(《食物与治病》)

2.发背:菘菜汁 1000 mL,每日服之。(《伤寒类要》)

【使用注意】

气虚胃寒者不宜多食。

梨

【基原】主要为蔷薇科植物白梨、沙梨、秋子梨等栽培种的果实。

【性味归经】甘、微酸,凉。入肺、胃经。

【功效】生津,润燥,清热,化痰。

【应用】

1. 太阴温病口渴甚者:甜水梨大者一枚,薄切,新汲凉水内浸半日,(捣取汁)时时频饮。(《温病条辨》雪梨浆)

2. 消渴:香水梨(或江南雪梨,俱可),用蜜熬瓶盛,不时用热水或凉水调服,止嚼梨亦妙。(《普济方》)

3. 咳嗽痰多:梨,捣汁用,熬膏亦良,加姜汁、白蜜。(《本草求原》)

4. 小儿心脏风热,昏懵躁闷,不能食:梨三枚,切,以水二升,煮取一升,去滓,入粳米一合,煮粥食之。(《太平圣惠方》)

【使用注意】

脾虚便溏及寒嗽忌服。

牛乳

【基原】为牛科动物黄牛或水牛的乳汁。

【性味归经】甘,平。入心、肺经。

【功效】补虚损,益肺胃,生津润肠。

【应用】

1. 大病后不足,万病虚劳:黄牛乳一升,以水四升,煎取一升,如人饥,稍稍饮之,不得过多。(《千金要方》)

2. 反胃:牛乳一盏,韭菜汁 60 g,用生姜汁 15 g,和匀温服。(《丹溪心法》)

【使用注意】

脾胃虚寒作泻,中有痰湿积饮者慎用。

鸡蛋

【基原】为雉科动物家鸡的卵。

【性味归经】蛋清甘,凉。蛋黄甘,平。入心、肾经。

【效用】鸡蛋滋阴润燥,养心安神。蛋清清肺利咽,清热解毒。蛋黄滋阴养血,润燥息风,健脾和胃。

【应用】

1. 产后血晕,身痉直,口角与目外眦向上牵急,不知人:鸡子1枚,去壳分清,以荆芥末6 g调服。(《本草衍义》)

2. 干呕不息:破鸡子去白,吞中黄数枚。(《补缺肘后方》)

3. 小儿惊痫:鸡子黄和乳汁,量儿大小服之。(《普济方》)

4. 小儿消化不良:蛋黄油每天5~10 mL,分2次服,一疗程4~5天。一般服药1~2天后大便次数及性状即明显好转,用药4~5天可痊愈。(《中药大辞典》)

【使用注意】

脾胃虚弱者不宜多食,多食则令人闷满。

鳖

【基原】为鳖科动物中华鳖的肉。

【性味归经】甘,平。入肝经。

【功效】滋阴,补虚,止泻,截疟。

【应用】

1. 鳖肉加冰糖炖服,其脂尤佳。(《本草备要》)

2. 久泻久痢:鳖卵煮服。(《医林纂要》)

3. 久疟不愈:鳖1只,去肝、肠,用猪油炖,入盐少许服。(《贵州中医验方》)

【使用注意】

脾胃阳虚及孕妇忌服。

龟肉

【基原】为龟科动物乌龟的肉。

【性味归经】咸、甘,平。入肝、肾经。

【功效】滋阴,补血,补肾,健骨,降火,止泻。

【应用】

1. 虚劳失血咯血,咳嗽寒热:乌龟,煮取肉,和葱、椒、酱、油煮食。(《便民食疗》)

2. 痢疾便血:乌龟肉,以沙糖水拌,椒和,炙煮食之,多度。(《普济方》)

3. 热气湿痹,腹内急热:龟肉同五味煮食之,微泄为效。(《普济方》)

【使用注意】

胃有寒湿者忌服。

鸭肉

【基原】为鸭科动物家鸭的肉。

【性味归经】甘、咸,平。入脾、胃、肺、肾经。

【功效】滋阴养胃,利水消肿,健脾补虚。

【应用】

1.大腹水病:青头雄鸭1只。以水5000 mL煮取1000 mL,饮尽,厚盖之,取汗佳。(《肘后方》)

2.脾胃虚弱:冬瓜2 kg(不去皮),鸭1只(去毛及内脏),瘦猪肉120 g,海参、芡实、薏苡仁各30 g,莲叶500 g,煮鸭至烂,加调料食用。(《补药和补品》)

3.雄鸭1只,去毛及内脏,或加猪蹄或火腿,煮熟后调味食用;或将鸭肉切片,同大米煮粥,调味食用。(《家庭食疗手册》)

(二)常用食物配方

山萸肉粥

【原料】

山萸肉15~20 g,粳米60 g,白糖适量。

【制法】

山萸肉洗净,去核,与粳米同入沙锅煮粥,待粥将熟时,加入白糖,稍煮即成。

【服法】

早晚各服1次。

【功效】

补益肝肾,涩精敛汗。

【应用】

肝肾不足之头晕目眩,耳鸣腰酸,遗精,遗尿,虚汗不止,肾虚带下,小便频数。

【注意事项】

3~5天为一疗程,疾病完全治愈后,即可停服,或继续间断服用一段时期,以巩固疗效。发热及小便淋漓涩滞者不宜食用。

天冬粥

【原料】

天冬15~20 g,净米60 g,冰糖适量。

【制法】

天冬煎取浓汁,去渣,入粳米煮粥,沸后加入冰糖适量,煮至冰糖溶化即可。

【服法】

早晚各食1次。

【功效】

滋阴润肺,生津止咳。

【应用】

肾阴不足,阴虚内热,津少口干;肺阴虚有热,干咳少痰或无痰,痰中带血,以及午后低热、夜间盗汗的肺结核患者。

【注意事项】

3~5天为一疗程,隔3日再服。虚寒腹痛、外感风寒咳嗽者不宜食用。

双耳汤

【原料】

银耳10 g,黑木耳10 g,冰糖30 g。

【制法】

将银耳、黑木耳用温水泡发,并摘除蒂柄,除去杂质,洗净,放入碗内,加水适量,放入冰糖。置蒸笼中蒸1小时,待木耳熟透即成。

【服法】

吃银耳、木耳,喝汤,每日2次。

【功效】

滋阴、补肾、润肺。

【应用】

肾阴虚型动脉硬化、高血压、眼底出血,肺阴虚之咳嗽喘息等症。

枸杞肉丝

【原料】

枸杞100 g,瘦猪肉500 g,竹笋100 g,猪油30 g,食盐、白糖、麻油、干淀粉、味精、酱油各适量。

【制法】

将瘦猪肉洗净,去筋膜,切成2寸长的丝,竹笋切成同样长的丝,枸杞洗净待用。炒锅加猪油烧热,肉丝、笋丝同时下锅,烹入料酒,加入白糖、酱油、盐、味精搅匀,投入枸杞翻炒几下,淋入麻油,起锅即成。

【服法】

佐餐食,做菜肴。

【功效】

滋阴补肾,健身明目。

【应用】

体虚乏力,神疲,肾虚眩晕,视物模糊,阳痿,腰痛等。也可作强身益寿之用。

十、化痰止咳平喘类饮食

(一)化痰止咳平喘类食物

海蜇

【基原】为海蜇科动物海蜇的口腕部。

【性味归经】咸,平。入肝、肾经。

【功效】化痰软坚,平肝解毒,止咳,降压,养阴,消疡。

【应用】

1.痰饮咳嗽,肝阳上亢:海蜇皮(漂净)30 g,鲜荸荠 120 g,煮服,兼治淋巴结核。(《古方选注》)

2.高血压:海蜇 120 g 漂净,荸荠 360 g 洗净,用水 1000 mL 煮至 250 mL,空腹服,亦可饭后服,待血压降至正常,自觉症状大部分消失后,可减少服次。

3.急慢性气管炎,肺脓疡,支气管扩张,痰多咳嗽:陈海蜇 120 g(开水洗去盐味),荸荠 120 g(无荸荠以萝卜代,连皮切片),放砂锅内煮汤 3 杯,频频饮服。(《饮食治疗指南》)

4.阴虚久咳:陈海蜇(洗去盐味),冰糖拌蒸食,极效。(《饮食治疗指南》)

5.溃疡病:海蜇、大枣各 250 g,红糖 250 g,浓煎成膏。每日 2 次,每次 1 匙。

【使用注意】

脾胃寒弱,勿食。

荸荠

【基原】为莎草科植物荸荠的球茎。

【性味归经】甘,寒。入肺、胃经。

【功效】清热,化痰,消积,利湿。

【应用】

1.湿热黄疸,小便不利:荸荠打碎,煎汤代茶,每次 120 g。(《泉州本草》)

2.腹满胀大:荸荠去皮,填入雄猪肚内,线缝,砂器煮糜食之,勿入盐。(《本草经疏》)

3.咽喉肿痛:荸荠绞汁冷服,每次 120 g。(《泉州本草》)

【使用注意】

虚寒及血虚者慎服。

毛笋

【基原】为禾本科植物淡竹的苗。

【性味归经】甘,寒。入胃、大肠经。

【功效】清热消痰,利尿消肿,止泻痢。

【应用】

1. 痰热咳嗽:毛笋同肉煮食。(《本草求原》)

2. 肾炎、心脏病、肝脏病等有浮肿腹水:毛笋、陈蒲瓜各 60 g,或加冬瓜皮 30 g,水煎服。(《食物与治病》)

丝瓜

【基原】为葫芦科植物丝瓜鲜嫩果实。

【性味归经】甘,凉。入肝、胃经。

【功效】清热化痰,止咳平喘,通络。

【应用】

1. 肠风:丝瓜不拘多少,烧灰存性,酒调 6 g,空心下。(《续本事方》)

2. 痰喘咳嗽:丝瓜烧存性为末,枣肉如弹丸大,每服 1 丸,温酒化下。(《家庭食疗手册》)

3. 经脉不通:丝瓜焙干,为末空心酒下。(《海上名方》)

4. 肺热咳嗽:干丝瓜花 10 g,蜂蜜适量。(《滇南本草》)

紫菜

【基原】为红毛菜科植物甘紫菜的叶状体。

【性味归经】甘、咸,寒。入肺经。

【功效】化痰软坚,清热利水,止咳。

【应用】

1. 慢性气管炎、咳嗽:紫菜 15 g,牡蛎 30 g,远志 15 g 水煎服。

2. 水肿脚气:紫菜 15 g,车前子 15 g,水煎服。

3. 紫菜鸡蛋汤,对甲状腺肿大、咳嗽、结核病、高血压都有辅助治疗作用。

【使用注意】

多食胀腹。

芥菜

【基原】为十字花科植物芥菜的嫩茎叶。

【**性味归经**】辛,温。入肺、大肠经。

【**功效**】宣肺豁痰,温胃散寒。

【**应用**】

1. 风寒束表:芥菜与番薯同煮食。(《食物与治病》)

2. 痰湿中阻:芥菜籽研末,拌菜食用。(《中医食疗营养学》)

【**使用注意**】

凡疮疡、目疾、痔疮、便血及平素热盛之患者忌食。

甜杏仁

【**基原**】为蔷薇科植物杏或山杏的部分栽培种味甜的干燥种子。

【**性味归经**】甘,平。入肺、大肠经。

【**功效**】润肺,平喘。

【**应用**】

1. 虚劳咳嗽:甜杏仁 12 g,核桃肉 12 g,加水煎服。

2. 慢性咳嗽,上气喘急:甜杏仁 12 g,核桃仁 10 g,加水煎服。

【**使用注意**】

大便溏泄者忌服。

罗汉果

【**基原**】为葫芦科植物罗汉果的果实。

【**性味归经**】甘,凉,无毒。入肺、脾经。

【**功效**】清肺,润肠,止咳。

【**应用**】

1. 百日咳:罗汉果 1 个,柿饼 15 g,水煎服。

2. 喉痛失音:罗汉果 1 个,切片,水煎,待冷后,频频饮服。

枇杷

【**基原**】为蔷薇植物枇杷的果实。

【**性味归经**】甘、酸,凉。入脾、肺、肝经。

【**功效**】润肺,止渴,下气,止咳,化痰。

【**应用**】

1. 燥渴:多吃枇杷。

2. 肺热咳嗽、咳痰:宜吃枇杷。久咳者服枇杷露、枇杷膏。

【使用注意】

多食助湿生痰,脾虚滑泄者忌之。

(二)常用食物配方

饴萝卜汁

【配方】

白萝卜1000 g,饴糖100 g。

【制法】

白萝卜洗净,切碎,以洁净纱布绞汁。每次取白萝卜汁30 mL,调加饴糖20 mL。再加沸水适量,搅匀。

【效用】

每日饮用3次,适用于新久咳嗽,胸满,喘息诸症。

雪羹汤

【配方】

海蜇50 g,荸荠4枚,食盐适量。

【制法】

海蜇用温水洗净,切块备用。荸荠去皮洗净,切块备用。海蜇、荸荠放入锅中,加清水、食盐,武火烧沸后,再改用小火煮约15分钟即成。

【效用】

本品有清热化痰、润肠通便功效。适用于痰热咳嗽,大便燥结。

花生冰糖汤

【配方】

落花生100 g,冰糖适量。

【制法】

落花生洗净,放入锅中,加清水、冰糖,煮约半小时即成。

【效用】

本品有润肺止咳功效。适用于肺虚燥咳,秋燥咳嗽。

秋梨蜜膏

【配方】

鸭梨1500 g,鲜生姜250 g。

【制法】

鸭梨洗净,去核,切碎,以洁净的纱布绞汁;再以鲜生姜洗净,切丝,以洁净纱布绞汁备用。取梨汁放在锅中,先以武火,后以文火煎熬浓缩,至稠黏如膏时,加入一倍的蜂蜜、姜汁,继续加热至沸,停火,待冷装瓶备用。

【效用】

每次 1 汤匙,以沸水冲化,代茶饮用,每日数次。适用于肺热型咳嗽,痰黄,喉痛等症。

蜜蒸百合

【配方】

白花百合 50 g,蜂蜜 50 g。

【制法】

百合洗净,脱瓣,浸清水中半小时后捞出,放入碗内,加入蜂蜜,隔水蒸约 1 小时即成。

【效用】

本品有滋阴润肺功效。适用于虚火劳嗽,咯血。

十一、健脾消积类饮食

(一)消导类食物

白萝卜

【基原】为十字花科植物莱菔的根。

【性味归经】辛、甘,凉。入肺、胃经。

【功效】消食化痰,下气宽中。

【应用】

1.反胃吐食:白萝卜捶碎,蜜煎,细细嚼咽。(《普济方》)

2.鼻衄:以白萝卜自然汁和米酒,饮之。(《本草纲目》)

3.食积饱胀:生白萝卜捣汁饮。(《饮食与治病》)

4.咳嗽痰多:消化不良,白萝卜刮丝和面烙饼食之。(《清宫食谱》)

【使用注意】

脾胃虚弱,大便溏薄者不宜多食、生食。

山楂

【基原】为蔷薇料植物山楂或野山楂的果实。

【性味归经】酸、甘,微温。入脾、胃、肝经。

【功效】消食积,散瘀血,利尿,止泻。

【应用】

1. 食肉不消:山楂肉 120 g,水煮食之,并饮其汁。(《简便单方》)

2. 产妇恶露不尽,腹中疼痛,或儿枕作痛:山楂百十个,打碎煎汤,入砂糖少许,空心温服。(朱震亨)

3. 高血压:用山楂干品,制成糖浆,使每毫升糖浆含山楂干品 0.65 g,并加适量防腐剂,每天服 3 次,每次 20 mL,饭后服。有明显降压作用,能改善消化功能及食欲。(《新中医》1976.1)

4. 小儿脾虚久泻:取鲜山楂(去皮核)、淮山药各等份,加适量白糖,调匀后蒸熟,压制成小儿爱吃的山楂饼,有健脾醒胃、消胀除积的作用。(《新中医》1978.2)

【使用注意】

凡脾虚胃弱无积滞、气虚便溏者,慎用。生食大量山楂后,令人嘈杂易饥。

麦芽

【基原】为禾本科植物大麦的成熟果实经发芽而制成。

【性味归经】甘,微温。归脾、胃经。

【功效】消食和中,下气回乳。

【应用】

1. 用于食积不化等症,尤能消麦面食积:麦芽鸡内金散,取麦芽、鸡内金,炒黄研末,调以白糖,开水送食。

2. 麦芽赤豆粥,用于水肿:麦芽、赤小豆、粳米煮粥食用。

3. 用于妇女断乳或乳汁郁积所致乳房胀痛:单用即可,用量宜大,如麦芽回乳汤,取麦芽 60 g 炒焦,煮汤食。

【使用注意】

多食消耗元气,催生落胎,回乳断奶,故气虚体弱、孕妇及产妇授乳期不宜食用。

(二) 健脾和胃类食物

南瓜

【基原】葫芦科植物南瓜的果实。

【性味归经】甘,温。入脾、胃经。

【功效】温中平喘,杀虫解毒。

【应用】

1. 哮喘冬季严重者:南瓜 5 个去籽,入锅内煮成粥,布包绞汁,再入锅煮至一半,加鲜

姜汁 60 g,麦芽 1500 g,慢火熬膏每晚服 150 g,重者早晚服 2 次。(《中医效方精选》)

2. 蛔虫病:每人每次吃生南瓜子 250 g 以上,儿童按此量酌减,连服 2 天。(《江西医药》1961 年)

【使用注意】

凡患气滞湿阻之病,忌服。

大枣

【基原】为李科植物枣的成熟果实。

【性味归经】甘,温。入脾、胃经。

【功效】补脾和胃,益气生津,调营卫,降血脂,抗癌。

【应用】

1. 脾胃虚弱,倦怠乏力,血虚萎黄,神志不安:红枣 10～20 枚,煎汤常服。

2. 虚劳烦闷不得眠:大枣 20 枚,葱白若干,水煎去渣顿服。(《千金方》)

3. 过敏性紫癜:红枣 10 枚煎服,每日 3 次。(《上海中医药杂志》1962,4:22)

4. 急、慢性肝炎,肝硬化且血清转氨酶活力较高者:红枣、花生、冰糖各 30 g,先煎花生,再加红枣、冰糖同煎,睡前饮服,每日 1 剂,30 天为 1 疗程。

5. 高胆固醇血症:大枣、芹菜根,煎汤常服。(《饮食治疗指南》)

6. 脱肛日久不愈:大枣 120 g,陈醋 250 g,同煮至醋干,取枣食。(《家庭食疗手册》)

【使用注意】

凡有湿痰、积滞、齿病、虫病者,均不相宜。

栗子

【基原】为壳斗科植物栗的种仁。

【性味归经】甘,温。入脾、胃、肾经。

【功效】养胃健脾,补肾强筋,活血止血,止咳化痰。

【应用】

1. 肾虚腰膝无力:栗子风干,每日空心食 7 枚,再食猪肾粥。(《经验方》)

2. 小儿脚弱无力,三四岁尚不能行步:日以生栗与食。(姚可成《食物本草》)

3. 气管炎:板栗肉 250 g,煮猪瘦肉服。(江西《草药手册》)

4. 筋骨肿痛:板栗捣烂敷患处。(《浙江天目山药植志》)

5. 幼儿腹泻:栗子磨粉,煮如糊,加白糖适量喂食。(《食物中药与便方》)

【使用注意】

凡遇脾虚消化不好,湿热甚者均不宜食。外感未去,或痞满疳积,疟痢瘟疫,产后,小儿,患者亦不宜多食。

糯米

【基原】为禾本科植物稻(糯稻)的种仁。

【性味归经】甘,温。入脾、胃、肺经。

【功效】补中益气,健脾止泻。

【应用】

1. 三消渴利:糯米(炒爆)、桑根白皮等分,煮取半碗,渴则饮不拘时。(《三因方》梅花汤)

2. 自汗不止:糯米、小麦麸(同炒)为末,每服9 g,米汤送下或猪肉点食。(《本草纲目》)

3. 脾虚泄泻:糯米、淮山药共煮粥,熟后加白糖食之。(《刘长春经验方》)

4. 虚劳不足:糯米入猪肚内蒸干,捣作丸子,日日服之。(《本草纲目》)

【使用注意】

糯米性黏滞难化,故患者忌食。

山药

【基原】为薯蓣科植物薯蓣的块茎。

【性味归经】甘,平。入肺、脾、肾经。

【功效】健脾,补肺,止渴,益精固肾。

【应用】

1. 虚劳咳嗽:山药捣烂半碗,加入甘蔗汁半碗,和匀,温热饮之,能起辅助治疗作用。

2. 小便多,滑数不禁:白茯苓(去黑皮)、干山药(去皮,白矾水内湛过,慢火焙干用之),上两味各等份,为细末,稀米饮调服。(《儒门事亲》)

3. 消渴:鲜山药蒸熟,每次饭前先吃山药90~120 g。(《河北中医验方选》)

(三)健脾化湿类食物

薏苡仁

【基原】为禾本科植物薏苡的种仁。

【性味归经】甘、淡,凉。入脾、肺、肾经。

【功效】利水渗湿,健脾止泻。

【应用】

1. 风湿痹痛:薏苡仁粉,同曲米酿酒或袋盛煮酒饮之。(《本草纲目》)

2. 脾虚泄泻:薏苡仁为末,同粳米煮粥,日日食之。或薏苡仁、白扁豆各30 g同煎服。(《本草纲目》)

3.郁李仁 50 g 研,以水滤汁,煮薏苡仁饭,日二食之。(《独行方》)

4.肠痈:薏苡仁 100 g,附子 20 g,败酱 50 g,上三味杵为末,以水 500 mL 煎减半,顿服,小便当下。(《金匮要略》)

5.脾肺虚弱:山药 60 g,薏苡仁 80 g,柿饼 30 g,加水煮粥。(《医学衷中参西录》珠玉二宝粥)

【使用注意】

大便燥结、滑精、孕妇及精液不足、小便多者不宜服用。

蚕豆

【基原】为豆科植物蚕豆的种子。

【性味归经】甘,平。入脾、胃经。

【功效】健脾利湿。

【应用】

1.治膈食:蚕豆磨粉,红糖凋食。(《指南方》)

2.治水胀,利水消肿:虫胡豆一至八两。炖黄牛肉服。不可与菠菜同用。(《民间常用草药汇编》)

3.治水肿:蚕豆二两,冬瓜皮二两,水煎服。(《湖南药物志》)

4.治秃疮:鲜蚕豆捣如泥,涂疮上,于即换之。如无鲜者,用干豆以水泡胖,捣敷亦效。(《秘方集验》)

【使用注意】

老蚕豆多食易腹胀,需煮烂食用。少数人食入蚕豆后,可发生急性溶血性贫血(蚕豆黄病)。

扁豆

【基原】为豆科植物扁豆的嫩荚壳及种子。

【性味归经】甘,平。入脾、胃经。

【功效】健脾和中,化湿。

【应用】

1.治水肿:扁豆三升,炒黄,磨成粉。每早午晚各食前,大人用三钱,小儿用一钱,灯心汤调服。(《本草汇言》)

2.治赤白带下:白扁豆炒为末,用米饮每服二钱。(《永类钤方》)。

甘蓝

【基原】为十字花科植物甘蓝的茎叶。

【性味归经】甘,平。归脾、胃经。

【功效】行气宽中。

【应用】

1.脘腹胀闷疼痛。可单用或生食;或用甘蓝汤:甘蓝 500 g,调以味精、食盐、食油,煮汤食。

2.用于胃及十二指肠溃疡、慢性胆囊炎、甲状腺功能亢进症。可用生甘蓝绞汁饮。

(四)常用食物配方

姜茶饮

【配方】

绿茶 10 g,干姜 3 g,沸水适量。

【制法】

绿茶、干姜切丝,放入瓷杯中,以沸水冲泡,温浸片刻。

【效用】

趁热频频饮用,可用治呕吐、泄泻、烦躁等症。

山楂汤

【配方】

山楂 100 g,冰糖适量。

【制法】

山楂冲洗干净,去核切片,放入锅中,加清水,煮约 20 分钟,调以冰糖进食。

【效用】

本品有消食化积功效。适用于食滞不化,肉积不消,积滞腹痛。

桂圆生姜汤

【配方】

桂圆干 14 枚,生姜 3 片,食盐适量。

【制法】

桂圆干洗净,放入锅中,加清水浸泡后,再加入生姜、食盐,煮约半小时即成。

【效用】

本品有补脾止泻功效,适用于脾虚泄泻。

橘皮粥

【配方】

橘皮 50 g,粳米 100 g。

【制法】

橘皮研细末备用。粳米淘洗干净,放入锅内,加清水,煮至粥将成时,加入橘皮,再煮10 分钟即成。

【效用】

本品有理气运脾功效。适用于中焦气滞,脾失健运,脘腹胀满,不思饮食。

荸荠猪肚羹

【配方】

荸荠 250 g,猪肚 1 具,黄酒、生姜各适量。

【制法】

荸荠去皮,冲洗干净备用。猪肚擦洗干净备用。荸荠放入猪肚内,以针线缝合。猪肚放入砂锅中,加清水、黄酒、生姜,武火烧沸后转用文火煮。煮至半熟时,以不锈钢针在猪肚上刺若干小孔,再继续用文火煮至糜烂即成。

【效用】

本品有消痞积、健脾胃功效。适用于痞积,腹满胀大,食不消化。

豆蔻草果炖乌鸡

【配方】

乌骨母鸡 1 只,草豆蔻 20 g,草果 2 枚,葱白、生姜、食盐各适量。

【制法】

乌骨母鸡去毛及内脏,冲洗干净备用。豆蔻、草果烧存性,装入鸡腹中,用棉线扎紧,放入砂锅中,加清水、黄酒、葱白、生姜,武火烧沸,撇去污沫,文火炖至熟烂,再加食盐,略炖即成。

【效用】

本品有补脾止泻功效。适用于脾虚久泻。

十二、利尿通便类饮食

(一)利尿类食物

玉蜀黍

【基原】为禾本科植物玉蜀黍的种子。

【性味归经】甘,平。入大肠、胃经。

【功效】调中和胃,利尿排石,降脂,降压,降血糖。

【应用】

1. 尿路结石或慢性肾炎水肿:玉米 1 份、水 3 份,煎汤代茶或同玉米须煎服。(《中华医药杂志》1956. 10)

2. 高血压、高血脂症:玉米油烹菜,玉米须煎汤代茶。(《中医验方汇编》第一辑)

3. 糖尿病:玉蜀黍 500 g,分 4 次煎服。(江西《锦方实验录》)

4. 小便不利、水肿:玉米粉 90 g,山药 60 g,加水煮粥。(《食疗粥谱》)

【使用注意】

脾胃虚弱者,食后易腹泻。

赤豆

【基原】为豆科植物赤豆或赤小豆种子。

【性味归经】甘、酸,平。入心、小肠经。

【功效】利水除湿,消肿解毒。

【应用】

1. 大腹水病:白茅根一大把,小豆 3 kg,煮去汁,去茅根食豆,水随小便下。(《补缺肘后方》)

2. 脾阳不振,水肿消长反复,以腰下为甚:赤小豆 30 ~ 50 g,粳米 100 g,白糖适量。(《遵生八笺》)

3. 瘾疹瘙痒:赤小豆、荆芥穗等份为末,鸡蛋清调食。(《本草纲目》)

冬瓜

【基原】葫芦科植物冬瓜的果实。

【性味归经】甘、淡,凉。入肺、大肠、膀胱经。

【功效】清热利水,消肿解毒,生津除烦。

【应用】

1. 浮肿喘满:大冬瓜 1 枚,先于头边切一盖子,除瓤,赤小豆填满冬瓜中,盖用竹签定,以麻线系,泥固济,用糠两大箩埋冬瓜在其内,以火着糠内煨之,候火尽取出,去泥,刮冬瓜令净,薄切作片,焙干,研末,水煮面糊为丸,如梧桐子大。每服 50 丸,煎冬瓜子汤送下,不拘时候。(《杨氏家藏方》冬瓜丸)

2. 消渴:冬瓜 1 枚,削去皮,埋湿地中一个月将出,破开,取清汁饮之。(《圣济总录》)

3. 暑热:冬瓜 500 g,煮汤 3 大碗,一日分 3 次服下。(《食物与治病》)

【使用注意】

冬瓜性偏凉,凡属虚寒者,久病滑泄者忌食。

莴苣

【基原】为菊科植物莴苣的根和叶。

【性味归经】甘、苦,凉。入肠、胃经。

【功效】清热利水,通乳。

【应用】

1. 小便不利:莴苣捣泥作饼食之。(《海上方》)

2. 产后无乳:莴苣 3 枚,研作泥,好酒调开服。

【使用注意】

多食使人目糊,停食自复。

鲤鱼

【基原】为鲤科动物鲤鱼的肉或全体。

【性味归经】甘,平。入脾、肾经。

【功效】利水,消肿,下气,通乳,止咳,安胎,退黄,镇惊。

【应用】

1. 咳嗽气喘:鲤鱼头 1 个,姜、醋、蒜泥同煮。(《食医心镜》)

2. 癫痫:鲤鱼脑或脂肪煮粥。(《日华子本草》)

3. 肿满,身面皆洪大:大鲤鱼 1 头,醇酒 2000 mL,煮之,令酒干尽,乃食之,勿用醋及盐豉他物。(《补缺肘后方》)

4. 黄疸:大鲤鱼 1 条(去内脏,不去鳞),放火中煨熟,分次食用。(《吉林中草药》)

鲫鱼

【基原】为鲤科动物鲫鱼的肉或全体。

【性味归经】甘,平。入脾、胃、大肠经。

【功效】健脾胃,止消渴,理疝气。

【应用】

1. 脾胃气冷,不能下食,虚弱无力:鲫鱼 250 g 细切,起作羹,沸豉汁热投之,着胡椒、干姜、橘皮等末,空心食之。(《食医心镜》)

2. 消渴饮水:鲫鱼 1 枚,去肠留鳞,以茶叶填满,纸包煨熟,食数枚。(《活人心统》)

3. 小肠疝气:每顿用鲫鱼 1 条,同茴香煮食。

(二)通便类食物

菠菜

【基原】为藜科植物菠菜的带根全草。

【性味归经】甘,凉。入肠、胃经。

【功效】清热除烦,解渴,通便。

【应用】

1. 消渴引饮:菠菜根、鸡内金等分,为末,米汤饮服,日 3 次。(《经验方》)

2. 夜盲:鲜菠菜 250 g,猪肝 200 g,煮熟淡食。(《食物与治病》)

3. 小便不通、肠胃积热、胸膈烦闷、便秘:鲜菠菜煮汤淡食。(《食物与治病》)

【使用注意】

体虚便溏者不宜多食。肾炎和肾结石患者不宜食用。

蜂蜜

【基原】为蜜蜂科昆虫中华蜜蜂等所酿的蜜糖。

【性味归经】甘,平。入肺、脾、大肠经。

【功效】补中润燥,缓急解毒,降压通便。

【应用】

1. 风疹、风癣:蜂蜜 500 g,糯饭 500 g,面曲 150 g,以熟水 5 L,同入瓶内封 7 日成酒。(《本草纲目》蜜酒)

2. 高血压、慢性便秘:蜂蜜 54 g,黑芝麻 45 g。先将芝麻蒸捣如泥,搅入蜂蜜,用热开水冲化。一日 2 次分服。(《家庭食疗手册》)

【使用注意】

凡痰湿内蕴,中满痞闷及肠滑泄泻者忌服。不宜用蜂蜜喂养 1 岁以下婴儿。

（三）常用食物配方

鲤鱼赤小豆汤

【配方】

鲜鲤鱼 1 条（约重 1000 g），赤小豆 150 g。

【制法】

鲤鱼去鳞及内脏，再去除头、尾及骨，冲洗干净备用。赤小豆洗净，放入锅中，加清水，旺火烧开后改用小火，煮至半熟时，加鲤鱼，煮至熟烂即成。不加调料淡食。

【效用】

本品有利水消肿功效。适用于水肿，脚气。

冬瓜瓤汤

【配方】

鲜冬瓜瓤 250 g。

【制法】

冬瓜瓤（去皮与子之瓜肉）放入锅中，加清水适量，煮汤淡饮，不拘用量。

【效用】

本品有利水消肿功效。适用于水肿，小便不利。

松子粥

【配方】

松子仁 25 g，粳米 100 g，食盐适量。

【制法】

松子仁、粳米分别淘洗干净，放入锅中，加清水、食盐，武火烧沸后再改用文火煮至粥成。

【效用】

本品有润肺滑肠功效。适用于肺燥咳嗽，肠燥便秘。

米酒煮鲤鱼

【配方】

大鲤鱼 1 条，黄酒 500 g。

【制法】

鲤鱼去鳞及内脏，冲洗干净，放入锅中，加黄酒及少量清水，煮至汤汁将尽即成。

【效用】

本品有利水消肿功效。适用于水肿,身面皆肿。

蜜炙萝卜

【配方】

大萝卜1个,蜂蜜60 g,食盐适量。

【制法】

萝卜冲洗干净,切成厚片,放入蜂蜜浸泡后取出,窜在不锈钢烤针上,用小火炙干。依次反复蘸蜂蜜炙干多次,至萝卜香熟,待冷后佐淡盐汤进食。

【效用】

本品有利尿通淋功效。适用于淋病,小便疼痛难忍,砂石淋。

十三、理血类饮食

(一)活血类食物

油菜

【基原】为十字花科植物油菜的嫩茎叶和总花梗。

【性味归经】辛、甘,凉。入肺、肝、脾经。

【功效】行瘀散血,消肿解毒。

【应用】

1. 劳伤吐血:油菜全株熬水服。(《四川中药志》)

2. 血痢日夜不止,腹中疼痛,心神烦闷:油菜捣绞取汁共200 g,蜜100 mL。令温服之。(《圣惠方》)

3. 急性乳痛,无名肿毒:油菜煮汁或捣绞汁,每次温服1杯,一日3次。(《食物与治病》)

4. 产后恶露不止,血气刺痛:油菜子炒香,肉桂4.5 g,共研细末,用醋煮面粉糊为丸如龙眼粒大,每服1~2丸,用酒送下,每日3次。(《家庭食疗手册》)

【使用注意】

麻疹后,疮疥,目疾患者不宜食。

慈菇

【基原】为泽泻科植物慈菇的球茎。

【性味归经】苦、甘,微寒。入心、肝、肺经。

【功效】润肺止咳,通淋行血。

【应用】

1.肺虚咳血:生慈菇数枚,去皮捣烂,蜂蜜米泔同拌匀,饭上蒸熟,热服效。(《滇南本草》)

2.淋浊:慈菇300 g,加水煎服。(《食物与治病》)

3.产后血闭,胎衣不下:慈菇捣汁蒸服。(《实用中医营养学》)

桃子

【基原】为蔷薇科植物桃或山桃的成熟果实。

【性味归经】甘、酸,温。入肝、大肠经。

【功效】生津,润肠,活血,止喘,降压。

【应用】

1.夏日口渴,便秘(包括老年人体虚与肠燥便秘),痛经,闭经者,均宜食。(经验方)

2.虚劳喘咳:鲜桃3个,削去外皮,加冰糖30 g,隔水炖烂后去核,每天1次。(《药用果品》)

3.高血压:鲜桃去皮、核吃,每天早晚各1次,每次1~2个。(《药用果品》)

【使用注意】

因其性温,多食容易使人腹胀并易生痈疖。

蟹

【基原】为方蟹科动物中华绒螯蟹的肉和内脏。

【性味归经】咸,寒。入肝、胃经。

【功效】益阴补髓,清热,散血,利湿。

【应用】

1.跌打骨折筋断:螃蟹,焙干研末,每次9~12 g,酒送服。(《泉州本草》合骨散)

2.湿热黄疸:蟹烧存性研末,酒和丸如梧桐子大,每服50丸,白汤下,日服2次。(《濒湖集简方》)

3.妇人产后枕疼:螃蟹不拘多少,用新瓦焙干,热烧酒服,良效。(《滇南本草》)

【使用注意】

外邪未清,脾胃虚寒及宿患风疾者慎用。

醋

【基原】以米、麦、高粱或酒、酒糟等酿制成的含有乙酸的液体。

【性味归经】酸、苦,温。入肝、胃经。

【功效】活血散瘀,消食化积,消肿软坚,解毒疗疮。

【应用】

1.疝气疼痛:青皮、小茴香各 15 g,以米醋 1 碗煮干,加水 2 碗,煎八分,温和服。(《林氏家抄方》)

2.过食鱼腥、生冷水菜果实成积者:生姜捣烂,和米醋调食之。(《日华子本草》)

3.呃逆:醋 30 g,开水 30 mL,调和一起,随意少饮之。(《家庭食疗手册》)

【使用注意】

脾胃湿甚、痿痹、筋脉拘挛及外感初起忌服。

酒

【基原】为米、麦、高粱等和酒曲酿成的一种含酒精液体。

【性味归经】甘、苦、辛,温。入心、肝、肺、胃经。

【功效】通血脉,御寒气,行药势。

【应用】

1.治冷气心痛:烧酒入飞盐饮。(《纲目》)

2.治阴毒腹痛:烧酒温饮。(《纲目》)

3.霍乱转筋而肢冷者:烧酒摩揖患处。(《随息居饮食谱》)

4.治寒湿泄泻,小便清者:头烧酒饮之。(《纲目》)

【使用注意】

阴虚、失血及湿热甚者忌饮。孕妇不宜饮过量酒。

(二)止血类食物

蕹菜

【基原】为旋花科植物蕹菜的茎叶。

【性味归经】微甘,寒。入肠、胃经。

【功效】清热凉血,解毒。

【应用】

1.妇女白带:鲜蕹菜连根 500 g,鲜白槿花 250 g(干品 100 g),与猪肉或鸡蛋同煮,吃肉喝汤。(《家庭食疗手册》)

2.尿浊便血:鲜蕹菜洗净捣取汁,和适量蜂蜜服之。(《闽南民间草药》)

3.食物中毒:蕹菜捣汁一大碗,或煎服,解蕈类及野葛中毒。(《食物与治病》)

4.鼻衄:蕹菜数根,和糖捣烂,冲入沸水服之。(《岭南采药录》)

【使用注意】

对脾虚泄泻者不宜多食。

刺儿菜

【基原】为菊科植物小蓟的全草或根。

【性味归经】甘、苦,凉。入肝、脾经。

【功效】凉血止血,清热解毒。

【应用】

1. 心热吐血口干:生藕汁、生牛膝汁、生地黄汁、小蓟根汁各 50 mL,白蜜 1 匙。上药相和,搅令匀,不计时候,细细呷之。(《圣惠方》)

2. 舌上出血,或大衄:刺蓟一握,研绞取汁,以酒半盏调服。如无生汁,只捣干者为末,冷水调下 10 g。(《圣济总录》)

3. 妊娠胎坠后出血不止:小蓟根叶(锉碎)、益母草(去根、切碎)各 150 g。以水三大碗,煮二味烂熟去滓至一大碗,将药于铜器中煎至 1 盏,分作二服,日内服尽。(《圣济总录》)

【使用注意】

脾胃虚寒而无瘀滞者忌服。

金针菜

【基原】为百合科植物萱草、黄花萱草或小萱草的花蕾。

【性味归经】甘,凉。入肝、肾经。

【功效】养血止血。

【应用】

1. 血痔:金针菜 60 g,黄精 45 g,煎服。(《食物疗法精萃》)

2. 月经少,贫血,胎动不安,老年性头晕,耳鸣,营养不良性水肿:金针菜 30～60 g 炖肉(或鸡)服用。(《云南中草药》)

【使用注意】

食用黄花菜,以加工的干品为好,不要食鲜黄花菜及腐烂变质品,也不要单炒食,以防中毒。

(三) 常用食物配方

大小蓟饮

【配方】

干大蓟 10 g,干小蓟 10 g。

【制法】

大蓟、小蓟共置杯中,以沸水冲泡,温浸片刻。

【效用】

代茶频饮,每日 3 次,可用治血热性咯血、吐血、便血等出血证。

红花酒

【配方】

红花 100 g,60 度白酒 400 mL。

【制法】

红花放入细口瓶中,加入白酒,浸泡 1 周,每日振摇 1 次。

【效用】

必需时服用 10 mL,也可兑凉白开水 10 mL 和加红糖适量。适用于妇女血虚、血瘀性痛经证。

玫瑰花汤

【配方】

玫瑰花初开者 30 朵,冰糖适量。

【制法】

玫瑰花去心蒂,洗净,放入砂锅中,加清水浓煮,调以冰糖进食。

【效用】

本品有理气解郁,和血散瘀功效。适用于肝郁吐血,月经不调。

三七藕蛋羹

【配方】

三七末 5 g,藕汁一小杯,鸡蛋 1 个,食盐、素油各适量。

【制法】

鸡蛋打入小碗中,加清水、三七末、藕汁、食盐、素油,调匀,蒸作蛋羹食。

【效用】

本品有止血功效,适用于各种出血证。

十四、其他类饮食

(一)杀虫类食物

南瓜子

【基原】为南瓜的种子。

【性味归经】甘、平,归脾、胃经。

【功效】驱虫。

【应用】

1. 主要用于绦虫病、蛔虫病及血吸虫病。

常用养生方如:驱除绦虫,选南瓜子乳剂:新鲜南瓜子 50～100 g 研烂,加水制成乳剂,调以冰糖或蜂蜜空腹顿服。驱除蛔虫,选南瓜子散,南瓜子 50～100 g,去壳研碎,加入开水、蜜或糖,调成糊状,空腹进食(《闽东本草》)。驱除血吸虫,以南瓜子炒黄为末,每天 100 g,分 2 次加白糖开水冲食,15 日为 1 疗程。(《验方选集》)

2. 小儿咽喉疼痛:用冰糖炖南瓜子。

3. 营养不良,面色萎黄:用南瓜子、花生仁、核桃仁同时服用。(《四川中药志》)

4. 糖尿病、高血压、产后手足浮肿:南瓜子炒后煮食。(《中国药植图鉴》)

榧子

【基原】为红豆杉科植物榧的种子。

【性味归经】甘、平,归肺、胃、大肠经。

【功效】杀虫、消积、润燥。

【应用】

1. 治寸白虫:榧子日食七颗,满七日。(《食疗本草》)

2. 钩虫病、绦虫病及蛔虫病:榧子 30～50 g 炒食,用于钩虫病、绦虫病。又方以榧子 100 枚,去皮火烧之,尽食为佳,不能者,50 枚亦可,经宿虫消自下。(《救急方》)

3. 治卒吐血出:先食蒸饼两三个,以榧子为末,白汤服 9 g,日三服。(《圣济总录》)

【使用注意】

不宜与绿豆同用,肺热咳嗽及滑肠便溏者不宜食用。

大蒜

【基原】为百合科植物大蒜的鳞茎。

【性味归经】辛、温。归脾、胃、肺经。

【功效】解毒,健胃,杀虫。

【应用】

1. 食蟹中毒:大蒜煮汤饮。

2. 食欲缺乏,消化不良,积滞胀满,尤能消化肉食:大蒜以醋浸二三年,食至数瓣,用于心腹冷痛,虚汗泄痢。(《随息居饮食谱》)

3. 用于钩虫病、蛲虫病及阿米巴痢疾:可单用或配伍应用。

【使用注意】

生食不宜过多,空腹尤忌,且不宜与蜂蜜同食。

（二）安神类食物

酸枣仁

【基原】为鼠李科植物酸枣的种子。

【性味归经】甘、酸、平,归心、肝、胆经。

【功效】养心安神,收敛止汗。

【应用】

1. 烦热不寐:酸枣仁炒熟研末,入粥食。(《调疾饮食辨》)

2. 体虚自汗、盗汗:酸枣仁、人参、茯苓各等量,共研细末,米汤调食。(《普济方》)

3. 失眠多梦,神经衰弱:酸枣仁、白糖,共研和匀,米汤调食。

小麦

【基原】为禾本科植物小麦的种子。

【性味归经】甘,凉。入心、脾、肾经。

【功效】养心益肾,除热止渴,通淋止泻。

【应用】

1. 脏躁,心神不宁:小麦500 g,甘草90 g,大枣10枚,上三味加水煮,温服。(《金匮要略》甘麦大枣汤)

2. 烦热,消渴,泄痢:小麦做饭及煮粥时,用于消渴口干。(《食医心镜》)

3. 肠胃不固慢性泄泻:小麦面炒令焦黄,温水调服,每日2次,每次1汤匙(《饮膳正要》炒面粉);或以飞罗面炒熟,每晨以白砂糖或炒盐调食,用于大便久泻。(《随息居饮食谱》)

第十四章

方药养生

运用中医方药达到强身、延缓衰老目的的养生方法,即方药养生。千百年来,历代医家不仅发现了许多益寿延年的保健中药,而且也创造出不少行之有效的抗衰防老的方剂,积累了丰富的经验,为人类的健康长寿做出了巨大贡献。

一、中药养生的机制

(一)扶正祛邪

扶正就是使用扶助正气的药物,以增强体质,提高机体的抗病力,从而驱逐邪气,以达到战胜疾病,恢复健康的目的。祛邪就是利用驱除邪气的药物,以祛除病邪,达到邪去正复、恢复健康的目的。所谓"实者泻之"就是这一原则的具体应用。

1. 扶正

扶正适用于以正虚为主,而邪不盛实的虚证。如气虚、阳虚证,宜采取补气、壮阳法治疗;阴虚、血虚证,宜采取滋阴、养血法治疗。

2. 祛邪

适用于以邪实为主,而正未虚衰的实证。临床上常用的汗法、吐法、下法、清热、利湿、消导、行气、活血等法,都是在这一原则指导下,根据邪气的不同情况制定的。

3. 先攻后补

即先祛邪后扶正。适用于虽然邪盛、正虚,但正气尚可耐攻,以邪气盛为主要矛盾,若兼顾扶正反会助邪的病证。如瘀血所致的崩漏证,因瘀血不去,出血不止,故应先活血化瘀,然后再进行补血。

4. 先补后攻

即先扶正后祛邪。适用于正虚邪实的虚实错杂证而正气虚衰不耐攻的情况。此时先祛邪更伤正气,必须先用补法扶正,使正气渐渐恢复到能承受攻伐时再攻其邪。如臌胀病,当正气虚衰为主要矛盾,正气又不耐攻伐时,必须先扶正,待正气适当恢复,能耐受攻伐时再泻其邪,才不致发生意外事故。

5. 攻补兼施

即扶正与祛邪并用。适用于正虚邪实,但二者均不甚重的病证。具体运用时必须区别正虚邪实的主次关系,灵活运用。如以正虚为主要矛盾,单纯用补法又恋邪,单纯攻邪又易伤正,此时则应以扶正为主兼祛邪。如气虚感冒,则应以补气为主兼解表。若以邪实为主要矛盾,单攻邪又易伤正,单补正又易恋邪,此时治当以祛邪为主兼扶正。

(二) 调整阴阳

所谓调整阴阳,是针对机体阴阳偏盛偏衰的变化,采取损其有余、补其不足的原则,使阴阳恢复于相对的平衡状态。从根本上讲,人体患病是阴阳间协调平衡遭到破坏,出现了偏盛偏衰的结果,故调整阴阳,"以平为期"是中医治疗疾病的根本法则。

1.损其有余

损其有余,又称损其偏盛,是指阴或阳的一方偏盛有余的病证,应当用"实则泻之"的方法来治疗。

抑其阳盛:"阳盛则热"所致的实热证,应用清泻阳热,"治热以寒"的法则治疗。

损其阴盛:对"阴盛则寒"所致的实寒证,应当温散阴寒,"治寒以热",用"寒者热之"的法则治疗。

由于阴阳是互根的,"阴盛则阳病","阳盛则阴病"。在阴阳偏盛的病变中,如其相对一方有偏衰时,则当兼顾其不足,配以扶阳或滋阴之法。

2.补其不足

补其不足,是指对于阴阳偏衰的病证,采用"虚则补之"的方法予以治疗的原则。病有阴虚、阳虚、阴阳两虚之分,其治则有滋阴、补阳、阴阳双补之别。

阳病治阴,阴病治阳:阳病治阴适于阴虚之证,阴病治阳适用于阳虚之候。"阴虚则热"所出现的虚热证,采用"阳病治阴"的原则,滋阴以制阳亢。"阳虚则寒"所出现的虚寒证,采用"阴病治阳"的原则,阴虚者补阴,阳虚者补阳,以平为期。

阳中求阴,阴中求阳:根据阴阳互根的理论,临床上治疗阴虚证时,在滋阴剂中适当佐以补阳药,即所谓"阳中求阴"。治疗阳虚证时,在助阳剂中,适当佐以滋阴药,即谓"阴中求阳"。因阳得阴助而生化无穷,阴得阳升而泉源不竭。故临床上治疗血虚证时,在补血剂中常佐以补气药;治疗气虚证时,在补气剂中也常佐以补血药。

阴阳双补:由于阴阳是互根的,所以阴虚可累及阳,阳虚可累及阴,从而出现阴阳两虚的病证,治疗时当阴阳双补。由于阴阳是辨证的总纲,疾病的各种病理变化都可用阴阳失调加以概括。因此从广义来讲,解表攻里、升清降浊、补虚泻实、调理气血等治疗方法,都属于调整阴阳的范围。

(三) 调和气血

调和气血,是根据气和血的不足及其各自功能的异常,以及气血互用的功能失常等病理变化,采取"有余泻之,不足补之"的原则,使气顺血和,气血协调。

1.气病治则

祖国医学认为,气具有温煦、气化、推动、防御和固摄之功。气之为用,无所不至,一有不调,则无所不病。气有不调之处,即病本所在之处。

气虚则补,气滞则疏,气陷则升,气逆则降,气脱则固,气闭则开。

2. 血病治则

血为水谷之精华,出于中焦,生于脾,宣于肺,统于心,藏于肝,化精于肾,功司濡养、滋润,调和五脏,洒陈六腑,维持着生命活动的正常进行,临床上,血之为病,证有血虚、血瘀、出血、血寒、血热之分。其治疗则有补、行、止、凉之异。

血虚则补,血脱则固,血瘀则行,血寒则温,血热则凉,出血则止。

3. 气血同病

气为血之帅,血为气之母,气即病矣,则血不得独行,故亦从而病焉。是以治气药中必兼理血之药。

气病血必病,血病气必伤,气血两者,和则俱和,病则同病。治血必治气,气机调畅,血病始能痊愈。血虚者,补其气而血自生。血溢者,调其气而血自止。

(四)调整脏腑

人体是一个有机的整体,脏与脏、脏与腑、腑与腑之间,生理上相互协调,相互为用,在病理上也相互影响。一脏有病可影响他脏,他脏有病也可影响本脏。因此,调整脏腑就是在治疗脏腑病变时,既要考虑脏腑之阴阳气血失调,更要注意调整各脏腑之间的关系,使之重新恢复平衡状态。

1. 根据五行生克制化规律调节

根据五行相生规律调节:其治则主要有"补母"与"泻子"两个方面。滋水涵木、培土生金、益火补土、生金资水等从属于"虚则补其母";肝实泻心、心实泻胃等从属于"实则泻其子"。

根据五行相克规律调节:其治则主要有抑强和扶弱两个方面。如木火刑金者,采用佐金平木法来泻肝清肺,此属抑强;肝虚影响脾胃,此为木不疏土,治以和肝健脾,以加强双方之功能,此为扶弱。至于抑木扶土、泻南补北等,属于二者兼施,而有主次之别。

根据五行制化规律调节:五行之间生中有克,克中有生,相互生化,相互制约,循环不息。因此,根据五行调节机制对脏腑功能进行调整,不仅要补母泻子,抑强扶弱,调整相关两脏的关系,更要将两者结合起来,调整相关三脏之间的关系,如木克土,土生金,金克木,既要抑木扶土,又要培土生金,佐金平木,使之亦制亦化,协调平衡。

2. 根据五脏互藏理论调节

五行互藏,五行配五脏,故而五脏互藏。一脏统五脏,五脏统一脏。人体任何生理功能既受五脏共同调节,又有主从之分。就呼吸功能而言,肺主呼吸,但肺主出气,肾主纳气,肝调畅气机,使之升降相宜,脾主运化水谷精微,参与生成宗气;心主血脉而藏神,血为气母,心血给气以营养,心神又为呼吸调节之主宰。故五脏均参与呼吸的调节,其中尤以肺脾肾为要。所以,呼吸功能失调,常重在调治肺脾肾三脏。

3. 根据脏腑相合关系调节

人体脏与腑的配合,体现了阴阳、表里相输应的关系。脏行气于腑,腑输精于脏。生理上彼此协调,病理上又相互影响,互相传变。因此,治疗脏腑病变,除了直接治疗本脏本腑之外,还可以根据脏腑相合理论,或脏病治腑,或腑病治脏,或脏腑同治。

(1)脏病治腑。如心合小肠,心火上炎之证,可以直泻心火,而通利小肠,导心经之热从下而出,则心火自降。它如肝实泻胆、脾实泻胃等,此即治脏先治腑之谓。

(2)腑病治脏。如肾合膀胱,膀胱气化功能失常,水液代谢障碍,治肾即所以治膀胱。大便秘结,腑气不通,则肺气壅塞。而宜降病气,亦可使腑气得顺,大便自通。

(3)脏腑同治。脏腑病变,虽可脏病治腑,腑病治脏,但临床上多脏腑同治。如脾与胃,纳运相得,燥湿相济,升降相因,故脾病必及胃,胃病必累脾。所以,临床上常脾胃同治。

(4)实则泻腑,虚则补脏。六腑传化物而不藏,以通为用,以降为和,五脏藏精气而不泻,以藏为贵。五脏六腑皆可表现为实证,实则泻之。不仅六腑之实泻腑以逐邪,如阳明腑实证之胃肠热结,用承气以荡涤胃肠之实热。而五脏之实亦借泻腑以祛邪,如肝经湿热,可借清泄肠道,渗利小便,使湿热从二便而出。五脏之虚自当虚则补之,六腑虚亦可借补脏以扶正。如膀胱气化无权而小便频多,甚则遗溺,多从补肾固摄而治。小肠泌别清浊功能低下,多从脾肾治之等。

4. 固护先天、后天

人体健康长寿很重要的条件是先天禀赋强盛,后天营养充足。脾胃为后天之本,气血生化之源,机体生命活动需要的营养,都靠脾胃供给。肾为先天之本,生命之根,元阴元阳之所在,肾气充盛,机体新陈代谢能力强,衰老的速度也缓慢,正因如此,益寿方药的健身防老作用,多立足于固护先天、后天,即以护脾、肾为重点,并辅以其他方法,如行气、活血、清热、利湿等以达到强身、保健的目的。

二、中药养生的应用原则

(一)预防为先治未病

生、长、壮、老、已是一切生物的自然规律。注重养生调养可以促进生长发育,增强体质,延缓衰老,避免夭亡。《内经》指出:"圣人不治已病治未病,不治已乱治未乱。"善于养生者,在未发病之前必须先清除发病的隐患,才能确保健康。

"治未病",包含"未病先防""已病防变""瘥后防复"3层意思。未病先防,就是在疾病未发生之前,采取各种有效措施,消除致病因素,做好预防工作。一旦发现已病,争取早期诊断,早期治疗,以防疾病加重与恶化,促使其好转。疾病好了以后,仍要细心养护,以防复发。运用中药养生必须遵循预防为先治未病的原则。

（二）补虚泻实重扶正

人体的病理状态不外虚实两大类，应以"虚者补之，实者泻之"的原则予以辨证施治。虚者表现为气血阴阳的不足，当以药物补虚扶正。实者表现为气血痰食的壅滞，当以药物去邪泻实，气滞者理气，血瘀者活血，湿盛者化湿，痰聚者化痰，以达到行气活血、疏通经络、协调脏腑功能的目的。中药养生，应特别重视中药对人体正气的扶正作用，由于发病的根本原因在于正气的虚弱，所以运用中药扶助正气，可调动机体的一切积极因素，增强抗病能力，以防止病邪的侵袭或及早驱邪外出。因此，扶助正气，是中药养生法的主要内容。

无论扶正补虚还是祛邪泻实，皆是运用中药补偏救弊的功效，来调整机体阴阳气血的偏胜偏衰。

（三）调整阴阳求平衡

"阴平阳秘，精神乃治。"中药养生的基本原则也在于调整阴阳的偏盛偏衰，使其复归于"阴平阳秘"的动态平衡状态，如《内经》所说的"谨察阴阳之所在而调之，以平为期"。对于阴或阳的某一方过盛有余的状态，可用"损其有余"的方法调治，如阳热亢盛的实热证，可用清热药调治。对阴和阳某一方的虚损不足的情况，可采用"补其不足"的方法调治，如阴虚所致的虚热证，就应选用滋阴药物以达到克制阳的相对偏亢。

（四）三因制宜讲个性

三因制宜，既是临床治疗用药的原则，也是养生用药的原则。

1. 因时制宜

《内经》云："春生、夏长、秋收、冬藏，是气之常也，人亦应之。"中药养生必须注意四时寒温，季节气候的特点，合理选择四时适用药物。《千金要方》说："凡人春服小续命汤五剂，及诸补散各一剂；夏大热则服肾沥汤三剂；秋服黄芪等丸一两剂；冬服药酒两三剂，立春日则止。此法终身常尔，则百病不生矣。"此即应四时之春生、夏长、秋收、冬藏的自然变化规律而进行的药物养生法。

（1）春季。春季阳气渐升，阴气渐消，万物生机益然。人体与之相应，处于舒展放松状态，各组织器官功能活跃，新陈代谢日趋旺盛，故在服用养生药物时，可适当运用甘温升提之品，以助升发阳气。特别是在早春时节，春寒料峭，阳气动而未发，药食更应偏温。从药物性味而言，应"省酸增甘"。《素问·至真要大论》说"辛甘发散为阳"，辛甘之物有助于春季人体阳气升发的生理趋势。

春季药物养生需要注意：一是不宜过用"补药"扶正。二是需注意抑肝气，养脾气，以防肝气过旺，反伤脾土。三是春季患温热病津伤液亏者，已不属养生范围，不能套用甘温原则，而是需要凉补以滋阴生津。

（2）夏季。夏季阳气蒸腾，自然界万物生长最为茂盛。人体新陈代谢亢盛，出汗尤多,多表现为气阴、气津两伤之证。中药养生当用甘平、甘凉性味的药物,以补气养阴、生津止渴。又因为心气通于夏,夏热易煽心火。故多在养生方药中加用清心火之药。

对于某些慢性久病患者,或沉寒痼冷盘踞多年的顽症,如慢性支气管炎、支气管哮喘等病,正可借天时之助,使用热药、补药,配合暑热之气,内外夹攻,祛除寒邪。此即所谓的"冬病夏治"。此外,夏季服用平补肾气之品,还能防治慢性病的复发或减缓病情,延缓衰老,改善虚弱状态。

夏季药物养生要注意:一是夏日炎热,常恣食寒凉解暑之物。过寒则伤阳,故夏日不仅气阴易伤,也多见脾肾阳虚之病,尤以老人多见。此时则应服用《养老奉亲书》所说的"平补肾气暖药,如苁蓉丸、八味丸之类,以助元气"。二是暑必兼湿,脾胃易受其害,导致食欲缺乏,故夏日中药养生须防止滋腻困脾,宜用清灵轻补之品,并可辅以运脾化湿之品。

(3)秋季:秋季阳气渐收,阴气渐长。因秋燥肆虐,易伤体津,人体常见脏燥津伤之证。故秋季中药养生注重滋润养阴。又因夏季耗气伤津尚未得到恢复,故又需兼顾补气。

秋季中药养生需要注意:一是忌用耗气伤津之品。二是秋季应"慎药",不到万不得已之时,尽量不用攻邪伤正的药物,如《摄生消息论》所说:"秋间不宜吐并发汗,令人消烁,以致脏腑不安。"

(4)冬季:冬季阳气潜伏,阴气盛极,万物生机闭藏,人体新陈代谢缓慢,精气闭藏,是进补扶正药物,蓄养收藏精气的最好季节。冬季服用补药有两大原则:助阳、填精。辨证选用性温壮阳、味厚填精的药物。这样,既可鼓舞阳气,增强抗寒能力,又可藏精于肾,增强体质,为下一年机体功能奠定物质基础。

冬季中药养生需要注意的问题是:冬季是阳气内蕴的季节,助阳抗寒虽然必须,但不可过服温热之品,以防伤阴。

2.因地制宜

不同的地理环境、气候条件、生活习惯各不相同,人的生理和病理特点也有较大差异,中药养生必须考虑这些因素,因地制宜。如我国西北地区,地高而少雨,故多阳虚畏寒之证,用药宜温补;东南地区,地低而温热,人多阴虚有热之证,用药宜清补;北方人体质刚强,用药宜峻重;南方人体质薄弱,用药宜轻巧。有些地区,因缺少某些物质而易患某种地方病,可用含有相应物质的药物补充之,如山区缺碘,易患地方性甲状腺肿大,宜多用含碘药物。

3.因人制宜

根据人的年龄、性别、体质等不同特点,分别给予不同的养生方药。

人有少、壮、老、耄的年龄差别,少年儿童,纯阳之体,生机旺盛,但气血未充,脏腑娇嫩,若非先天不足,生长发育迟缓者,不可用补药,否则会有拔苗助长之患。青壮年时期,机体脏腑组织功能已臻成熟,精力饱满,血气旺盛,大多无须进补扶正药物;即使用补,亦以平缓少量为宜。人至老年,形气不充,筋骨懈惰,精血亏耗,阴阳失调,脏腑功能日渐衰退,应经常服用养生药物,但需要辨证施药,少量频用,持之以恒,切忌重剂骤补。

人的体质有强弱之分。素质强壮者可不用扶正药物,而虚弱者最需中药养生。人的体质又有气血阴阳、五脏六腑偏盛偏衰之异,均需明辨而分别处置,给予合理方药。

人的性别有男女之不同,药物养生要注意妇女的经、带、胎、产生理。中医认为"女子以血为本""肝为先天",故妇女的药物养生以滋阴补血、养肝疏肝为主。妇女更年期,则阴血常不足,不能濡养脏腑而出现脏躁之症。则以滋阴养血、补心宁神为主。男性则要注意肾精易虚的特点,尤其是纵欲过度及年老体弱者,往往更为不足,须注意补肾填精。

其他如人的职业、工作环境、生活习惯等,均是需要注意的地方。

(五)药养进补重脾胃

药物养生,以补为主。脾胃为后天之本,为仓廪之官。胃为水谷之海,脾则输布精微,灌溉经络,长养百骸、肌肉、皮毛,荣养五脏六腑。所以,人体功能衰弱总与脾胃相关。再者,虚则补之,但任何补药都必须由脾胃吸收利用,一旦脾胃衰竭,即使起死回生之品,亦无发挥作用的途径。因此,药物养生最重脾胃功能。

1. 五脏皆虚,补脾为主

大病久病之后或年老体弱的虚衰,多见五脏皆虚,气血阴阳俱不足。此时用药,当遵孙思邈"五脏不足,调于胃"之旨。张景岳指出:"脾为土脏,灌溉四旁。"通过补脾胃,使脾气先旺,则气血阴阳化生有源,五脏六腑皆得其养,常用的扶土生金,培土荣木,"假后天而济先天"诸法,都是五脏虚弱、补脾为主的例证。

2. 虚不受补,运脾为先

体质虚弱较甚或阴阳气血俱虚,若脾胃不健,用补药反而可致气机壅滞,加重脾胃之虚,甚至饮食难进,药力难行,体虚愈甚,此即虚不受补。此时用药,当以运脾为先,选用平补不滞之品,如资生丸、香砂养胃汤等补而不滞,运中有补,使脾胃旺盛,再施其他扶正药物补虚。

3. 补药防滞,调脾为佐

扶正药物多腻滞,尤以滋补阴血之品为甚,往往滞胃呆脾,故在运用扶正药物养生补虚时,常须佐以调理脾胃之品。如理气健脾的陈皮、木香,化湿醒脾的藿香、佩兰,燥湿运脾的苍术、厚朴等。这些不仅能调理脾胃,使脾胃功能健旺,而且能防补药腻滞之弊,寓通于补。

(六)慎用补药忌偏滥

中药养生,重点在于补虚,无虚无病者不提倡使用药物,而是以非药物养生为主。但即便体质虚损,必须服用中药调理体内阴阳气血,也不能偏执一端,盲目滥补,唯补是务,而应该中和平稳,忌偏忌滥。

用药的目的在于协调阴阳,凡药必有偏性,太偏就容易出现过犹不及的后果。例如,气虚者理当补气,但完全采用补气药组方服用,则涉之太偏。气多则壅,反而阻碍脏腑功能;虽为阴伤,但若一味大剂养阴,阴药滋腻难化,反而遏伤阳气。因此,药物养生疗虚,一方面要辨明虚损病位,熟悉药物偏性,另一方面则要防范可能出现的不良反应。中医补益名方中,在补药之外,一定会合理运用少量"泻药",如六味地黄丸中用茯苓、泽泻,补中益气丸中用陈皮、柴胡等,都有预防补药过偏的作用。

养生须防滥补。世人心理总是喜补不喜泻,认为凡补药一定都是对人有好处无害处的,因而滥补现象非常普遍。形神俱旺的青壮年,生机蓬勃,毫无虚象,却将人参、胎盘、黄芪、枸杞子等当作常规保健品服用。亦有医务人员唯利是图,投患者所好,滥用补品。如此非但无益,反而有害,常致气机闭滞,脏腑生克制化失常,而变生诸症。如补阴药甘寒滋腻,多服易伤阳气;补阳药性偏温燥,常用则助火劫阴;补血药性多黏腻,过服会损伤脾胃;补气药壅滞者多,多用则使腹胀纳呆,痞闷不适。临床常见的"滥用人参综合征",就是滥用药补的后果。

三、常用养生类中药

(一) 补气类

人参

【基原】本品为五加科植物人参的根。

【性味归经】甘,平。入脾、肺经。

【功效】大补元气,补肺益脾,生津,安神。

【应用】

人参一味煎汤,名独参汤,具有益气固脱之功效,年老体弱之人,长服此汤,可强身体,抗衰老。

人参切成饮片,每日噙化,可补益身体,防御疾病,增强机体抵抗能力。

近代研究证明,人参可调节网状内皮系统功能,其所含人参皂苷,确实具有抗衰老作用。

党参

【基原】本品为桔梗科植物党参或川党参的根。

【性味归经】甘,平。入脾、肺经。

【功效】补中益气。

【应用】

用于气虚不足,倦怠乏力,气急喘促,脾虚食少,面目浮肿,久泻脱肛等症。

本品为临床常用的补气药,功能补脾益肺,效近人参而为较弱,适用于各种气虚不足的病症,在临床上常与黄芪、白术、山药等配伍应用;如血虚萎黄及慢性出血疾患引起的气血两亏的病症,本品又可配补血药如熟地、当归等同用。

孩儿参

【基原】本品为石竹科植物孩儿参的块根。

【性味归经】甘、微苦,平。入脾、肺经。

【功效】补气养胃。

【应用】

用于病后虚弱,倦怠乏力,饮食减少,心悸,自汗,津少口渴及小儿消瘦等症。

本品功似人参而力薄,为补气药中一味清补之品,用于病后气阴两亏等症,可配合沙参、山药等同用。在邪未去尽,而见气虚不足、津少口渴等症,也可应用。

黄芪

【基原】本品为豆科植物内蒙黄耆、膜荚黄耆或其他同属相近种植物的根。

【性味归经】甘,微温。入脾、肺经。

【功效】补气升阳,固表止汗,托疮生肌,利水退肿。

【应用】

适用于自汗、盗汗、血痹、浮肿、痈疽不溃或溃久不敛等症,最适合气虚、脾湿型的人,证见身体虚胖、肌肉松软,尤其是腹部肌肉松软。本品久服可壮骨强身,治诸气虚。清宫廷保健,多用黄芪补中气,益荣血。单味黄芪480 g,用水煎透,炼蜜成膏,以白开水冲服。

现在医学证明黄芪可以降低血液黏稠度、减少血栓形成、降血压、保护心脏,以及双向调节血糖、抗自由基损伤、抗衰老、抗缺氧、抗肿瘤、增加机体免疫力,可以用来治疗心脏病、高血压、糖尿病等。黄芪还能扩张血管,改善皮肤血液循环和营养状况,故对慢性溃疡久不愈者有效。它还能消除肾炎患者的尿蛋白,保护肝脏,防止肝糖原减少。

黄芪性微温,因此阴虚火旺及湿热、热毒炽盛的患者慎用。

茯苓

【基原】为多孔菌科真菌茯苓干燥菌核。

【性味归经】味甘、淡,性平。归心、肺、脾、肾经。

【功效】利水渗湿,健脾,宁心。

【应用】

历代医家均将其视为常用的延年益寿之品,因其药性缓和,可益心脾、利水湿,补而不峻,利而不猛,既可扶正,又可去邪。故为平补之佳品。

将白茯苓磨成细粉,取15 g,与粳米煮粥,名为茯苓粥,李时珍谓:"茯苓粉粥清上实下。"常吃茯苓粥,对老年性浮肿、肥胖症,以及预防癌肿,均有好处。

清代宫廷中,曾把茯苓制成茯苓饼,作为经常服用的滋补佳品,成为祛病延年的名点。

近代研究证明,茯苓的有效成分90%以上为茯苓多糖,其不仅能增强人体免疫功能,常食还可以提高机体的抗病能力,而且具有较强的抗癌作用,确实是延年益寿的佳品。

山药

【基原】本品为薯蓣科植物山药的根茎。

【性味归经】甘,平。入肺、脾经。

【功效】补脾胃,益肺肾。

【应用】

用于脾胃虚弱,食少体倦,泄泻,妇女白带,肺虚久咳,肾虚梦遗精滑,小便频数等症。

本品补而不滞,不热不燥,能补脾气而益胃阴,故为培补脾胃性质平和的药物。本品具有健脾补肺、固肾益精的作用,因此,体弱多病的中老年人,经常服用山药,好处颇多。

用干山药片45～60 g(或鲜山药100～120 g,洗净切片),粳米60～90 g同煮粥。此粥四季可食,早晚均可用,温热服食。常食此粥,可健脾益气、止泻痢,对老年性糖尿病、慢性肾炎等病均有益处。

近代研究证明,山药营养丰富,内含淀粉酶、胆碱、黏液质、糖蛋白和自由氨基酸、脂肪、碳水化合物、维生素C等。山药中所含的淀粉酶,可分解成蛋白质和碳水化物,故有滋补效果。

薏苡仁

【基原】本品为禾本科植物薏苡的干燥成熟种仁。

【性味归经】味甘、淡,性凉。归脾、胃、肺经。

【功效】利水渗湿,健脾止泻,除痹,排脓,解毒散结。

【应用】

薏苡仁是一味可作杂粮食用的中药,用薏苡仁煮饭和煮粥。历代均有记载,沿用至今。将薏苡仁洗净,与粳米同煮成粥,也可单味薏苡仁煮粥,具有健脾胃、利水湿、抗癌肿的作用。中老年人经常服用,很有益处。

近代研究证明,薏苡仁含有丰富的碳水化合物、蛋白质、脂肪、维生素 B_1、薏苡素、薏苡醇,以及各种氨基酸。药理试验发现其对癌细胞有阻止生长和伤害作用。由于其药性缓和,味甘淡而无毒,故成为大众喜爱的保健佳品。

白术

【基原】本品为菊科植物白术的根茎。

【性味归经】苦、甘,温。入脾、胃经。

【功效】补脾燥湿,利水,止汗。

【应用】

用于脾虚食少,腹胀泄泻,痰饮眩悸,水肿,自汗,胎动不安。

白术能燥湿健脾,脾健胃和则运化正常。治疗小儿脾胃病,白术为常用药。小儿脾虚泄泻及厌食属脾胃气虚者,均用太子参茯苓白术治之。除此之外,还有芳香辟秽、预防流感和美白护肤等用途。

(二)养血类

熟地黄

【基原】本品为玄参科植物地黄经蒸制后的块状根。

【性味归经】甘,微温。入心、肝、肾经。

【功效】补血,滋阴。

【应用】

用于血虚萎黄、眩晕、心悸、失眠及月经不调、崩漏、肾阴不足、骨蒸潮热、盗汗、遗精及消渴等症。

《千金要方》载有熟地膏,即将熟地黄300 g,煎熬3次,分次过滤去滓,合并滤液,兑白蜜适量,熬炼成膏,装瓶藏之。每服二汤匙(约9~15 g),日服1~2次,白开水送服。对血虚、肾精不足者,可起到养血滋阴、益肾添精的作用。

现代研究,本品有很好的强心、利尿、降血糖作用。

何首乌

【基原】本品为蓼科植物何首乌的块根。

【性味归经】苦、涩,微温。制熟则味兼甘。入肝、肾经。

【功效】补肝肾,益精血,润肠通便,解毒,截疟。

【应用】

用于血虚萎黄,眩晕,失眠,头发早白,腰膝酸软,筋骨不健,肠燥便秘,瘰疬,疮痈及久疟等症。

明代医家李中梓云:"何首乌老年尤为要药,久服令人延年。"

何首乌一般多为丸、散、煎剂所用。可水煎、酒浸,亦可熬膏,与其他药与配伍合用居多。

近代研究结果认为,何首乌含有蒽醌类、卵磷脂、淀粉、粗脂肪等。而卵磷脂对人体的生长发育,特别是中枢神经系统的营养,起很大的作用。且其对心脏也可起到强心的作用。另外,据报道,何首乌能降低血脂,缓解动脉粥样硬化的形成。

当归

【基原】本品为伞形科植物当归的根。

【性味归经】甘、辛,温。入肝、心、脾经。

【功效】补血调经,活血止痛。

【应用】

用于月经不调、痛经、经闭、崩漏及血虚体弱,跌打损伤瘀痛,痈肿血滞疼痛,产后瘀滞腹痛,风湿痹痛及经络不利等症。此外,本品又能润肠通便,可用于血虚肠燥便秘。

1. 当归羊肉汤

原料:羊肉 500 g、红枣 5 粒、当归头 25 g、北芪 50 g、党参 25 g、姜 3 片、水 8 碗、加少许盐。

做法:当归头切片,连同所有材料一起放入煲内煮滚,烧沸后撇去浮沫,再文火煮 3 小时,下盐调味即可。

功效:具有收汗止痛的功效,主治产后蓐劳发热,自汗,肢体痛。

2. 黄芪当归汤

原料:黄芪 30 g,当归、红枣各 10 g。

做法:将黄芪、当归、红枣洗净,入锅加水适量,煎煮 40 分钟,取汁;剩渣再加水适量,煎煮 30 分钟,取汁,合并汤汁即可。

功效:补养气血,适宜于气血不足的人,表现为面色萎黄、头昏目眩、疮疡及不收口、关节疼痛等症。

3. 当归党参乌鸡汤

原料:当归 20 g,党参 15 g,莲子 30 g,百合 20 g,黄芪 10 g,薏苡仁 50 g,红枣 20 g,乌鸡半只。

做法:把所有的材料和乌鸡都放进锅里面,放进 2 升的清水,武火烧开,转文火,煲 2 小时,开锅前 15 分钟放进适量的盐即可。

功效:补血活血,调经止痛,补中益气,适合气血不足、皮肤暗黄、手足无力、容易疲倦与头晕的人。

现代药理研究指出,当归所含成分可抗贫血、抗衰老、抗肝昏迷、解痉、增强身体免疫功能等,具有扩张冠状动脉、增加血流、营养心肌、扩张周围血管、降低动脉血压的综合效果。《神农本草经》将当归列入草部上品。许多传统的中药方剂都有当归,有"十方九归"之说。被尊为"药王""血中圣药"。

白芍

【基原】本品为毛茛科植物芍药除去外皮的根。

【性味归经】苦、酸,微寒。入肝经。

【功效】养血敛阴,柔肝止痛,平肝阳。

【应用】

用于月经不调,经行腹痛,崩漏,以及自汗、盗汗,肝气不和所致的胁痛、腹痛,以及手足拘挛疼痛,肝阳亢盛所引起的头痛、眩晕等。

1. 白芍炖乳鸽

原料:白芍、枸杞子、姜各 10 g,乳鸽 300 g,盐、白砂糖、胡椒粉、鸡精各适量。

制法:乳鸽切块氽水,白芍、姜洗净,切片备用。将乳鸽、姜片、白芍、枸杞子放入1000 mL 清水中,武火烧开转文火炖 40 分钟,盐、糖等调味即可。

功效:补气养血,润肌肤。对面色萎黄、面部色斑、无光泽效佳。

2. 白芍桃仁粥

原料:白芍 20 g,桃仁 15 g,粳米 60 g。

制法:先将白芍煎水取汁,约 500 mL;再把桃仁去皮尖,捣烂如泥,加水研汁,去渣;用二味汁液同粳米煮粥即可。

功效:养血化瘀,通络止痛。适用于长期伏案、玩手机等引起的肩颈痛瘀血阻络者。

3. 白芍炖猪肘

原料:白芍 25 g,猪肘 500 g,盐、料酒、姜片、葱段、鸡精各适量。

制法:将水烧沸后放入猪肘飞水 1 分钟去除血水,捞起猪肘凉片刻,与白芍、姜片、葱段一起放入砂锅中炖煮,水开后放入料酒,炖 1~2 小时,食用前放盐、鸡精调味即可。

功效:柔肝止痛,养血调经,活血消肿。用于月经不调、阴虚发热等效佳。

4. 白芍麦枣粥

原料:糯米 150 g、大枣 30 g、白芍 20 g、小麦 25 g、蜂蜜适量。

制法:将米用水浸泡 1 小时后捞出沥干水分,红枣去核并切半,将小麦和白芍洗净一起装入纱布袋,放入砂锅中加适量水煮沸,改小火煮 30 分钟后取出,再把米和红枣放进锅中,用大火煮沸后改小火煮至米软烂,加蜂蜜拌匀即可。

功效:养血益气,健脾养胃。适用于病后体虚、女士血虚等。

阿胶

【基原】本品为驴皮熬制成的胶块。

【性味归经】甘,平。入肺、肝、肾经。

【功效】补血止血,滋阴润肺。

【应用】

用于血虚萎黄,眩晕,心悸,虚劳咯血、吐血、便血、尿血、崩漏,热病伤阴,虚烦不眠等症。此外,本品又可用于阴虚咳嗽、咯血。

《本经》谓其:"久服轻身益气。"本品为补血佳品。

本品单服,可用开水,或热黄酒烊化;或隔水炖化,每次3~6 g。适用于血虚诸证。

近代研究,本品含有胶原、多种氨基酸、钙、硫等成分。具有加速生成红细胞和红蛋白作用,促进血液凝固作用,故善于补血、止血。

(三) 滋阴类

南沙参

【基原】本品为桔梗科植物杏叶沙参、轮叶沙参(均为南沙参)的根。

【性味归经】甘,微寒。入肺、胃经。

【功效】润肺止咳,养胃生津。

【应用】

用于肺虚有热、干咳少痰,或久咳声哑、胃阴耗伤、津少口渴等症。直接水煎服,可以改善肺热咳嗽、支气管炎、干咳无痰或痰少而黏等病症。南沙参、玉竹、麦冬泡茶,可以调理气管炎、百日咳。

现代研究发现,南沙参含生物碱、挥发油等,具有降低体温、镇痛、强心等作用。

西洋参

【基原】本品为五加科植物西洋参的根。

【性味归经】甘微苦,凉。入心、肺、肾三经。

【功效】益肺阴,清虚火,生津止渴。

【应用】

可用于气虚阴亏,内热,咳喘痰血,虚热烦倦,消渴,口燥咽干等,但内火旺盛、腹泻的人群禁用。

可含服或泡水服用。

现代研究表明西洋参具有调节免疫、抗疲劳、降血糖,以及改善心功能等药理作用。

天冬

【基原】本品为百合科植物天冬的块根。

【性味归经】甘、苦,大寒。入肺、肾经。

【功效】润肺止咳,养阴生津。

【应用】

用于肺阴受伤,燥咳、咯血,阴虚内热,口渴等症。

天冬在《神农本草经》中被列为上品,说它有久服轻身、益气、延年等作用。李时珍认为天冬入药有很好的"润燥养阴、清肺降火"的作用,久服的话还可润人之肌肤,养女人之容颜。

可泡水煮茶饮用,或者煮粥煮汤服用。

麦冬

【基原】本品为百合科植物沿阶草的块根。

【性味归经】甘、微苦,微寒。入心、肺、胃经。

【功效】清心润肺,养胃生津。

【应用】

用于肺阴受伤,燥咳,咯血,以及心烦不安等。

《神农本草经》将麦冬列为上品药材,言其"久服轻身,不老不饥"。无论是临床开方还是日常养生煲汤,麦冬的应用都非常广泛。

石斛

【基原】本品为兰科植物石斛的茎。

【性味归经】甘,微寒。入肺、胃、肾经。

【功效】滋阴,养胃,生津。

【应用】

用于热病伤阴,口干燥渴,或病后津亏虚热,以及胃阴不足、舌绛、少津等症。

可以通过冲茶、泡茶、煲汤、泡酒等途径服用,鲜品可以捣汁直接食用。

现代研究表明,铁皮石斛主要含石斛多糖、生物碱、氨基酸、微量元素和菲类化合物等有效成分,具有增强机体免疫力、抗肿瘤、促进消化液分泌、抑制血小板凝集、降血脂、降血糖、抗氧化、抗衰老和退热止痛等药理作用。

枸杞子

【基原】本品为茄科植物宁夏枸杞的成熟果实。

【性味归经】甘,平。入肝、肾经。

【功效】补肾益精,养肝明目。

【应用】

用于肝肾不足,遗精,腰膝酸痛,以及头晕、目眩等症。

《本经》谓其:"久服坚筋骨,轻身不老。"《本草经疏》曰:"枸杞子,润血滋补,兼能退热,而专于补肾,润肺,生津,益气,为肝肾真阴不足,劳乏内热补益之要药。老人阴虚者十之七八,故取食家为益精明目之上品。"

《太平圣惠方》载有枸杞粥,用枸杞子30 g,粳米60 g,煮粥食用,对中老年因肝肾阴虚所致的头晕目弦、腰膝疲软、久视昏暗及老年性糖尿病等,有一定效用。《本草纲目》云:"枸杞子粥,补精血,益肾气。"对血虚肾亏之老年人最为相宜。

近代研究,枸杞子含有甜菜碱、胡萝卜素、硫胺、核黄素、烟酸、抗坏血酸、钙、磷、铁等成分,具有抑制脂肪在肝细胞内沉积、防止脂肪肝、促进肝细胞新生的作用。

玉竹

【基原】本品为百合科植物玉竹的根茎。

【性味归经】甘,平。入肺、胃经。

【功效】滋阴润肺,养胃生津。

【应用】

于肺阴受伤,肺燥咳嗽,干咳少痰,以及胃热炽盛,津伤口渴,消谷易饥等症。

《本草拾遗》谓其"主聪明,调气血,令人强壮"。本品可养阴润肺、除烦止渴,对老年阴虚之人尤为适宜。

《太平圣惠方》载有服萎蕤法:"二月九日,采萎蕤根切碎一石,以水二石煮之,从旦至夕,以手挼烂,布囊榨取汁熬稠,其渣晒,为末,同熬至可丸,丸如鸡头子大。每服一丸,自汤下,日三服,导气脉,强筋骨,治中风湿毒,去面皱益颜色,久服延年。"

近代研究证明,本品有降血糖作用及强心作用,对于糖尿病、心悸患者,有一定作用,本品补而不腻,凡津液不足之症,皆可应用;但胃部胀满,湿痰盛者,应慎用或忌用。

黄精

【基原】本品为百合科植物滇黄精、黄精或多花黄精的根茎。

【性味归经】甘,平。归脾、肺、肾经。

【功效】补气养阴,健脾,润肺,益肾。

【应用】

用于脾胃虚弱,体倦乏力,口干食少,肺虚燥咳,精血不足,内热消渴。

《本经逢原》云:"宽中益气,使五脏调和,肌肉充盛,骨髓坚强,皆是补阴之功。"本品有益脾胃,润心肺,填精髓之作用。

《太平圣惠方》载有取黄精法。将黄精根茎不限多少,洗净,细切,用流水去掉苦汁。经九蒸九晒后,食之。此对气阴两虚,身倦乏力,口干津少有益。

近代研究证明,黄精具有降压作用,对防止动脉粥样硬化及肝脏脂肪浸润也有一定效果。所以,常吃黄精,对肺气虚患者有益,还能防止一些心血管系统疾病的发生。

桑椹

【基原】本品为来源于桑科植物桑的果穗。

【性味归经】甘,寒。入心、肝、肾经。

【功效】滋阴补血。

【应用】

《滇南本草》谓其:"益肾脏而固精,久服黑发明目。"

将桑椹水煎,过滤去滓,装于陶瓷器皿中,文火熬成膏,兑适量白蜜,贮存于瓶中。日服2次。每次9~15 g(约一二汤匙),温开水调服。具有滋补肝肾,聪耳明目之功能。

近代药理研究证明:桑椹的成分含有葡萄糖、果糖、鞣酸、苹果酸(丁二酸)、钙质、无机盐,维生素 A、D 等。临床上用于贫血、神经衰弱、糖尿病及阴虚型高血压。

女贞子

【基原】本品为木犀科植物女贞的成熟果实。

【性味归经】甘、苦,平。入肝、肾经。

【功效】补肾滋阴,养肝明目。

【应用】

用于肝肾不足,头晕,耳鸣,两目昏糊,头发早白等症。

《本经》谓其:"主补中,安五脏,养精神,除百疾,久服肥健,轻身不老。"《本草纲目》云:"强阴健腰膝,变白发,明目。"本品可滋补肝肾,强阴明目。其补而不腻,但性质偏凉,脾胃虚寒泄泻及阳虚者慎用。

近代研究证明:女贞子的果皮中含三萜类物质,如齐墩果酸、右旋甘露醇、葡萄糖。种子含脂肪油,其中有软脂酸、油酸及亚麻酸等成分。本品有强心、利尿作用。还可用于淋巴结核及肺结核潮热等。

(四)补阳类

鹿茸

【基原】本品为鹿科动物梅花鹿或马鹿等各种雄鹿尚未骨化的幼角。

【性味归经】甘、咸,温。入肝、肾经。

【功效】补督脉,助肾阳,生精髓,强筋骨。

【应用】

用于肾阳不足、阳痿、肢冷、腰瘦、小便清长、精衰、血少、消瘦乏力及小儿发育不良、骨软行迟,冲任虚损,带脉不固,崩漏带下等症。

可研细吞服。或入丸、散剂。不入汤剂。

淫羊藿

【基原】本品为小檗科植物淫羊藿及同属其他植物的全草。

【性味归经】辛,温。入肝、肾经。

【功效】补肾助阳,祛风湿。

【应用】

用于肾虚阳痿、遗精早泄、腰膝痿软、肢冷畏寒、寒湿痹痛或四肢拘挛麻木等症。

补骨脂

【基原】本品为豆科植物补骨脂的成熟果实。

【性味归经】辛、苦,大温。入脾、肾经。

【功效】补肾助阳。

【应用】

用于下元虚冷,阳痿,遗精,早泄,腰部疼痛,及小便频数,遗尿,虚冷泄泻,虚喘等。

肉苁蓉

【基原】本品为列当科植物肉从蓉的肉质茎。

【性味归经】甘、咸,温。入肾、大肠经。

【功效】补肾助阳,润肠通便。

【应用】

用于肾虚阳痿、遗精早泄、腰膝冷痛、筋骨痿弱、肠燥便秘等。

菟丝子

【基原】本品为旋花科草本植物菟丝子的成熟种子。

【性味归经】辛、甘,平。入肝、肾经。

【功效】补肾固精,养肝明目。

【应用】

用于肾虚阳痿,遗精,早泄,耳鸣,小便频数、淋沥及肾虚腰痛,带下,两目昏糊等症。《本经》谓其:"补不足,益气力。"《名区别录》云:"久服明目,轻身延年。"

《太平圣惠方》载有服菟丝法,云:"服之令人光泽。唯服多甚好,三年后变老为少……久服延年。"具体方法是"用酒一斗浸,曝干再浸,又曝,令酒尽乃止,捣筛",每次酒服 6 g,日服 2 次。此药禀气和中,既可补阳,又可补阴,具有温而不燥、补而不滞的特点。现代研究证明,菟丝子含树脂样的糖体、大量淀粉酶、维生素 A 类物质等。

杜仲

【基原】本品为杜仲科植物杜仲的树皮。

【性味归经】甘,温。入肝、肾经。

【功效】补肝肾,强筋骨,安胎。

【应用】

用于肝肾不足,腰膝痿痛,乏力,眩晕,阳痿,小便频数,孕妇体虚,胎元不固,腰酸、胎动等症。

《本经》谓其"补中,益精气,坚筋骨,强志……久服轻身耐老。"

近代科学研究证明:杜仲含有杜仲酸,为异戊己烯的聚合体,还含有树脂,动物实验证明,杜仲有镇静和降血压作用。

冬虫夏草

【基原】本品为肉座菌目植物冬虫夏草菌寄生于蝙蝠蛾科昆虫绿蝙蝠蛾幼虫体上的子座与幼虫尸体。

【性味归经】甘,温。入肺,肾经。

【功效】滋肺补肾,止血化痰。

【应用】

用于肺虚咳血,肾虚阳痿等症。为一种平补阴阳的药物,民间有用本品单味煎服,作为病后调补之品。

四、方剂养生的机理

(一)方剂与理法药的关系

方剂是治法的具体体现,是理,法、方、药的主要组成部分。治法与方剂的关系是密切而不可分的,既不能有法无方,也不能有方无法。法定之后,才能配伍组方。

(二)常用治法

祖国医学的治法是丰富多彩的,扼要地可概括为"八法",即汗、吐、下、和、温、清、消、补,亦即常说的治疗大法。

1.汗法

汗法是通过开泄腠里,促进发汗,使外感六淫之邪由肌表随汗而解的一种治法。《素问·阴阳应象大论》说:"其在皮者,汗而发之。"《伤寒论》说:"脉浮者,病在表,可发汗。"这些都是汗法的应用原则与立法依据。汗法不仅能发汗,凡能祛邪于外,透邪于表,使气血通畅,营卫调和,皆是汗法的作用。故除了主要治疗外感六淫之邪的表证之外,对麻疹初起而疹点隐隐不透、水肿病腰以上肿甚、疮疡初起而有寒热表证等,欲其透邪外达,均可应用汗法。由于病情有寒热,邪气有兼夹,体质有强弱,故汗法又有辛温、辛凉的分类,以及汗法与补法等其他治疗方法的结合运用。

2. 吐法

吐法是通过引起呕吐,使停留于咽喉、胸膈、胃脘等部位的痰涎、宿食或毒物从口排出的一种治法。《素问·至真要大论》说:"其高者,因而越之。"就是吐法的立法依据。对于咽喉痰涎壅阻,或顽痰停滞胸膈、宿食留滞胃脘,或误食毒物尚在胃中等,皆可使用吐法,及时排除病邪。元代张子和最擅长使用吐法,他著《儒门事亲》一书,采用吐法的方药很多,并有运用于瘀血、气结等郁阻于胸膈而需涌吐者。吐法虽然有它一定的疗效,但刺激咽喉、胃脘引起呕吐,易损正气,且较痛苦,病者往往不乐于采用,因而后世医学家多在病情剧急必须迅速吐出实邪情况下使用。

3. 下法

下法是通过荡涤肠胃,泻下大便或积滞,使停留于肠胃的宿食、燥屎、实热、冷积、瘀血、痰结、水饮等从下而出,以解除疾病的一种治法。《素问·至真要大论》说:"其下者,引而竭之,中满者,泻之于内。"就是下法的立法依据。对于邪在肠胃,如大便不通、燥屎内结,热结便秘,停痰留饮,瘀血内蓄等邪正俱实之证,均可使用。但由于病情有寒热,正气有虚实,病邪有兼夹,故下法又有寒下、温下、润下、逐水之别,以及攻补兼施等与其他治法的配合运用。

4. 和法

和法是通过和解或调和作用,以达到消除病邪目的的一种治法。所谓和解者,是指和里解表之意,专用于治疗邪在半表半里的证候。如《伤寒明理论》说:"伤寒邪在表者,必渍形以为汗,邪气在里者,必荡涤以为利。其于不外不内,半表半里,即非发汗之所宜,又非吐下之所对,是当和解则可矣。小柴胡汤为和解表里之剂也。"即指此而言;所谓调和者,是调整人体功能,使之归于平复之意。用于治疗脏腑气血阴阳不和,或寒热失调、虚实夹杂的证侯。如戴北山说"寒热并用谓之和,补泻合剂之谓和,表里双解之谓和,平其亢厉之谓和",就是指"调和"而言。凡伤寒邪在少阳,以及疟疾、肝脾不和、肠胃不和、气血不和、营卫不和等,都可以使用和法,使之归于平复,从而达到祛除病邪、恢复健康的目的。所以和法的分类很多,常用的有和解少阳、调和肝脾、调和肠胃等。

5. 温法

温法是通过温里、祛寒,或回阳等作用,使寒去阳复,用于治里寒证的一种治法。《素问·至真要大论》说:"寒者热之","治寒以热",是温法的立法依据。里寒证的成因,或因外寒直入于里,或因药误损伤阳气,或因元阳不足,寒从内生。由于里寒证有脏腑经络的不同,所以温法的分类上有温中祛寒、回阳救逆和温经散寒等的区别。虚与寒常常并存,故温法又多与补法配合运用。

6.清法

清法是通过清热解毒的作用,以治里热证的一种治法。《素问·至真要大论》说:"热者寒之","治热以寒",是清法的立法依据。但是由于里热证中有热在气分、营分、血分,热甚成毒,以及热在某一脏腑之分,因而清法之中,又有清气分热、清营凉血、气血两清、清热解毒,以及清脏腑热等的不同。清法的运用范围较广,尤其在温热病治疗中更为常用。若温病后期,阴液耗伤,或阴虚火旺而至发热,又当滋阴和清热并用,不可苦寒直折。

7.消法

消法是通过消导和散结的作用、对气、血、痰、食、水、虫等所结成的有形之邪,使之渐消缓散的一种治法。《素问·至真要大论》说:"坚者削之","结者散之",是消法的立法依据。由于消法的概念较为广泛,所治的病种也较多。因此,从广义上来说,如祛痰法、祛湿法、驱虫法、理气法和理血法等都属于消法的范畴。但目前常用的消法,一般指消食导滞和消痞散积而言,多用来治疗饮食积滞和气血积聚之癥瘕痞块等症。

8.补法

补法是针对人体气血阴阳,或某一脏腑之虚损,给以补养的一种治法。《素问·三部九候论》说"虚则补之",《素问·至真要大论》说"损者益之",《素问·阴阳世象大论》说"形不足者,温之以气,精不足者,补之以味",都是指此而言。补法的作用,在于补益人体气血阴阳的不足,协调阴阳的偏胜,使之归于平衡。同时,在正气虚弱不能抗邪或祛除余邪时,并可用补法扶助正气,达到扶正祛邪的目的。所以补法以补虚为主,但亦可收到扶正祛邪的间接作用。补法的具体运用,有补阴、补阳、补气、补血、补心、补肝、补脾、补肺、补肾等。但常用的补法分类仍以补气、补血、补阴、补阳为主。如阴阳俱虚,气血两亏者,又当阴阳同调,气血双补。在这些补法分类中已寓有分补五脏之意。

上述治疗八法,不能孤立对待,因为病情复杂,往往不是单用一法所能奏效,常需数种方法结合运用,才能全面照顾。正如《医学心悟》说:"一法之中,八法备焉,八法之中,百法备焉。"因此,临证处方,必须针对具体病情,灵活应用八法,才能提高疗效。

(三)方剂的结构组成

方剂的组合,不是把药物进行简单的堆砌,也不是单纯将功能类似的药效相加,而是根据病机的需要,在辨证立法基础上,按照理论上的组合原则,选择适当的药物组合成方。这种组方原则称为君、臣、佐、使。

1.君药

君药是针对主病或主证起主要治疗作用的药物。它体现了处方的主攻方向,其药力居方中之首,是组方中不可缺少的药物。

2.臣药

一是辅助君药加强治疗主病和主证;二是针对兼病或兼证起治疗作用的药物。

3. 佐药

一是佐助药,治疗兼证或次要症状的药物;二是佐制药,消除或减缓君、臣药的毒烈性;三是反佐药,用于因病势拒药而加以从治疗。

4. 使药

一是引经药,如治上部疾病用桔梗为引,治下部疾病以牛膝为引等;二是调和药性的药物,如方剂中常用甘草、大枣以调和药性等。君臣佐使,如麻黄汤:君药麻黄,臣药桂枝,佐药苦杏仁,使药炙甘草。发汗解表、宣肺平喘而主治外感风寒表实剂。

(四) 养生方剂的组方原则

1. 动静结合

大凡益寿延年方剂,多有补益之功效,对于年老、体弱之人多有补益。但补益之品,多壅滞凝重,守而不走,需借气血之循行方可布散,要有引经之药方可补有所专。动静结合,方可发挥补益之功效,达到补而不滞,补而无弊,补得其所。所以动静结合乃是延年益寿补益方剂的重要组方原则之一。四君子汤中之用茯苓,四物汤之用川芎,归脾汤之用木,皆属动静结合之配伍。

2. 补泻结合

补泻结合既是益寿延年的药物应用原则,也是方剂组方的配伍原则之一。

药物养生是以抗衰防老、益寿延年为目的,无论在用药上是补、是泻,都是调节人体的阴阳气血平衡,使之归于阴平阳秘的状态,故在实际应用中应视机体情况而定。对于老年人而言,有其脏腑气血衰弱之虚的面,也有火、气、痰、食及感受外邪实的面。宜根据具体情况,虚者补虚,实者泻实,补与泻应结合而用。六味地黄丸中,"三补"和"三泻"相结合,是最好的例证。

3. 寒热适中

药性有寒、热、温、凉之别。益寿延年方药多用于老年人,故在遣方用药方面,也应注意药性问题。明代医家万全在他所著的《养生四要》中指出:"凡养生却邪之剂,必热无偏热,寒无偏寒;温无聚温,温多成热;凉无聚凉,凉多成寒。阴则奇之,阳则偶之,得其中和,此制方之大旨也。"这一组方原则对益寿延年方药具有实际指导意义。韩懋的交泰丸中黄连和肉桂配伍便是寒热并用的代表。

4. 相辅相成

年老体弱之人,机体代谢的各个方面往往不是十分协调的,常常是诸多因素交织在一起,如:阴阳平衡失调,气血精津的相互影响,脏腑、经络的不和谐、表里内外的协同统一失控,出入升降的虚实偏差等。益寿延年中药方剂即是以补益为重点,辅以其他而组成的。组方原则有补有泻,有升有降,有塞有通,有开有阖,有寒有热。通过药物相辅相成共同发挥作用。

五、常用养生方剂介绍

(一)健脾益气方

本类方药均以培补后天脾胃为主,辅以其他法则,兼而用之。脾居中央,以溉四旁,脾胃健旺,斡旋之力充实,则周身皆得其养,气血充盛,便可延缓衰老。

人参固本丸

【成分】生地黄(洗)、熟地黄(洗再蒸)、天冬(去皮)、麦冬(去心)各 30 g,人参 15 g。

【制备】上药五味,为末,炼蜜为丸,如梧桐子大。

【用法】每服 30 丸,空腹用温酒或盐汤送下。

【功用】补血益气,生精固本,延年益寿。治血虚精亏。须发早白,颜貌衰老;或脾虚烦热,金水不足;或肺气燥热,作渴作嗽;或小便短赤,涩滞如淋,大便燥结等阴虚有火之证。

大茯苓丸

【成分】白茯苓(去黑皮)640 g,茯神(抱木者,去木)640 g,大枣桂(去粗皮)640 g,人参 480 g,白术 480 g,远志(去心,炒黄)480 g,细辛(去苗叶)480 g,石菖蒲(九节者,米泔浸 3 日,换泔,切,晒干)480 g,甘草 320 g(水蘸,劈破,炙),干姜 400 g(炮裂)。

【制备】上为末,炼蜜黄色,掠去沫,停冷,拌和为丸,如弹子大。

【用法】每服 1 丸,五脏积聚气逆,心腹切痛,结气腹胀,吐逆不下食,生姜汤送下;赢瘦、饮食无味、酒送下。

【功用】轻身不老,明耳目,强力。主曾食生菜果子,食冷水不消;五脏积聚气逆;心腹切痛,结气腹胀,吐逆不下食;赢瘦,饮食无味。

神仙饵茯苓延年不老方

【成分】白茯苓 1000 g,去皮细切,晒干白菊花 500 g。

【制备】上药捣罗为末,以炼成松脂和丸,如弹子大。

【用法】每服 1 丸,以酒化破服之,日再服。

【功用】百日颜变异,肌肤光泽,延年不老。

仙术汤

【成分】苍术(去皮)160 g,枣(去核)40 g,干姜(炮)10 g,杏仁(去皮、尖,麸炒)20 g,甘草(炒)48 g。

【制备】上为细末,入杏仁和匀。

【用法】每服 3 g,盐汤服下,食前。

【功用】辟瘟疫,除寒湿,温脾胃,进饮食。常服延年,明目驻颜,轻身不老。

资生丸

【成分】白术(米泔水浸,用山黄土拌,蒸九次,晒九次,去土,切片,焙干)90 g,人参(去芦,人乳浸透,饭锅上蒸热)90 g,白茯苓(去粗皮,水飞,去筋膜,人乳拌,饭锅上蒸,晒干)45 g,橘红、山楂肉(蒸)、神曲(炒)各 60 g,川黄连(姜汁炒)、白豆蔻仁(微炒)、泽泻(去毛,炒)各 11 g,桔梗(米泔漫,炒)、真藿香(洗)、甘草(蜜炙,去皮)各 15 g,白扁豆(炒,去壳)、莲子肉(去心)各 30 g,薏苡仁(淘净,炒)90 g,干山药(炒)、麦芽面(炒)、芡实(净肉炒)各 45 g。

【制备】上药研末,炼蜜丸,每丸重 6 g。

【用法】每服 1 丸,醉饱后服 2 丸,细嚼,淡姜汤送下。

【功用】益气健脾,消食和胃,理气渗湿。主治妊娠脾虚呕吐或滑胎不固,以及脾胃虚弱,食少便溏,脘腹作胀,恶心呕吐,消瘦乏力,舌质淡,脉濡弱。

八珍糕

【成分】党参(去芦)60 g,茯苓 60 g,生白术 60 g,扁豆 60 g,莲子肉 60 g,生薏苡仁 60 g,生山药 60 g,芡实 60 g,白米面 3 kg,白糖 2.4 kg,江米面 3 kg。

【制备】共研为细粉,过罗,搅匀蒸糕,每块重 30 g。

【用法】每服 15 g,日服 2 次,温开水送下。病后调理及肾病忌盐者,用代食品,尤为相宜。

【功用】补脾养胃。脾胃虚弱,饮食减少,身体疲倦,面黄肌瘦。

阳春白雪糕

【成分】白茯苓 120 g,芡实仁 120 g,莲子肉 120 g,怀山药 120 g,粳米 500 g,糯米 500 g,白糖 100 g。

【制备】先将白茯苓去皮,莲子去皮去芯,然后将白茯苓、芡实仁、莲子肉、怀山药研为细末。再将细末与清洗干净的陈仓米和糯米拌和,用纱布袋装好,放到锅里蒸熟,最后加入白糖搅拌均匀并揉成一团,用小木印印成饼状,晾干收贮备用。

【用法】随餐服用,每次 3~5 块,也可以作为零食随意食用。

【功用】补脾养胃。脾胃虚弱,饮食减少,身体疲倦,面黄肌瘦。

（二）益肾方

乌麻散

【成分】乌麻。

【制备】以水拌令匀，勿使大湿，蒸令气遍，晒干。又蒸又晒，往返 9 遍讫，捣去皮为末。

【用法】每服 6 g，空腹以温水调下，晚食前再服。

【功用】耐老驻颜。老年肾虚津亏，肌肤干燥，大便秘结。

核桃丸

【成分】破故纸 125 g，杜仲 125 g，萆薢 125 g，核桃仁 125 g。

【制备】上为细末，次入核桃膏子拌匀，再捣千余下，丸如梧桐子大。

【用法】每服 30 ~ 50 丸，空心温酒盐汤下。

【功用】益精补髓，强筋壮骨，延年益寿，悦心明目，滋润肌肤，令壮年高人脏腑不燥结之功效。主治形寒肢冷，腰膝疼痛，风湿顽痹，关节不利，肌肤麻木，腹痛泄泻，完谷不化。面浮肢肿，男子阳痿，女子宫寒不孕等。

何首乌丸

【成分】何首乌120 g，熟干地黄75 g，附子30 g（炮裂，去皮脐），牛膝45 g（去苗），桂心45 g，芸薹子15 g，桑椹子30 g，柏子仁30 g，五味子15 g，地骨皮60 g，薯蓣30 g，鹿茸30 g（去毛，涂酥炙微黄），肉苁蓉45 g（酒浸一宿，刮去皱皮，炙干），菟丝子30 g（酒浸3 日，晒干，为末）。

【制备】上为末，炼蜜为丸，如梧桐子大。

【用法】每服 40 丸，空心以盐汤送下。

【功用】补益下元，黑鬓发，驻颜容。主治七十二般风冷，及腰脚疼痛。

延寿丹

【成分】天冬（去心）、远志（去心）、山药、巴戟各60 g，赤石脂、车前子、菖蒲、柏子仁、泽泻、川椒（去目，炒）、熟地黄、生地黄、枸杞、茯苓、覆盆子各30 g，牛膝（酒浸）、杜仲（炒）、菟丝子（酒浸）、肉苁蓉各120 g，当归（酒洗）、地骨、人参、五味子各30 g。

【制备】上药为末，蜜丸梧桐子大。

【用法】每服 70 丸。

【功用】补虚延寿。治诸虚百损，怯弱欲成痨瘵，及大病后虚损不复，凡人于中年后常服，可以祛疾延年。

八仙长寿丸

【成分】怀生地黄 240 g,山茱萸 120 g,怀山药 120 g,白茯苓 90 g,牡丹皮 90 g,泽泻 90 g,麦冬 90 g,五味 60 g。

【制备】上药为末,蜜丸梧桐子大。

【用法】上为细末,炼蜜为丸,如梧桐子大。

【功用】老年人肾亏肺燥,喘嗽口干,腰膝无力。

神仙巨胜子丸

【成分】黄精 60 g,木通 60 g,当归 60 g,黄芪 60 g,莲子 60 g,广木香 60 g,枸杞子 60 g,肉苁蓉(酒浸)60 g,熟地黄(酒浸)60 g,何首乌 60 g,人参 60 g,破故纸(酒浸) 60 g,柏子仁 60 g,巴戟(酒浸,去皮)60 g,山茱萸 60 g,巨胜子(煎,去皮,燥干)60 g,干山药 60 g,菟丝子(酒浸)60 g,杜仲(酒浸)60 g,酸枣仁 60 g,五味子(酒浸)60 g,天雄 1 对,石菖蒲(酒浸)30 g,楮实子 30 g,甘菊花 30 g,牛膝(酒浸 3 日)30 g,小茴香(炒) 30 g,川乌头(炮)30 g,白茯苓 30 g,覆盆子 30 g,远志(去心,酒浸,焙)30 g,天冬(酒浸,去皮)30 g。

【制备】上为细末,春、夏炼蜜为丸,秋、冬枣肉为丸,如梧桐子大。

【用法】每服 30 丸,空心温酒送下,每日 2 次。

【功用】安魂定魄,改易容颜,通神仙,延寿命,添髓生精,补虚益气,壮筋骨,润肌肤,发白再黑,齿落更生,目视有光,心力无倦,行步如飞,寒暑不侵,能除百病。

双芝丸

【成分】熟干地黄(焙,取末)、石斛(去根,酒浸)、五味子(焙)、黄芪(锉)、肉苁蓉(酒浸)、牛膝(酒浸)、杜仲(蜜水浸泛)、菟丝子(酒浸三日,炒)、糜鹿角霜各 250 g,沉香 9 g,麝香 6 g,人参(研)、白茯苓(去皮)、覆盆子、干山药、水瓜、天麻(酒浸)、秦艽各 30 g,薏苡仁(炒)60 g。

【制备】上药研末,炼蜜和丸,如梧桐子大。

【用法】每服 20～40 丸,温酒、盐汤或米饮送下。

【功用】补精气,填骨髓,壮筋骨,助五脏,调六腑,久服驻颜不老。治虚劳早衰。

二精丸

【成分】黄精(去皮)1000 g,枸杞子 1000 g。

【制备】罗为细末,炼蜜为丸,如梧桐子大。

【用法】每服 30～50 丸,空心、食前温酒下。

【功用】助气固精,保镇丹田,活血驻颜,长生不老。

彭祖延年柏子仁丸

【成分】柏子仁 30 g,蛇床子 30 g,菟丝子 30 g,覆盆子 30 g,石斛 30 g,巴戟天 30 g,杜仲(炙)30 g,茯苓 30 g,天冬(去心)30 g,远志 30 g(去心),天雄 30 g(炮,去皮),续断 45 g,桂心 45 g,菖蒲 30 g,泽泻 30 g,薯蓣 30 g,人参 30 g,干地黄 30 g,山茱萸 30 g,五味子 30 g,钟乳 30 g(成炼者),肉苁蓉 30 g。

【制备】上为末,炼蜜为丸,如梧桐子大。

【用法】先食服 20 丸,稍加至 30 丸。

【功用】温补肝肾,强壮腰膝,安神养心。主治心肾两亏之早衰、记忆力减退、腰膝酸痛、夜尿频多、须发早白。

巴戟丸

【成分】巴戟天 30 g,硫黄(细研,水飞过)30 g,桂心 30 g,补骨脂(微炒)30 g,硇砂(细研)30 g,附子(炮裂,去皮脐)30 g,胡芦巴(微炒)30 g,川椒红(微妙)30 g,木香 30 g,肉苁蓉(酒浸 1 宿,刮去皱皮,炙干)30 g,吴茱萸(汤浸 7 遍,焙干,微炒)30 g。

【制备】上为末,入研了药令匀,以羊肾 3 对,切去筋膜,好酒 3 L,熬令稠烂,研和诸药末为丸,如梧桐子大。

【用法】每日服 30 丸,空心温酒送下。

【功用】下元虚惫,脐腹疼痛,小便滑数,颜色萎黄,手足常冷,饮食无味,四肢少力。

还少丹

【成分】干山药、牛膝(酒浸一宿,焙干)各 45 g,山茱萸、白茯苓(去皮)、五味子、肉苁蓉(酒浸一宿,焙干)、石菖蒲、巴戟天(去心)、远志(去心)、杜仲(去粗皮,用生姜汁并酒合和,涂炙令热)、楮实、舶上茴香各 30 g,枸杞子、熟干地黄各 15 g。

【制备】上药捣罗为末,炼蜜入枣肉为丸,如梧桐子大。

【用法】每服 30 丸,用温酒、盐汤送下,空腹,日进三服。

【功用】温补脾肾,养心安神。治虚损劳伤,脾肾虚寒,心血不足,腰膝酸软,失眠健忘;眩晕倦怠,小便混浊,遗精阳痿,未老先衰,疲乏无力,舌淡,脉沉迟。

延生护宝丹

【成分】菟丝子(水淘净,酒浸软,取末)90 g,肉苁蓉(酒浸,切倍)60 g(2 味浸药酒各多著,要熬子),家韭菜子 120 g(水淘净;用枣 60 g 同煮,令枣熟,去枣,水淘净滓干,再用酒浸 1 宿,慢火炒干,称 60 g),蛇床子 60 g(水淘净,枣 90 g 同煎,令枣熟,去枣焙干,称

30 g),晚蚕蛾(全者)60 g(用酥少许,慢火微炒),木香 15 g,白龙骨 30 g(用茅香 30 g 同煮 1 日,去茅香用帛裹,悬在井中浸 1 宿,取出),鹿茸,桑螵蛸(锉,炒香),莲实(去皮,炒熟)30 g,干莲花蕊,胡芦巴(微炒)30 g,丁香半两,南乳香(别研)15 g,麝香(别研)8 g。

【制备】上药除乳香、麝香、菟丝子末外,同为细末;将前菟丝子末 90 g,用浸药酒 400 mL,用文武火熬至一半,入荞麦面两匙(重 1 两),用酒调匀,下膏子内搅匀;次下乳香,麝香,不住手搅,轻沸熬如稠糊,放冷;此膏子都要用尽,恐硬,入酒少许,与前药末和为丸,如梧桐子大。

【用法】每服 30 丸,绝早日末出时,温酒入炒盐少许送下。

【功用】补元气,壮筋骨,固精健阳,通和血脉,润肌泽肤,益寿延年。

益寿地仙丸

【成分】甘菊花 30 g,枸杞子 60 g,巴戟天(去心)60 g,肉苁蓉 60 g。

【制备】上药为细粉,炼蜜为丸,如梧桐子大。

【用法】每服 30 丸,空腹盐汤送下,温酒进服亦可。

【功用】补肾清肝。老年人肾虚,目花耳鸣,大便秘结。

补骨脂丸

【成分】补骨脂 120 g(炒香),菟丝子 120 g(酒蒸),核桃肉(去皮)30 g,乳香、没药、沉香(各研)7.5 g。

【制备】上药为细粉,炼蜜为丸,如梧桐子大。

【用法】每服 30 丸,空腹盐汤送下,温酒进服亦可。

【功用】温润补肾。老年肾虚,腰膝酸痛。

(三)养血方

十全大补汤

【成分】党参 10 g,茯苓 10 g,白术 10 g,甘草 3 g,川芎 10 g,当归 10 g,白芍 10 g,熟地黄 10 g,黄芪 10 g,肉桂 3 g。

【制备】将 10 种药材放入锅中,武火熬 30 分钟,转文火 5 分钟,熬成一碗服用。

【用法】一周 1~2 次。

【功用】温补气血。治诸虚不足,五劳七伤,不进饮食;久病虚损,时发潮热,气攻骨脊,拘急疼痛,夜梦遗精,面色萎黄,脚膝无力;一切病后气不如旧,忧愁思虑伤动血气,喘嗽中满,脾肾气弱,五心烦闷;以及疮疡不敛,妇女崩漏等。

养血返精丸

【成分】破故纸 60 g(隔纸炒令香熟),白茯苓 30 g(去皮)。

【制备】上为细末,用没药半两(捶破),以无灰煮酒浸,高没药一指许,候如稠饧状,搜前二味为丸,如梧桐子大。

【用法】每服 30 丸白汤下。

【功用】补肾活血。《古今图书集成医部全录》记载:"昔有人服此,至老不衰;盖破故纸补肾。茯苓补心,没药养血,三者既壮,自然身安。"

当归补血汤

【成分】黄芪 30 g,当归 6 g。

【制备】以水二盏,煎至一盏。

【用法】空腹时温服。

【功用】补气生血。血虚阳浮发热证。肌热面红,烦渴欲饮,脉洪大而虚,重按无力。亦治妇人经期、产后血虚发热头痛;或疮疡溃后,久不愈合者。

炙甘草汤

【成分】甘草(炙)12 g,生姜(切)9 g,桂枝(去皮)9 g,人参 6 g,生地黄 50 g,阿胶 6 g,麦冬(去心)10 g,麻仁 10 g,大枣(擘)10 枚。

【制备】上以清酒 1400 mL,水 1600 mL,先煮八味,取三升,去滓,内胶烊消尽。

【用法】温服 200 mL,每日 3 服。

【功用】益气滋阴,通阳复脉。用于阴血阳气虚弱,心脉失养证。脉结代,心动悸,虚赢少气,舌光少苔,或质干而瘦小者。虚劳肺痿。干咳无痰,或咳吐涎沫,量少,形瘦短气,虚烦不眠,自汗盗汗,咽干舌燥,大便干结,脉虚数。现常用于功能性心律不齐、期外收缩、冠心病、风湿性心脏病、病毒性心肌炎、甲状腺功能亢进等而有心悸、气短、脉结代等属阴血不足,阳气虚弱者。

参考文献

[1]张奇文.实用中医保健学[M].北京:人民卫生出版社,1989.

[2]杨文英.中医针灸学[M].上海:上海科技教育出版社,1995.

[3]国家体委武术研究院.中国武术史[M].北京:人民体育出版社,1997.

[4]高学敏.中药学[M].北京:人民卫生出版社,2000.

[5]马烈光.中医养生保健学[M].北京:中国中医药出版社,2009.

[6]杨世忠.中医养生学概论[M].北京:中医古籍出版社,2009.

[7]马烈光,洪净,周铮.中医养生大要[M].北京:中国中医药出版社,2012.

[8]马烈光,蒋力生.中医养生学[M].北京:中国中医药出版社,2012.

[9]贾波,李冀.方剂学[M].北京:中国中医药出版社,2014.

[10]夏民.中医学基础[M].北京:中国科学技术出版社,2007.

[11]彭竹漪.养生与中医药健康管理[M].北京:世界图书出版公司,2023.

[12]王敬.王敬说中医[M].北京:中国中医药出版社,2023.

[13]清王士雄.王氏医案 王氏医案续编 王氏医案三编[M].北京:中国中医药出版
社,2023.

[14]承淡安,陈璧琉,徐惜年.承淡安子午流注针法[M].北京:中国科学技术出版
社,2022.

[15]孙思邈,忽思慧作.千金食治食疗方[M].北京:中国商业出版社,2021.

[16]余香,陈小龙.药食同源中药材的作用与宜忌[M].北京:中国医药科技出版
社,2022.

[17]徐文兵.黄帝内经四季养生法[M].北京:中国中医药出版社,2019